Manfred Spitzer

Nichtstun, Flirten, Küssen

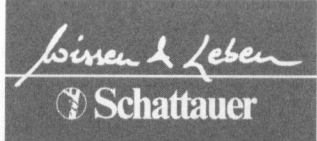

herausgegeben von Wulf Bertram

Manfred Spitzer

Nichtstun, Flirten, Küssen

und andere Leistungen des Gehirns

Schattauer

Prof. Dr. Dr. Manfred Spitzer
Universität Ulm
Psychiatrische Klinik
Leimgrubenweg 12–14
89075 Ulm

Bibliografische Information der Deutschen Nationalbibliothek
Die Deutsche Nationalbibliothek verzeichnet diese Publikation in der Deutschen Nationalbibliografie; detaillierte bibliografische Daten sind im Internet über http://dnb.d-nb.de abrufbar.

© 2012 by Schattauer GmbH, Hölderlinstraße 3, 70174 Stuttgart, Germany
E-Mail: info@schattauer.de
Internet: www.schattauer.de
Printed in Germany

Umschlagabbildung: Alexander Roslin, „Dame mit Schleier", 1786
Satz: am-productions GmbH, Wiesloch
Druck und Einband: AZ Druck und Datentechnik GmbH, Kempten/Allgäu

ISBN 978-3-7945-2856-1

Vorwort

Wieder ist ein Jahr vergangen und wieder schreibe ich ein kleines Vorwort zu den 21 Geschichten aus der Wissenschaft, die ich als Herausgeber für die Zeitschrift für Nervenheilkunde im Jahr 2011 schrieb und die nun das 13. Büchlein dieser Serie ausmachen. Ja, das 13., aber ich bin nicht abergläubisch.

„Geht Ihnen eigentlich nie der Stoff aus?" werde ich manchmal gefragt. Nein, wirklich nicht. Es geschieht einfach so unglaublich viel im Fachgebiet der Psychiatrie, die für mich Geist und Gehirn umspannt, dass man darum wirklich keine Angst zu haben braucht. Während ich dieses Vorwort schreibe, bin ich gerade wieder einmal auf dem jährlichen Treffen der Society of Neuroscience – dieses Jahr in Washington – und über 31 000 Neurowissenschaftler produzieren einfach unglaublich, um nicht zu sagen, überwältigend viele neue und interessante Erkenntnisse.

„Schreiben Sie das alles eigentlich wirklich selber?" ist die zweite häufig gestellte Frage. Und hier lautet die Antwort ganz klar „Ja", obgleich es in diesem Buch eine Ausnahme gibt: Mein Mitarbeiter Heiko Graf hat an „Das Gehirn beim Nichtstun" mitgeschrieben und mir damit sehr geholfen. Ich danke ihm dafür ganz herzlich. In den letzten Jahren nahm jeweils im Herbst die Arbeitsbelastung so unerträglich zu, dass man sich einfach nur noch auf Weihnachten freut, wenn mal für einige Tage eine Zwangspause eingelegt wird. Alle anderen Beiträge sind von mir allein verfasst.

Sie zeigen hoffentlich deutlich, dass ein wesentlicher Charakterzug der gegenwärtigen Zeit in der Überwindung des Grabens zwischen Natur- und Geisteswissenschaft besteht. Vielleicht gab es diesen Graben ja nie wirklich und vielleicht haben sich die Leute auch nur durch die plakative Formulierung von C. P. Snow (1959), der von „zwei Kulturen" spricht, in die Irre führen lassen (Markl 1994). Fest steht für mich jedenfalls, dass sich seit meinen Jahren als Student im schönen Freiburg, wo Biologie und Medizin einerseits und Psychologie und Philosophie andererseits zwar nur ein paar Straßen räumlich, gedanklich jedoch Lichtjahre voneinander entfernt waren, viel geändert hat. Heute gibt es Experimentelle Philosophie genauso wie Neuro-Recht oder Neuroökonomie, und der Graben zwischen Natur und Geist existiert im Grunde nur noch in den Köpfen der älteren Generation. Böse Zungen mögen behaupten, dass sich die Jungen heute nicht mehr an den intellektuellen Auseinandersetzungen beteiligen, nicht mehr „ideologisch" entflammt denken, weil sie sich für gar nichts mehr interessieren außer für Partys und iPhones, aber ich glaube nicht, dass es sich so verhält. Vielleicht sind die jungen Leute einfach nur etwas aufgeklärter und haben intuitiv verstanden, dass man die Welt nicht in Natur und Geist einteilen kann ...

Das Gehirn des Menschen beschäftigt sich nun einmal seit seiner Entstehung und Ausbreitung über den Erdball (Kapitel 18) unglaublich gerne mit Geschichten. Wissenschaftler behaupten zwar, dass die Wissenschaft das Schönste sei, dass man mit anbehaltener Hose tun kann, müssen jedoch zugeben, dass Geschichten weit vor der Vergleichstätigkeit ohne Hose liegen. Dass dies so ist und warum, versuche ich im ersten Kapitel – Aschenputtel als Flugsimulator – zu zeigen. Ein ganzer Forschungsstrang blieb dabei unberücksichtigt, obwohl er das Kapitel mit Kapitel 5 über das Gehirn beim Nichtstun ganz zwanglos verknüpft: Wenn man das Gehirn dabei beobachtet, wenn es nichts tut, und dabei, wenn es Geschichten versteht und dabei Schlüsse über andere Menschen zieht, dann kommt so ziemlich dasselbe heraus (Ma et al. 2011). Mit den Worten der Autoren: „[...] intentional and spontaneous trait inferences recruit the same neural network involved in social mentalizing" (Ma et al. 2011, S. 7), wenn auch die

Aktivierung beim unbewussten Nachdenken über Andere etwas geringer ist als beim bewussten.

Die Losung von Kapitel 2 – wer nicht abschweift, hat mehr vom Leben – bedarf im Grunde keines weiteren Kommentars. Allenfalls sollte man hinzufügen, dass man nicht nur mit dem iPhone abschweifen kann, sondern auch mit vielen anderen kleinen digitalen „Helfern", die uns das Leben zwar leichter machen, aber genauso wie Fahrstühle, Rolltreppen und Autos auch Teile unseres Körpers verkümmern lassen (Kapitel 12). Mindfulness (zu deutsch: Achtsamkeit) als Antidot ist dabei längst nicht mehr nur Thema in meditativen Zirkeln, sondern hat als Gegenstand der positiven Psychologie seit mehr als einem Jahrzehnt einen festen Platz unter den Gegenständen der seriösen wissenschaftlichen Forschung (Seligman 2002). So wundert es auch nicht, dass man endlich besser verstanden hat, dass und warum gewissenhafte Menschen gesünder sind, mehr verdienen, glücklicher sind und länger leben (Kapitel 10).

Bei falschem Gebrauch machen viele der „kleinen digitalen Helfer" nicht nur nicht glücklich, sondern können auch massiv schaden. Dies dachte sich auch der Gouverneur von Kalifornien und versuchte, per Verfassungsgerichtsurteil den Verkauf der schlimmsten Videospiele an Jugendliche einzuschränken. Was im Kapitel 13 – Showdown im Kampf: Terminator gegen Schwarzenegger – zum Zeitpunkt der Publikation in der Nervenheilkunde noch nicht berichtet werden konnte, sei hier nachgetragen: Er hat verloren (im Juli 2011), weil nach Meinung der Mehrheit der amerikanischen Verfassungsrichter Grimms Märchen ja auch erlaubt und ganz schön „grim" seien, kein wesentlicher Unterschied vorläge zwischen Gewaltvideospielen und Märchen und die Freiheit der Rede ein hohes Gut sei. Es ist zu hoffen, dass die Verfassungsrichter hierzulande, sollten sie einmal mit einer ähnlichen Frage konfrontiert sein, über mehr Urteilskraft verfügen!

Diese wird weiter sehr gefragt sein, denn die Wissenschaft verschiebt mit ihren neuen Erkenntnissen nicht nur dauernd die Grenzen der Begriffe und Kategorien unseres Denkens (Kapitel 21), sondern fordert mit ihren Anwendungen beständig unsere Urteilskraft bezüglich der Grenzen unseres Handelns heraus (Kapitel 19). Zugleich macht sie aber auch die Grundlagen menschlichen Handelns einer wissenschaftlichen Betrachtung zugänglich, verursacht also nicht nur ethische Probleme, sondern trägt auch zu deren besserem Verständnis – von Lösungen will ich gar nicht sprechen – bei: Gut ist oben (Kapitel 17), Boni sind schlecht für die Motivation (Kapitel 3), Freiheit gibt es nur, wenn man an sie glaubt und sie sich nimmt (Kapitel 11), und Menschen sollten über ihre Biologie auch dann nachdenken, wenn sie sich über die Art und Struktur ihres Zusammenlebens Gedanken machen (Kapitel 4 und 9).

Wesentlicher Bestandteil unseres Zusammenlebens sind Rituale des Zusammentreffens von Mann und Frau. Dass es hier nicht nur kulturelle Determinanten gibt, wird nach der Lektüre der bisher angeführten Kapitel niemanden mehr wundern, und so sind die Kapitel 6 und 7 über das Flirten und Küssen keine Fremdkörper in einem Buch über einige Neuigkeiten aus der Neurobiologie, sondern gehören ebenso mitten hinein wie das Kapitel 8 über das Gehirn einer frischgebackenen erstmaligen Mutter.

Die übrigen Beiträge beschäftigen sich mit Problemen des Gedächtnisses in der Kindheit (Kapitel 15) und des Lernens (Kapitel 14 und 20) sowie des Alterns (Kapitel 16). Es werden damit systematisch sowohl die Lebensspanne des Menschen als auch die Phasen des Gedächtnisprozesses vom Enkodieren über die Art der Speicherung bis zum Abruf jeweils mit einem Schlaglicht beleuchtet. Es ist meine Hoffnung, dass die Mischung für den Leser zwei Aufgaben zugleich erfüllt: Ihm zum einen genug Verbindungen zu eigenem Erleben ermöglicht, an denen er anknüpfen kann;

und ihn zum zweiten neugierig genug macht, sodass sein Interesse geweckt ist und er weiterlesen und vor allem weiterdenken möchte. Wissenschaft ist unabschließbar, es gibt für jeden immer viel mehr, das er nicht weiß, verglichen mit dem kleinen bisschen, das er weiß. Wenn etwas gewiss ist, dann diese Einsicht, die einen bescheiden macht.

Wie jedes Jahr möchte ich meinen Mitarbeitern in Ulm und den Mitarbeitern des Schattauer Verlages herzlich für die Hilfe danken: den Verlegern Dr. Wulf Bertram und Dieter Bergemann, Frau Dr. Borchers, Frau Becker, Frau Dr. Brummer, Frau Ferreau, Frau Schrauth und Frau Heyny. Ohne sie wäre ich wie ein Achter mit Steuermann ohne Achter.

Das Buch ist meinen Kindern gewidmet. Über sie denke ich dauernd nach, mache mir Sorgen, welche Zukunft sie von uns, der jetzt aktiven und bestimmenden Generation, hinterlassen bekommen. Und ich frage mich seit einigen Jahren, ob sie irgendwann auch einmal zu mir sagen werden: „Papa, du hast das alles gewusst – und warum hast du nichts getan?" Ich habe das meinen Vater vor 40 Jahren auch gefragt, völlig daneben, denn er war bei Ausbruch des Krieges 14 und bei dessen Ende 20 und gefangen. Was hätte er tun können? Ich bin Professor und werde dafür bezahlt, mir Gedanken zu machen und auch dann einer breiteren Öffentlichkeit mitzuteilen, wenn sie unbequem sind (genau deswegen ist meine Stelle auch unkündbar: Ich habe keine Ausrede, unbequeme Dinge nicht zu sagen). So zu tun als sei alles in Ordnung, weiterwursteln und ja nicht auffallen, den Kopf in den Sand stecken und auf bessere Zeiten hoffen – das war noch nie meine Art und jetzt befinde ich mich in einer Zeit und an einer Stelle der Gesellschaft, wo ich selbst dann nicht so handeln dürfte, wenn solches Verhalten Teil meiner Charaktereigenschaften gewesen wäre. Wir sind Zeuge großer, nie dagewesener Umwälzungen, müssen hoffen, dass wir die Probleme meistern werden, und können gar nicht anders als unseren Geist und alle unsere Kräfte zusammenzunehmen, auf das unsere Kinder eine Welt vorfinden werden, in der sie leben können.

Washington, den 15.11.2011   Manfred Spitzer

Literatur

Ma N, Vandekerckhove M, Van Overwalle F, Seurinck R, Fias W. Spontaneous and intentional trait inferences recruit a common mentalizing network to a different degree: Spontaneous inferences activate only its core areas. Soc Neurosci 2011; 6 (2): 123–138.

Markl H. Dementia dichotoma. The „two cultures" delusion. Experientia 1994; 50: 346–351.

Seligman MEP. Authentic Happiness: Using the New Positive Psychology to Realize Your Potential for Lasting Fulfillment. New York: Simon and Schuster 2002.

Snow CP. The Two Cultures. London: Cambridge University Press 1959.

Meinen Kindern

Inhalt

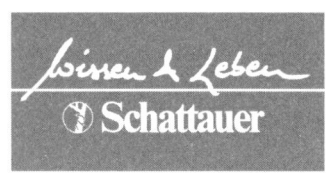

Die von Wulf Bertram herausgegebene Reihe „Wissen & Leben" vereint eine Kollektion ebenso unterhaltsamer wie anspruchsvoller Essays aus den Bereichen Medizin, Psychologie, Naturwissenschaft und Naturphilosophie. Wissenschaftler von internationaler Reputation vermitteln mit Engagement (und offensichtlichem Vergnügen beim Schreiben!) die faszinierenden Ergebnisse moderner Forschung und Theoriebildung.

Die bisher erschienenen Bände der Reihe:

Valentin Braitenberg:
Das Bild der Welt im Kopf – Eine Naturgeschichte des Geistes
Information – der Geist in der Natur

Carsten Bresch:
Evolution – Was bleibt von Gott?

Alois Burkhard:
Achtsamkeit – Entscheidung für einen neuen Weg

Peter Fiedler:
Verhaltenstherapie mon amour – Mythos, Fiktion, Wirklichkeit

Heinz Hilbrecht:
Meditation und Gehirn – Alte Weisheit und moderne
    Wissenschaft

Reinhart Lempp:
Generation 2.0 und die Kinder von morgen –
    aus der Sicht eines Kinder- und Jugendpsychiaters

Johann Caspar Rüegg:
Mind & Body – Wie unser Gehirn die Gesundheit beeinflusst

Manfred Spitzer:
Aufklärung 2.0 – Gehirnforschung als Selbsterkenntnis
Dopamin & Käsekuchen – Hirnforschung à la carte

1 Aschenputtel als Flugsimulator

Mit Darwin und Sprache können Sie rechnen!

Erinnern Sie sich an die Szene aus dem Film *Club der toten Dichter*, in welcher der Lehrer John Keating (gespielt durch Robin Williams) einen Text vorzulesen beginnt, der recht langweilig klingt und davon handelt, dass sich der Wert eines Gedichtes mittels eines durch zwei Achsen aufgespannten Koordinatensystems festlegen lässt, wobei die x-Achse die künstlerische Perfektion, die y-Achse die Bedeutsamkeit repräsentiert. Die Fläche des Rechtecks mit der Diagonale vom Ursprung zu diesem Punkt entspricht dann der literarischen Größe des Gedichts. Plötzlich schreit der Lehrer „Kehricht! Abfall! Müll! [...] Reißen Sie es aus Ihrem Buch! Vorwärts, reißen Sie die ganze Seite aus!" (32).

Genau an dieser Stelle beschlich mich, den unbefangenen und zugleich wissenschaftlich orientierten Betrachter dieses Films, damals ein ungutes Gefühl. Es ist einerseits sicherlich richtig, dass Literatur *empfunden* werden muss. Starke Emotionen, Widersprüche, Bilder wollen erlebt, nachempfunden sein. „Man liest Gedichte, weil man zur menschlichen Rasse gehört und die menschliche Rasse voller Leidenschaft ist! Medizin, Recht, Bankwesen – sie alle sind notwendig, um uns am Leben zu erhalten. Aber Dichtkunst, Romantik, Liebe, Schönheit? Für sie leben wir!" lässt der Autor (32, S. 43) seinen Protagonisten, den Lehrer Keating in diesem Zusammenhang schwärmen, der seinen Schülern ja beibringen will, „Sprache und Worte zu genießen" (S. 42). „It is hard to disagree with the spirit of that moment" (2, S. 420), beschreibt ein Kommentator ganz authentisch seine Gefühle beim Anblick der genannten Filmszene – in einem Editorial der Zeitschrift *Nature*!

Andererseits leben wir im dritten Jahrtausend und wir leben in einer Welt mit Internet und Google, mit billigen großen Speichern für Informationen sowie mit billigen und doch sehr leistungsfähigen Rechnern. Es ist somit keineswegs ausgeschlossen, dass mathematische Analyseverfahren sogar in der Literaturwissenschaft zu interessanten Erkenntnissen führen können. Denn nicht nur die Welt im Allgemeinen hat sich verändert, sondern auch die *wissenschaftliche Welt*, die bei aller zunehmender Spezialisierung zugleich auch durchlässiger, vernetzter und offener geworden ist. Noch vor 25 Jahren war diese Welt vermeintlich in Ordnung, und es gab die bekannten Disziplinen, geordnet nach Natur- und Geisteswissenschaften, die in aller Regel nichts und nur im Ausnahmefall ein klein wenig miteinander zu tun hatten. Diese Ausnahmen nannte man interdisziplinäre Forschung, und meist waren sie recht trivial in dem Sinne, dass sie Nachbardisziplinen betrafen: Chemiker arbeiteten manchmal zusammen mit Physikern, Pädagogen manchmal mit Psychologen, und vielleicht kam es sogar vor, dass ein Sinologe einen Japanologen gelegentlich um Rat fragte. Ob es das wirklich gab, weiß ich nicht, denn in beiden letztgenannten Gebieten kenne ich mich leider gar nicht aus. Es gab damals zwar die ersten revolutionären Ketzer, die in der Biologie über *Meme*[1] sprachen (17) oder – in der Informatik – dem Problem der Bedeutung über Matrizenrechnung beizukommen versuchten[2]. Aber von offizieller Seite wurden solche Gedanken damals eher belächelt.

---

1 Dawkins prägte das Wort *Mem* in Anlehnung an das Wort *Gen* als Bezeichnung für einen Träger kultureller Evolution unterliegender sprachlicher Information.

2 So beispielsweise auf dem *Wittgenstein-Symposium* in Kirchberg am Wechsel im Jahre 1987, das mir in dieser Hinsicht auch noch gut in Erinnerung ist.

Ein viertel Jahrhundert später ist alles anders. Ganze Disziplinen entstanden neu und liefern Erkenntnisse, die nicht nebenher und irgendwo, sondern als Lösung von Kernproblemen der Wissenschaft in den weltbesten wissenschaftlichen Journalen, publiziert werden. So steckt zwar die experimentelle Ethik (3) derzeit noch in den Kinderschuhen, von der experimentellen Philosophie (33, 38) einmal gar nicht zu reden. An molekulare Ägyptologie (30, 36) haben wir uns dagegen fast schon gewöhnt. Welche Mumie mit welcher verwandt oder an welcher Krankheit sie gestorben ist, das heißt, Fragen, über die man trefflich spekulieren und vor allem endlos streiten konnte, werden plötzlich nicht mehr im Schulenstreit kleiner Zirkel narzisstisch diskutiert, sondern kurzerhand – und so mancher Geisteswissenschaftler mag bei dem Gedanken zusammenzucken – einfach gelöst.

In der mathematischen Biologie werden Verfahren entwickelt, mit denen man der großen Datenfülle, wie sie in der Biologie nun einmal anzutreffen ist[3], Herr werden kann, von der Biophysik und Biochemie über die Molekularbiologie, Genetik, Anatomie, Neurobiologie bis zur Ökologie, Evolutionstheorie und mathematischen Spieltheorie sozialer Systeme. Ohne sie wäre die Entschlüsse-

---

3 Aus diesem Grund galt die Biologie unter naturwissenschaftlichen Insidern lange als „keine richtige Wissenschaft". Lord Rutherford beispielsweise meinte 1902: „Es gibt nur zwei Sorten von Wissenschaft: Physik und Briefmarkensammeln", womit er die Chemie und die Lebenswissenschaften meinte, die zu seiner Zeit tatsächlich vor allem mit Sammeln, Klassifizieren und Ordnen, nicht aber mit der Formulierung formaler Theorien, beschäftigt waren. Für seine Entdeckungen im Bereich der Radioaktivität (Halbwertszeit) und der elektromagnetischen Strahlung (nach ihren Verhalten in einem Magnetfeld lassen sich alpha-, beta- und gamma-Strahlen unterscheiden) erhielt er 1908 den Nobelpreis – für *Chemie*!

lung des Genoms ebenso wenig geschehen wie ohne Differenzialrechnung die Raumfahrt. Dass man die gleichen Verfahren dann in der mathematischen Linguistik ebenfalls verwenden kann, um z.B. Verwandtschaften und Stammbäume von Sprachen zu untersuchen, mag überraschen, ist aber nur konsequent und passt genau ins Bild einer überaus dynamischen und manchmal eigenartige Haken schlagenden Entwicklung. Für beide genuin interdisziplinären Disziplinen gibt es Lehrstühle, Fachzeitschriften (*PLoS Computational Biology* und *Computational Linguistics, MIT Press*), Fachgesellschaften und alles, was man zu einer „ausgewachsenen" Disziplin sonst noch so braucht.

So weit ist die evolutionäre Literaturwissenschaft noch nicht. Sie ist vielmehr ein zartes, „fremdes" Pflänzchen[4], auf dem so mancher Geisteswissenschaftler sogar schon herumtrampelt, ohne es zur Kenntnis genommen zu haben: „Während eines prominenten akademischen Symposium, das in den 90er-Jahren stattgefunden hat, bezeichnete ein Kritiker drei Literaturwissenschaftler, die naturwissenschaftliches Gedankengut in ihre Interpretation von Literatur einbezogen hatten, als *Protofaschisten*. Er gab jedoch zu, dass er ihre Arbeiten zum Thema gar nicht gelesen hatte", beschreibt Kean (31, S. 654) den Hochmut, mit dem mancher Geisteswissenschaftler – erschreckend geistlos – reagiert. Dies hat dort durchaus Tradition, wie man an Heideggers (28) Diktum *Die Naturwissenschaft denkt nicht* nur zu deutlich erkennen kann. Richtig wird es dadurch nicht. Von Heidegger selbst stammt ja auch – angesprochen auf seine Rolle in der NS-Zeit – der Satz „wer groß denkt, muss groß irren". Bleiben wir also lieber be-

---

4 „Darwinian literary criticism has a strange place in the current intellectual scene", schreibt der Englisch-Professor Kramnick (34, S. 315) von der *Rutgers University* in seiner Kritik.

scheiden und denken klein und bescheiden, aber dafür richtig, ganz im Sinne von Karl Popper (39)[5]. Was gewinnt man durch die Hinzunahme mathematischer Methoden und naturwissenschaftlicher Theoreme für das Verständnis von Sprache und Literatur? Lassen sich allgemein gültige Aussagen treffen? Über das Wesen der Sprache oder gar – des Menschen? Betrachten wir einige Beispiele.

Bereits vor mehr als einem halben Jahrhundert untersuchte der US-amerikanische Sprachwissenschaftler Morris Swadesh die Veränderung von Wörtern über die Zeit hinweg mittels *lexikostatistischer* Methoden, um Aussagen über die Verwandtschaft von Sprachen machen zu können. Sein Leitgedanke lautete wie folgt: Der Prozentsatz verwandter Wörter in verschiedenen Sprachen sagt etwas über deren Verwandtschaftsgrad. Schon mehr als einhundert Jahre früher hatten Philologen Ähnlichkeiten zwischen einzelnen Sprachen bemerkt und im Rahmen einer sich entwickelnden historischen Linguistik näher untersucht. Ging man, so die grundlegende Idee, von einer Ursprache aus, so ließen sich sehr viele Einzelbeobachtungen auf sehr sparsame Weise erklären, was letztlich schon im Laufe des vorletzten Jahrhunderts zum Gedanken der *indogermanischen Sprachfamilie* geführt hat (10).

Der neue Gedanke von Swadesh bestand darin, die Idee des *radioaktiven Zerfalls* auf die Altersbestimmung von Sprachen (Sie haben richtig gelesen!) anzuwenden. Bekanntermaßen besitzen alle Atome in einer definierten Menge

---

5 Ich zitiere hier – erstmals – zwei *Hör*bücher, ganz bewusst, denn beim *Zuhören* wird der Unterschied zwischen Heidegger und Popper noch deutlicher als beim „bloßen" Lesen. Popper denkt, bescheiden und mit klarer Sprache; man versteht sofort, was er meint. Heidegger denkt nicht, sondern präsentiert *Lyrik*, gestelzt, manieriert (wie man als Psychiater sagen würde), locker assoziiert und betont unverständlich.

eines radioaktiven Isotops die gleiche Wahrscheinlichkeit des Zerfalls, sodass im gleichen Zeitraum immer derselbe Prozentsatz der betreffenden Atome zerfällt. Der Zeitraum, der verstreichen muss, bis die Hälfte aller Atome eines Isotops zerfallen ist, wird als dessen Halbwertszeit bezeichnet und ist eine für jedes Isotop charakteristische Größe. Wenn man sie kennt und wenn man zudem weiß, wie groß der Anteil des Isotops ursprünglich war, kann man durch Bestimmung des Gehalts eines Isotops das Alter einer Sache bestimmen. Andererseits kann man natürlich auch die Zerfallskonstante (Lambda in der untenstehenden Gleichung) für ein bestimmtes Zeitintervall berechnen, sofern die Isotopmächtigkeiten (N_t und N_0) zu bestimmten Zeitpunkten (t) bekannt sind oder zumindest zuverlässig geschätzt wurden.

$$N_t = N_0 \cdot e^{\lambda t}$$

Die Grundidee der *Glottochronologie*, eines sprachstatistischen Verfahrens, das auf der Untersuchung von Wörtern aufbaut[6], besteht nun darin, dass auch Wörter mit einer bestimmten konstanten Rate „zerfallen", also aus dem Sprachschatz verschwinden und durch andere ersetzt werden (13). Dies mag zunächst verwundern, erlebt ein einzelner Sprecher doch die Sprache als vorgegeben, als vorhanden und (von gelegentlichen neu aufkommenden Wörtern für neu aufkommende Dinge wie „Bügeleisen" oder „Handy" einmal abgesehen) als statisch. Über lange Zeiträume hinweg betrachtet ist Sprache dies jedoch gerade nicht, sondern verändert sich, unterliegt also dynamischen Prozessen.

Warum aber sollten Wörter überhaupt zerfallen? Die Grundidee hierzu lautet etwa wie folgt (41): Je häufiger

---

6 Daher spricht man auch von *Lexikostatistik*.

und je länger ein Wort (von vielen Sprechern einer Sprache) benutzt wird, desto wahrscheinlicher ist es, dass dieses Wort neue Bedeutungen bekommt. Aus dem Kopf unseres Körpers, dem anatomisch definierten Körperteil, wird zusätzlich der „Kopf" einer Gruppe oder Organisation, der Beginn oder Ursprung von irgendetwas („Brückenkopf"), der obere Teil von etwas („Hüftkopf"), oder das Ende von etwas („Radiusköpfchen")[7]. Aus dem Körperteil der Hand wird die „rechte Hand" im Sinne von „unverzichtbarer Assistent", das Verb „handhaben" (im Sinne von „behandeln" – sic!), „handlich" und „händisch", aber auch „Handlung" (moralisch) und „Be-Handlung" (medizinisch-therapeutisch). Aus Feuer wird nicht nur Hitze und Sonne, sondern auch die feurige Frau und der feurige Blick, das Feuer im Herzen oder der Nach-Brand nach dem Exzess mit Feuerwasser.

Wir muten unseren Wörtern also im Laufe der Zeit hinsichtlich ihrer Bedeutung immer mehr zu, was so lange gut geht, wie alle Sprecher damit klarkommen. Irgendwann einmal wird jedoch der Fall eintreten, dass es ob der vielfältigen Bedeutung – der *Polysemie* – zu Verständigungsproblemen kommt. Und genau dann wird irgendjemand ein neues Wort erfinden, das die ursprünglich gemeinte Sache ganz eindeutig identifiziert: So wird der Kopf zum Nischel und das Feuer zur Flamme (aus der dann bald wieder die augenblickliche eher vorübergehende Partnerin eines jungen sexuell eher noch unentschiedenen Mannes wird). Gerade weil also Wörter besonders erfolgreich sind und neue indirekte, bildhafte oder metaphorische Bedeutungen akquirieren, gehen sie ihrem Untergang bzw. Zerfall entgegen.

---

7 Die Verwendung von Beispielen aus der Medizin ist keineswegs zufällig, der Beitrag erschien zunächst in einer medizinischen Fachzeitschrift.

Um den Zerfall von Wörtern in vielen unterschiedlichen Sprachen vergleichen zu können, erstellte Swadesh Wortlisten von wichtigen, möglichst kulturunabhängigen und einigermaßen häufigen und stabilen Wörtern, die er *basic core vocabulary* nannte, bei denen es sich aber keineswegs beispielsweise um den Grundwortschatz einer Sprache handelte, sodass diese Listen bis heute einfach nur *Swadesh-Listen* genannt werden (Tab. 1-1). Es gab und gibt unterschiedliche solcher Listen, und es ist das Verdienst von Swadesh, hiermit eine Art handhabbare Datenbank über viele Sprachen hinweg geschaffen zu haben, um genügend Material für vergleichende Untersuchungen zur Verfügung zu haben. Das Hauptproblem dieses Forschungsansatzes war von Anfang an, dass Wörter nicht nur einem gleichsam natürlichen Zerfall unterliegen, sondern auch durch Wörter aus anderen Sprachen ersetzt werden können. Solche Entlehnungen (borrowings) sorgen dafür, dass man den natürlichen Sprachzerfall fälschlicherweise überschätzt. Glücklicherweise sind sie jedoch bei häufigen Wörtern eher selten: Es sind zwar 50% aller englischen Wörter aus dem Lateinischen abgeleitet, aber nur 6% aller häufigen englischen Wörter (19). Im Durchschnitt der indoeuropäischen Sprachen liegt dieser Wert bei 8% (37).

Tatsächlich erwiesen sich die zunächst gefundenen Werte für die Zerfallskonstante Lambda als zu hoch, wurde doch ein Zerfall von 14 Wörtern der Swadesh-Liste pro Jahrtausend berechnet. Sofern man jedoch Ereignisse der Übernahme eines Wortes aus einer anderen Sprache (gleichsam „von Hand") identifizierte, stiegt die Genauigkeit der Ergebnisse der Glottochronologie. Im Norwegischen wurden beispielsweise 20 zerfallene und ersetzte Wörter pro Jahrtausend gefunden, im Isländischen hingegen nur fünf. Berücksichtigt man jedoch die Tatsache, dass im Norwegischen 15 der 20 Veränderungen durch Entlehnung aus dem Deutschen zu erklären sind (was im Isländischen überhaupt

Tab. 1-1   Swadesh-Liste (nach 47) für Englisch, in deutscher Übersetzung.

ich	Eins	Hund	Knochen	Nase
Du	Zwei	Laus	Fett	Mund
wir	groß	Baum	Ei	Zahn
dies	lang	Saatgut	Horn	Zunge
jenes	klein	Blatt	Schwanz	Klauen
wer?	Frau	Wurzel	Feder	Fuß
was?	Mann	Rinde	Haar	Knie
nicht	Person	Haut	Kopf	Hand
alle	Fisch	Fleisch	Ohr	Bauch
viele	Vogel	Blut	Auge	Hals
Brüste	sterben	sagen	Rauch	schwarz
Herz	töten	Sonne	Feuer	Nacht
Leber	schwimmen	Mond	Asche	heiß
trinken	fliegen	Stern	brennen	kalt
essen	gehen	Wasser	Pfad	voll
beißen	kommen	Regen	Berg	neu
Sehen	liegen	Stein	rot	gut
hören	sitzen	Sand	grün	rund
wissen	stehen	Erde	gelb	trocken
schlafen	geben	Wolke	weiß	Name

nicht vorkommt), so ergibt sich ein einheitlicher Wert für den Zerfall und Ersatz von Wörtern der Swadesh-Liste von fünf pro Jahrtausend (41). Man kann sich leicht ausmalen, wie sehr ein solcher mathematisch-naturwissenschaftlicher Ansatz den traditionellen Sprachwissenschaftlern ein Dorn im Auge gewesen sein muss, weswegen es an Kritik, schon vor knapp einem halben Jahrhundert, nicht mangelte (5). Dies hat sich trotz neuer Daten, Methoden und Ideen bis heute nicht geändert, wie es nicht zuletzt die eingangs erwähnte Filmszene sehr anschaulich vor Augen führt.

Die Entwicklung blieb dennoch weder bei statistischer Lexikografie noch bei dem Modell des radioaktiven Zerfalls stehen. Man kann die Wörter einer Sprache nicht nur analog zu zerfallenden Isotopen betrachten, sondern auch analog zu mutierenden Ausprägungen (Allelen) von Genen, das heißt, man kann auch die Biologie und nicht nur die Physik als Interpretament heranziehen, um Sprache besser zu verstehen. Dieser Ansatz erlaubt es vor allem, die hoch entwickelten Methoden der Analyse von Genen einer DNA auf die Analyse von Wörtern in Swadesh-Listen zu übertragen. Beispielsweise haben Gray und Atkinson (26) auf diese Weise durch die Analyse von 2 449 Lexemen aus 87 Sprachen den Ursprung der indoeuropäischen Sprache räumlich und zeitlich nach Anatolien zwischen 7 800 und 9 800 Jahre BP (before present) rekonstruiert.

Nicht nur die Verwandtschaften zwischen Sprachen sind Gegenstand der quantitativen Sprachforschung, sondern auch Veränderungsprozesse innerhalb einzelner Sprachen. Liebermann und Mitarbeiter (48) machten sich daran, die evolutionäre Dynamik der Sprache anhand der Entwicklung unregelmäßiger Verben im Englischen zu quantifizieren. Schon lange ist bekannt, dass unregelmäßige Verben eher häufiger und regelmäßige eher seltener im tatsächlichen Sprachgebrauch verwendet werden: Obwohl

nur 3 % aller englischen Verben unregelmäßig sind, sind die
zehn häufigsten englischen Verben (be, have, do, go, say,
can, will, see, take, get) allesamt unregelmäßig. Man vermutet, dass dies letztlich mit dem Lernen der Sprache zusammenhängt: Seltene unregelmäßige Verben werden
schlechter gelernt als häufige unregelmäßige, weswegen
ihre speziellen Formen eher vergessen werden. So entwickeln sich seltene unregelmäßige Verben im Zeitverlauf
eher zu regelmäßigen Verben als häufige unregelmäßige.

Die Autoren identifizierten zunächst 177 unregelmäßige
Verben im Altenglischen, der vor 1 200 Jahren in England
gesprochenen Sprache. Von diesen waren 400 Jahre später
im Mittelenglischen immer noch 145 unregelmäßig und
weitere 800 Jahre später – heute – noch immer 98. Es zeigte sich weiterhin ein Zusammenhang zwischen der Wahrscheinlichkeit eines Verbs, von einem unregelmäßigen Verb
in ein regelmäßiges überzugehen und dessen Häufigkeit
(festgestellt in einem modernen Textcorpus von 17,9 Millionen Wörtern aus unterschiedlichen Textquellen): Je häufiger ein Verb ist, desto geringer ist die Wahrscheinlichkeit,
dass es seinen Status von unregelmäßig nach regelmäßig
ändert. Dieser Zusammenhang lässt sich sogar quantifizieren: Die Halbwertszeit eines unregelmäßigen Verbs ist umgekehrt proportional zur Quadratwurzel seiner Häufigkeit
in der Sprache. Ist also das Verb A hundertmal seltener als
das Verb B, so ist die Geschwindigkeit seiner Regularisierung zehnmal so schnell wie von Verb B (Tab. 1-2).

Die Autoren diskutieren, dass die beschriebenen Prozesse durch die Invasion der Normannen (1066) genauso wenig tangiert wurden wie durch die Erfindung des Buch-
drucks. Sie gehen sogar so weit, die Zeit über den Beginn
ihrer Beobachtungen hinaus zurückzudrehen, bis hin zu
dem Zeitraum, zu dem der häufigkeitsabhängige Regulari-
sierungsprozess noch gar nicht begonnen hatte. Zu dieser
Zeit war die Häufigkeitsverteilung der starken Verben ganz

Tab. 1-2 Selektives Vergessen der unregelmäßigen (starken) Beugung von selteneren Verben (nach 48, S. 714). Die 177 altenglischen Verben waren ursprünglich alle im Hinblick auf ihre Beugung unregelmäßig (stark) und wurden über die Beobachtungszeit von 1200 Jahren zum Teil regelmäßig (schwach). Sie wurden nach ihrer Häufigkeit (Spalte 2) in sechs Gruppen eingeteilt. Innerhalb jeder Häufigkeitsgruppe sind die Verben in alphabetischer Reihenfolge genannt, wobei regularisierte Verben mittels fetter Schrift hervorgehoben wurden. In jeder Gruppe wurde auch die relative Häufigkeit der beobachteten Fälle von Regularisierung in Prozent (Spalte 3) sowie die Halbwertszeit (das heißt, die Zeit, in der die Häfte der Verben dieser Häufigkeitsgruppe regularisieren) berechnet (bzw. durch Extrapolation für die Verben der ersten beiden Zeilen geschätzt).

Verben (n = 177)	Häufigkeit	Regularisiert (%)	Halbwertszeit (Jahre)
be, have	> 1/10	0	38 800
come, do, find, get, give, go, know, say, see, take, think	> 1/100	0	14 400
begin, break, bring, buy, choose, draw, drink, drive, eat, fall, fight, forget, grow, hang, **help**, hold, leave, let, lie, lose, **reach**, rise, run, seek, set, shake, sit, sleep, speak, stand, teach, throw, understand, **walk**, win, **work**, write	> 1/1 000	10	5 400
arise, **bake**, bear, beat, bind, bite, blow, **bow**, burn, burst, **carve**, **chew**, **climb**, cling, creep, **dare**, dig, drag, flee, **float**, **flow**, fly, **fold**, freeze, grind, leap, lend, **lock**, **melt**, **reckon**, ride,	> 1/10 000	43	2 000

12

Tab. 1-2 Fortsetzung

Verben (n = 177)	Häufigkeit	Regu-lari-siert (%)	Halb-wertszeit (Jahre)
rush, **shape**, shine, shoot, shrink, **sigh**, sing, sink, slide, **slip**, **smoke**, spin, spring, **starve**, steal, **step**, **stretch**, strike, **stroke**, **suck**, **swallow**, swear, sweep, swim, swing, tear, wake, **wash**, weave, weep, **weigh**, wind, **yell**, **yield**	> 1/10 000	43	2 000
bark, **bellow**, bid, **blend**, **braid**, **brew**, **cleave**, cringe, **crow**, dive, **drip**, **fare**, **fret**, **glide**, **gnaw**, **grip**, heave, **knead**, **low**, **milk**, **mourn**, **mow**, **prescribe**, **redden**, **reek**, **row**, **scrape**, **seethe**, shear, shed, **shove**, slay, slit, smite, sow, **span**, **spurn**, sting, stink, strew, stride, swell, **tread**, **uproot**, **wade**, **warp**, **wax**, **wield**, wring, **writhe**	> 1/100 000	72	700
bide, **chide**, **delve**, **flay**, **hew**, **rue**, **shrive**, slink, **snip**, **spew**, **sup**, **wreak**	> 1/1 000 000	91	300

anders als heute und folgte dem Gesetz von Zipf[8]. Der Selektionsdruck des Vergessens von Seltenem wirkte dann und änderte die Verteilung der starken Verben über die Zeit hinweg ganz ähnlich wie Wasser und Wind eckige Felsen abschleifen. Das „schnellste Verb" im Hinblick auf seine Regularisierung war „to chide", dessen Vergangenheit früher chode, heute dagegen chided lautet: Der Prozess dauerte bei diesem seltenen Verb nicht mehr als etwa 200 Jahre (27).

Die Autoren beschreiben nicht nur vergangene Ereignisse, sondern wagen sogar Prognosen über die Zukunft der Vergangenheit: „We can also make predictions about the future of the past tense. By the time one verb from the set 'begin, break, bring, buy, choose, draw, drink, drive, eat, fall' will regularize, five verbs from the set 'bid, dive, heave, shear, shed, slay, slit, sow, sting, stink' will be regularized. If the current trends continue, only 83 of the 177 verbs studied will be irregular in 2500" (48, S. 715). Das nächste Verb, das sich von unregelmäßiger zu regelmäßiger Beugung wandeln wird, ist nach den Autoren das mit einer Häufigkeit von 4,2 pro einer Million Verben seltene Verb „to wed / wed / wed", für das man bereits immer öfter „to wed / wedded / wedded" findet. „Now is your last chance to be a 'newly wed'. The married couples of the future can only hope for 'wedded' bliss", kommentieren die Autoren schmunzelnd (48, S. 715).

Die Tatsache, dass die Firma hinter der Internet-Suchmaschine Google 2004 damit begonnen hat, weltweit Bücher einzuscannen und mittels optical character recognition

---

8   Das Zipfsche Gesetz besagt, dass das Produkt aus Rang und Häufigkeit eines Wortes nahezu konstant ist. Weitere Zusammenhänge, die auf den US-amerikanischen Linguisten George Kingsley Zipf zurückgehen, besagen, (a) dass ein Wort um so kürzer ist, je häufiger es ist, und (b) dass es um so älter ist, je häufiger es ist.

(OCR) Software die Bild-Dateien in Text-Dateien umzu-
wandeln, erlaubt mittlerweile die statistische Analyse von
Textkorpora in nie da gewesener Größe[9]. Der Erstautor der
beschriebenen Studie – Lieberman – nahm 2007 daher Kontakt mit Google und dessen Forschungsleiter Peter Norvig
auf, woran sich eine Zusammenarbeit anschloss, die zum
Roll-out des Software-Tools (so sagt man heute!) *n-grams
viewer* (ngrams.googlelabs.com) und zur Publikation einer
bemerkenswerten Arbeit im Fachblatt *Science* führte.

„Bemerkenswert" kann man die Arbeit sogar gleich aus
mehreren Gründen nennen:

- In ihr wird ein neues Wort (von einem neuen Begriff zu
  sprechen, empfände ich als übertrieben) eingeführt: *Cul-
  turomics*, das bewusst an Genomics und Proteomics angelehnt ist und eine ähnliche Tragweite im Hinblick auf
  den Forschungsimpetus (gemeint ist neben „viel Geld"
  auch sicher das herrschende Paradigma) impliziert. Befür-
  worter sprechen von einer „kulturellen Goldmine", für
  Kritiker klingt das Ganze zu sehr nach *Freakonomics* (4).
- Die 14 Mann starke Autorengruppe liest sich wie ein
  who-is-who der Mathematik, Linguistik und Sozialwis-
  senschaft.
- Methodisch befindet sich der Artikel auf dem Niveau
  der Mathematik der dritten Klasse: Es werden Wörter
  gezählt, sonst nichts! Keine multidimensionalen Vektor-
  räume, Google-Abstände oder Ähnliches.
- Inhaltlich geht es um die Analyse der Wörter in nicht
  weniger als 5 195 769 Büchern.

---

[9] Mittlerweile sind über 15 Millionen Bücher in 478 Sprachen digitalisiert (über 11 % aller je gedruckten Werke, das älteste aus dem Jahr
1473), von denen mehr als zwei Millionen direkt von den Verlagen an
Google weitergegeben wurden und der Rest aus einigen der weltweit
größten Bibliotheken geliehen wurde (49, Online Supplement).

- Behauptet werden „Einsichten in so unterschiedlichen Forschungsfeldern wie Lexikografie, Evolution der Grammatik, kollektives Gedächtnis, die Anpassung von Technologie, das Verfolgen von Ruhm, Zensur und historische Epidemiologie" (49, S. 176, Übersetzung durch den Autor)[10].
- Und nicht zuletzt enthält der Diskussionsteil der Arbeit für ein naturwissenschaftliches Fachblatt sehr außergewöhnliche Schlussfolgerungen, wie beispielsweise: „Gott ist nicht tot, braucht jedoch einen neuen Publizisten" (49, S. 182, Übersetzung durch den Autor).

Interessiert? – Wer könnte hier noch *nein* sagen (und das war wohl auch der Grund für die Publikation in *Science*)! Die Autoren zählten Worthäufigkeiten in gut fünf Millionen Büchern aus fünf Jahrhunderten, was etwa 4% aller weltweit jemals publizierten Bücher entspricht. Damit ist keineswegs ausgeschöpft, was man bereits digitalisiert hat (nämlich 12% aller Bücher), aber gut fünf Millionen Bücher mit mehr als 500 Milliarden Wörtern sind ja schon mal ein guter Anfang (Tab. 1-3). Die ältesten Bücher stammen aus dem 16. Jahrhundert, wobei die ersten untersuchten Jahrzehnte jedoch nur durch vergleichsweise wenige Bücher pro Jahr (also „nur" einige hunderttausend Wörter) repräsentiert sind. Für das Jahr 1800 liegen bereits 98 Millionen Wörter zur Analyse vor, für das Jahr 1900 1,8 Milliarden und für das Jahr 2000 sind es 11 Milliarden. Das kann kein Mensch alles lesen!

10   „We show how this approach can provide insights about fields as diverse as lexicography, the evolution of grammar, collective memory, the adoption of technology, the pursuit of fame, censorship, and historical epidemiology."

Sprache	Anzahl der Wörter in Milliarden
Englisch	361
Französisch	45
Spanisch	45
Deutsch	37
Russisch	35
Chinesisch	13
Hebräisch	2

Tab. 1-3 Anzahl der Wörter aus den in der Studie von Michel et al. (49; S. 176) untersuchten Sprachen.

Aber *rechnen* kann man damit, indem man z. B. die relativen Häufigkeiten von Wörtern jeweils für ein bestimmtes Jahr über die Jahre hinweg bestimmt. So zeigte beispielsweise die Analyse der englischen Texte, dass das Wort „Sklaverei" zur Zeit des US-amerikanischen Bürgerkriegs (1861–1865) und während der Zeit der Bürgerrechtsbewegung in den USA (1955–1968) am häufigsten verwendet wurde. Was kann man mit solcher Rechnerei noch anstellen? Kommt man über Trivialitäten hinaus? – Durchaus! Man konnte durch geschickte Analysetechniken beispielsweise zeigen, dass die Anzahl der englischen Wörter überhaupt, das heißt, die Größe des englischen Lexikons, beständig zunimmt (um etwa 8 500 Wörter pro Jahr). Sie betrug im Jahr 1950 knapp 60 000 Wörter, im Jahr 2000 dagegen gut eine Million Wörter. Man fand also jede Menge neue Wörter, z. B. „aridification" (eine Gegend wird trockener), „slenthem" (Musikinstrument) oder das Wort „deletable" (löschbar in einer Computer-Datei). Nach dem Zipfschen Gesetz sind sehr viele Wörter sehr selten, sodass sie keinen Eingang in Lexika und Wörterbücher finden, weil man diese drucken und herumtragen können muss. Mehr als die Hälfte (52%) aller englischen Wörter, so fanden die Autoren, stehen nicht im *Oxford English Dicionary*, dem ausführlichsten Wörterbuch der englischen Sprache. Und auch die Zeit, die verstreicht, bis ein neues Wort in die Wörterbücher Eingang findet, ist erheblich und kann leicht ein ganzes Menschenalter betragen. Umgekehrt werden zuweilen Wörter in die Wörterbücher aufgenommen, die es schon nicht mehr gibt – ebenfalls ein Unsinn. So kann die maschinelle Analyse riesiger Textkorpora ganz sicher eines: Unsere Wörterbücher verbessern.

Nicht nur bestimmte Inhalte (Sklaverei), sondern auch formale Aspekte unseres kollektiven Gedächtnisses lassen sich untersuchen. Durchsucht man die Bücher nach Jahreszahlen (z. B. „1950") und trägt deren relative Häufigkeit über die Zeit auf, so zeigt sich immer das gleiche Muster (Abb. 1-1). Einige Jahre vor dem Index-Jahr beginnt dessen Nennung in Texten, die dann im Jahr selbst einen Höhepunkt erreicht und für insgesamt drei Jahre sehr hoch bleibt. Dann fällt sie über 15 Jahre auf die Hälfte ab, um schließlich nur noch sehr langsam weiter abzusinken. „So hat auch das kollektive Gedächtnis eine Kurzzeit- und eine Langzeitkomponente", lautet das bemerkenswerte Fazit der Autoren (49, S. 179; Übersetzung durch den Autor).

Der Vergleich der Halbwertszeiten über die Jahre zeigt einen Abwärtstrend, also kollektiv neigen wir dazu, rascher zu vergessen. Das Jahr 1880 hatte noch eine Halbwertszeit von 32 Jahren, 1950 lag sie bei 15, 1973 dagegen nur noch bei 10 Jahren. Unsere Zeit wird also tatsächlich *schnelllebiger*: Wir vergessen heute die Vergangenheit mehr als dreimal so schnell wie vor gut 130 Jahren. Zugleich nehmen die Spitzen der relativen Häufigkeiten zu, das heißt, wir erwähnen genaue zeitliche Datierungen öfter. Zur dieser Schnelllebigkeit gehört auch die raschere Annahme von Neuem, was nicht zuletzt die Medien beispielhaft verdeut-

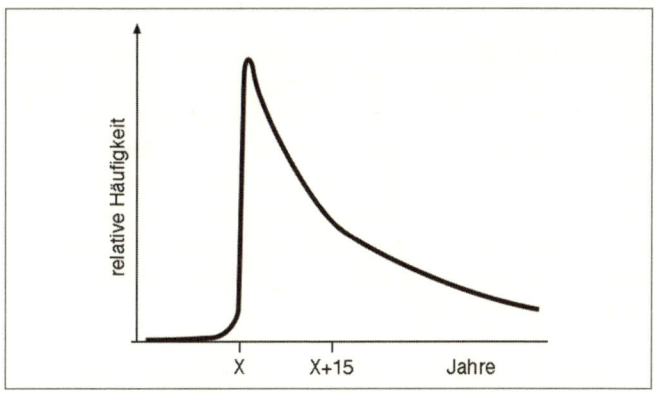

Abb. 1-1 Schematische Darstellung der relativen Häufigkeit einer Jahreszahl um das durch sie bezeichnete Jahr herum: Auf ein paar Nennungen vor dem Jahr folgt die sehr häufige Nennung für etwa 3 Jahre, die wiederum von einer Halbwertszeit von etwa 15 Jahren gefolgt wird. In der letzten Phase geht das kollektive Vergessen dann sehr langsam (schematisiert nach 49, S. 179, Figure 3A).

lichen. Brauchte das Radio noch fast 40 Jahre, um weltweit 50 Millionen Nutzer zu erreichen, so war das beim Fernsehen bereits nach 13 Jahren und beim Personal-Computer nach 16 Jahren der Fall. Das Internet hatte dies in weniger als fünf Jahren geschafft. Nun ist es aber eine Sache, diesen Gedanken anhand eines Beispiels zu illustrieren und eine ganz andere, seine Allgemeingültigkeit nachzuweisen, also empirisch abzusichern. Um dies zu tun, identifizierten die Autoren zunächst 147 bedeutende Erfindungen aus den Jahren 1800 bis 1920 und teilten sie in drei 40-Jahres-Gruppen (1800–1840, 1841–1880, 1881–1920) ein. Dann wurde die relative Häufigkeit der Nennung dieser Erfindung für jedes Jahr bestimmt und für jede Erfindung über die Jahre hinweg ermittelt (Abb. 1-2).

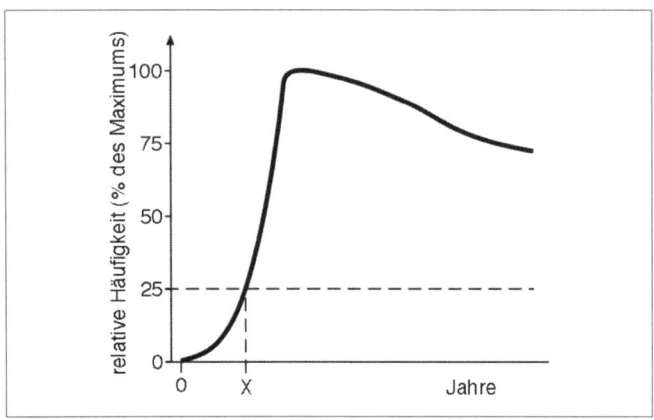

Abb. 1-2 Schematische Darstellung der Häufigkeit der Nennung einer Erfindung (bezogen, also normiert, auf den höchsten Wert der relativen Häufigkeit) ab dem Jahr der Erfindung (jeweiliges Erfindungsjahr = Jahr 0) im untersuchten Textkorpus. Als Maß für die Geschwindigkeit ihrer Durchsetzung bestimmt man die Zeit, welche die Erfindung braucht, bis die Häufigkeit ihrer Nennung ein Viertel des Maximalwerts beträgt, man geht also vom Schnittpunkt der Kurve mit der 25 %-Kennlinie nach unten und liest die verstrichenen Jahre (X) ab (schematisiert nach 49, S. 179, Figure 3B).

Nimmt man nun die Zeit, welche die Erfindung braucht, bis die Häufigkeit ihrer Nennung ein Viertel des Maximalwerts beträgt als Maß für die Geschwindigkeit ihrer Durchsetzung (man könnte sich auch andere Maße denken, z. B. bis 100 %, aber bei Betrachtung einzelner Kurven fällt auf, dass der 100 %-Wert in stärkerem Maße statistischem Rauschen unterliegt und damit das Maß wahrscheinlich ungenauer ist), so ergibt sich Folgendes: Dieser Wert betrug für die Erfindungen zwischen 1800 und 1840 mit 66 Jahren mehr als ein damaliges Menschenalter, für die zwischen 1841 und 1880 gemachten Erfindungen noch 50 Jahre und für die zwischen

1881 und 1920 gemachten Erfindungen nur noch 27 Jahre. Man kann vermuten, dass sich dieser Trend weiter fortgesetzt hat, wie entsprechende Analysen für Erfindungen wie „Handy", „Google" oder „Facebook" künftig zeigen dürften.

Nicht nur wichtige Erfindungen werden immer schnelllebiger, bedeutende Personen auch. Man untersuchte alle 740 000 Leute mit persönlichem Eintrag in Wikipedia, entfernte Mehrfachnennungen und sortierte die Leute dann nach ihrem Geburtsjahr. Für jedes Jahr von 1800 bis 1950 nahm man dann die 50 am häufigsten im Textkorpus genannten Personen und bestimmte den Verlauf der relativen Häufigkeit über die Jahre hinweg. So enthält das Jahr 1946 beispielsweise „Bill Clinton" und „Steven Spielberg", und die Häufigkeit von deren Nennung in den Jahren danach bis zum Ende des Untersuchungszeitraums (Jahr 2000) lässt sich als Kurve verfolgen.

Nimmt man alle Prominenten zusammen, ergibt sich eine durchschnittliche Trajektorie ihres Ruhms über die Zeit, die durch vier Parameter gekennzeichnet ist:
- Beginn der Bekanntheit,
- Verdopplungszeit der Bekanntheit nach dem Beginn,
- Zeitpunkt der höchsten Bekanntheit und
- Halbwertszeit der Bekanntheit danach (Abb. 1-3).

Von diesen vier Parametern bleibt nur einer über die Zeit stabil: der Zeitpunkt der maximalen Bekanntheit (75 Jahre). Der Beginn der Bekanntheit und deren Verdopplungszeit veränderten sich jedoch vom frühen 19. bis zum mittleren 20. Jahrhundert von 43 auf 29 Jahre bzw. von 8,1 auf 3,3 Jahre. Was früher und schneller wächst wird größer: Der Ruhm heutiger Prominenter (operationalisiert über die Häufigkeit der Erwähnung ihres Namens in Büchern) ist heute deutlich größer als der ihrer Vorgänger. Bezahlt wird das Ganze mit einer Verkürzung der Halbwertszeit des Ruhmes, die während des 19. Jahrhunderts von 120 Jahren

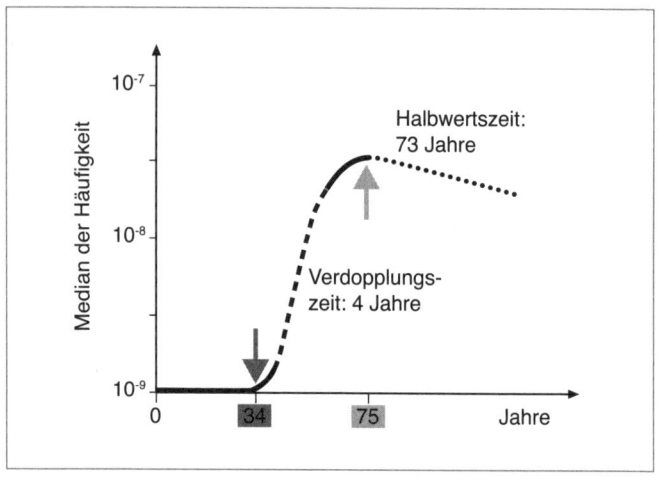

Abb. 1-3 Der Verlauf des Ruhms (gemessen als Logarithmus des Medians der relativen Häufigkeit) prominenter Personen über die Zeit lässt sich durch 4 Parameter Beschreiben: (1) Alter bei Beginn der Bekanntheit (Pfeil unten links), (2) Verdopplungszeit der Bekanntheit, (3) Alter bei höchster Bekanntheit (Pfeil oben rechts) und (4) Halbwertszeit der Bekanntheit danach (nach 49, S. 179, Figure 3E). Die konkreten Werte gelten für die Kohorte von 1865.

auf 71 Jahre abnahm. Zur Validierung dieser Ergebnisse wiederholten die Autoren die Analyse mit Daten aus der *Encyclopedia Britannica* und erhielten im Wesentlichen dasselbe Resultat. „Thus, people are getting more famous than ever before but are being forgotten more rapidly than ever" (49, S. 180). Gruppierte man die Prominenten nach ihrem Beruf, so zeigte sich, dass Schauspieler am schnellsten (mit etwa 30 Jahren) prominent werden (definiert als Jahr des Erreichens von 95% der maximalen Häufigkeit; wieder wurde nicht 100% gewählt, explizit mit Verweis auf zusätzliches Rauschen). Schriftsteller hingegen brau-

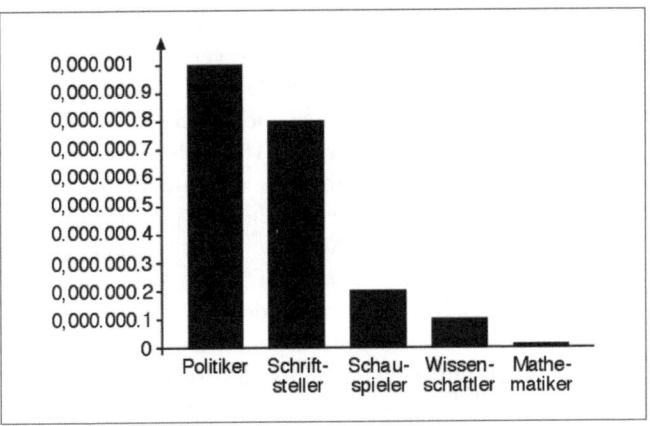

Abb. 1-4 Bekanntheit (relative Häufigkeit der Namensnennung im Textkorpus aller Wörter in mehr als fünf Millionen Büchern) von Prominenten, aufgeteilt nach Berufsgruppen. Politiker werden am bekanntesten, gefolgt von Schriftstellern und Schauspielern (nach Daten aus 49).

chen ein Jahrzehnt länger, erreichen aber höhere Werte, Politiker brauchen noch ein Jahrzehnt länger, werden dafür aber mit einer Nennung bezogen auf eine Million Wörter am bekanntesten (Abb. 1-4). Wissenschaftler (Physiker, Biologen) können durchaus halb so berühmt werden wie Schauspieler, brauchen jedoch viel länger dafür. „Science is a poor route to fame", kommentieren die Autoren lakonisch (49, S. 181). Als Mathematiker Ruhm erlangen zu wollen, ist völlig hoffnungslos (selbst „berühmte" Mathematiker erreichen nur eine Nennung bezogen auf 100 000 000 Wörter).

Auch die Auswirkungen von Zensur in Zeiten totalitärer Regime konnte man durch Vergleich der Nennungen bestimmter Namen in Texten verschiedener Länder bzw.

Sprachen nachweisen[11]. So tauchen beispielsweise bestimmte Namen in deutschen Texten verglichen mit englischen Texten während der Nazi-Zeit nicht mehr auf. Solche Effekte von Zensur ließen sich auch für Russland, China und die USA nachweisen. Und schließlich legt die seit mehr als 150 Jahren abwärts verlaufende aber noch immer auf sehr hohem Niveau befindliche Trajektorie der relativen Häufigkeit des Wortes „Gott" die genannte Schlussfolgerung nahe.

Wenn also Wörter sich verändern wie Gene und der permanenten Evolution unterliegen; wenn das für ganze Sprachen auch gilt; wenn die Idee des Ausdrucks von Abstammung und Verwandtschaft durch Stammbäume auf Sprachen sogar früher angewandt wurde als auf Lebewesen; und wenn man über Wörter, Grammatik, Bedeutung und kulturelle Veränderungen interessante Erkenntnisse durch Data-Mining riesiger Datenmengen herausbekommen kann, dann ist der Schritt zu einer Literaturwissenschaft, die sich solcher Methoden (Rechnen) und Ideen (Evolution) bedient, eigentlich nicht mehr weit. Eine solche evolutionäre Literaturwissenschaft gibt es tatsächlich (Abb. 1-5), wenn auch nur als sehr zartes Pflänzchen.

Der Literaturwissenschaftler Jonathan Gottschall (21–25) vom Washington and Jefferson College in Washington (Pennsylvania) untersuchte Hunderte von Märchen unterschiedlichster Herkunft (Tab. 1-4) mit statistischen Methoden. Die Hauptfigur im Märchen war überall auf der Welt zu etwa 70% männlich und nur zu 30% weiblich, ein hoch

---

11 Fragt man Linguisten nach dem Unterschied zwischen Dialekt und Sprache (der sich nicht unbedingt an Verständlichkeit durch Sprecher anderer Dialekte/Sprachen festmachen lässt), so erhält man zuweilen die fast schon sprichwörtliche Antwort: Eine Sprache ist ein Dialekt mit einer Armee. Im Hinblick auf den Sachverhalt der Zensur kommt dieser Aussage ganz besondere Bedeutung zu.

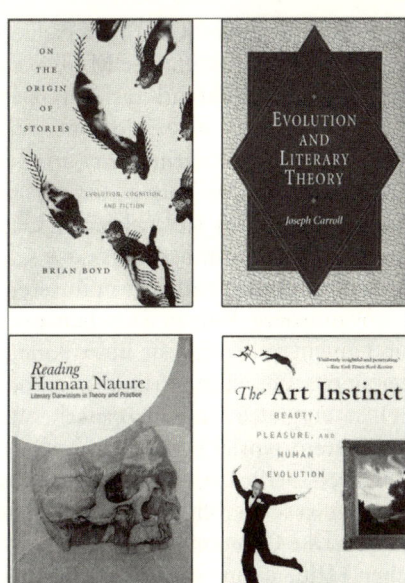

Abb. 1-5 Die evolutionäre Literaturwissenschaft ist mittlerweile Gegenstand einer ganzen Reihe von Büchern (Auswahl).

Tab. 1-4 Herkunft und Anzahl der untersuchten Märchen (nach 21).

Herkunft	Anzahl
Nordamerika	109
Südamerika	91
Afrika	78
östliches Eurasien	144
pazifische Inselwelt	101
gesamt	**658**

signifikanter (p < 0,001) Unterschied. Männliche Hauptfiguren werden in 75% der Märchen als aktiv („nimmt sein Schicksal in die Hand") charakterisiert, weibliche nur in 51% (p < 0,001), wobei der Unterschied in Westeuropa (77 versus 69%) am geringsten (und statistisch nicht signifikant) war. Dies widerlegt die oft gehörte These, dass die Märchen unseres Kulturkreises schon im Kindesalter auf eine passive und unbedeutende Rolle geprägt werden, denn erstens sind die Mädchen in unseren Märchen nicht geringer repräsentiert als in Märchen aus anderen Kulturkreisen und zweitens werden sie hierzulande eher als aktiv charakterisiert als etwa in Afrika, Asien oder Amerika. Im kulturellen Vergleich sind europäische Märchen also „politisch korrekter" (sprich: gender-neutraler) als anderswo.

Auch die Beschreibungen der Hauptfiguren in den Märchen zeigt – unabhängig von der jeweiligen Kultur – ganz allgemeine Gesetzmäßigkeiten: Nur über 22% der männlichen Helden wird gesagt, wie sie aussehen, das Äußere der Heldinnen hingegen wird in 49% der Fälle, also mehr als doppelt so oft, beschrieben. Heldinnen sind zu dem in 97% der Fälle schön, und eine unattraktive Heldin kommt in allen untersuchten Märchen nur acht Mal vor. Überall auf der Welt wird also auf weibliche Attraktivität mehr Wert gelegt als auf männliche. Wer behauptet, dass hierzulande Mädchen schon sehr früh durch Märchen dahingehend indoktriniert würden, ihr Lebensziel bestehe in der Heirat, wird durch die Daten ebenfalls widerlegt: Weder im Hinblick auf das Verheiratetsein am Anfang des Märchens (Helden zu Heldinnen: 25 zu 24%) oder an dessen Ende (Helden = Heldinnen = 66%) noch im Hinblick auf die Ehe als motivationalen Hintergrund für ihr Verhalten (Helden = Heldinnen = 50%) fanden sich signifikante Unterschiede zwischen den Geschlechtern. Weltweit! Nur 10% der Helden, aber 34% der Bösewichte sind im Märchen 40 Jahre oder älter. Zum Vergleich: 8% der Heldinnen und 40% der

Gegenspielerinnen sind 40 Jahre oder älter. Die Daten zeigen also, dass es eine weltweite Diskriminierung älterer Menschen ganz allgemein gibt, nicht jedoch spezifisch gegenüber älteren Frauen (Stichwort „böse Stief- oder Schwiegermutter").

Die Studie zeigt auch, dass sich in den Jahrhunderte alten Geschichten und Mythen allgemeine Strukturen auffinden lassen, die möglicherweise etwas *über uns Menschen ganz allgemein*, und nicht spezifisch für irgendeine Kultur, aussagen: So gibt es offenbar überkulturell nachweisbare Unterschiede zwischen den Geschlechtern, die man als Ausdruck ihrer unterschiedlichen Natur interpretieren kann, wie dies die *evolutionäre Psychologie* seit gut zwei Jahrzehnten tut (8, 42).

Männer sind aggressiver als Frauen: 95% aller Mörder sind männlich. Wenn Stiefkinder zu Opfern werden, so ist es vor allem der Stiefvater, der die Stiefkinder – meist im Alter von bis zu zwei Jahren – umbringt, wie eine kanadische Studie (15) für die Gegenwart zeigt. Und auch im Stamm der Ache in Südamerika (29), der heute noch unter Steinzeitbedingungen (als Jäger und Sammler) lebt, oder im Ostfriesland des 17. bis 19. Jahrhunderts (43) hatten Stiefkinder deutlich schlechtere Überlebenschancen als leibliche Kinder, vor allem dann, wenn der leibliche Elternteil erneut geheiratet hatte. Ein Stiefvater oder eine Stiefmutter wirken damit für ein Stiefkind Lebenszeit *verkürzend*, was schon bei den Löwen bekanntermaßen der Fall ist. Diese Tatsache der größeren Wahrscheinlichkeit für Missbrauch und Aggression gegenüber Stiefkindern im Vergleich zu leiblichen Kindern (was unter anderem zu dokumentierten höheren Stresshormonkonzentrationen und einem schlechteren Gesundheitszustand bei Stiefkindern im Vergleich zu leiblichen Kindern führt; 50) wird in der Literatur allgemein als *Cinderella Effect* (Aschenputtel-Effekt) bezeichnet (1, 14–16).

Wer hätte gedacht, dass Schneewittchen und Aschenputtel eine evolutionsbiologische Wurzel haben? Wer diese Geschichten kennt, wird eher auf der Hut sein, sofern er bzw. sie sich im wirklichen Leben in der Rolle der Protagonistin wieder findet. Die Kenntnis dieser Geschichten ist also (über-)lebenswichtig. Wer diese Schicksale schon einmal (und dann immer wieder) im Kopf durchgespielt hat, kann kompetenter reagieren, wenn es einmal wirklich darauf ankommt. Die beiden Märchen verhalten sich damit zum wirklichen Leben in Patchwork-Familien wie ein Flugsimulator zum wirklichen Fliegen![12]

Vielleicht mit einer Einschränkung, welche die Richtung der phylogenetischen Kausalität anbelangt: Weil wir uns mit Simulationen im Stile von Aschenputtel und Schneewittchen schon seit Jahrhunderttausenden täglich stundenlang beschäftigen, kommen wir auch mit Flugsimulatoren klar. Wenn wir also im dritten Jahrtausend nach Christus das Aschenputtel als eine Art Flugsimulator verstehen und ob dieses ganz unerwarteten Verständnisses überrascht sind, dann ist das etwa so, wie wenn jemand sagt, er habe das Leib-Seele-Problem (bzw. das Materie-Geist-Problem) dadurch gelöst, dass er es auf die Begriffe der Hardware und Software reduziert hat. Denn eigentlich ist es ja umgekehrt: Wir verstehen den Unterschied zwischen Hardware und Software deswegen so leicht und intuitiv, weil wir schon wissen (oder zu wissen glauben, solange uns niemand danach fragt), wie sich Materie und Geist unterscheiden! Anders ausgedrückt: Wir simulieren (als Spezies seit Jahrhunderttausenden und als Individuum seit wir denken und uns daran erinnern können) unser Leben in der Gemeinschaft mittels Märchen, Mythen und anderer Ge-

---

12   Die Idee ist nicht von mir, sondern wurde von Brian Boyd in *Science* geäußert (31).

schichten. Und genau deshalb haben wir auch mit Flugsimulatoren keine Probleme.

Das Beispiel des Aschenputtels zeigt zwei für den Bereich der Literaturwissenschaft neue Aspekte, einen methodischen und einen inhaltlichen: Zum einen werden Texte mit naturwissenschaftlichen Methoden (Hypothesenbildung und deren statistische Prüfung) analysiert. Natürlich müssen die Ergebnisse der Analyse auch interpretiert werden, aber diese Interpretation bezieht – zum zweiten – Ideen aus dem Bereich der Naturwissenschaften mit ein, insbesondere den Gedanken von der Geschichtlichkeit des Menschen im Sinne von dessen Evolution.

Diese Einbeziehung des Evolutionsgedankens in Überlegungen zu dem, was man oft *conditio humana* genannt hat, ist keineswegs neu: Konrad Lorenz hat sich bereits zu Anfang der 1940er-Jahre über die evolutionären Wurzeln des menschlichen Geistes Gedanken gemacht (35) und später sind ihm einige Philosophen gefolgt (40, 44). In den USA wurde dieser Gedanke in den 1970er-Jahren durch den Ameisenforscher Edward O. Wilson bekannt, der in seinem Buch *On Human Nature* (46, S. 2) den Grundgedanken wie folgt kurz und knapp formulierte: „The essence of the argument is that the brain exists because it promotes the survival and multiplication of the genes that direct its assembly. The human mind is a device for survival and reproduction."

Aber vielleicht ist nicht nur Aschenputtel und andere Märchen, sondern das Erzählen von Geschichten überhaupt evolutionsbiologisch interpretierbar. Schließlich verbringen Menschen täglich etwa vier Stunden damit. Vergleicht man dies mit der Zeit die Menschen täglich mit Sex verbringen (durchschnittlich vier Minuten, wie man neulich in *Science* erfuhr; 31), so wird deutlich, dass das Erzählen und das Diskutieren von Geschichten – Klatsch und Tratsch, wie der britische Psychologe Robin Dunbar (18) formulierte – ganz wesentlich zum Menschen gehören müssen. Würden wir es sonst mit dem 60-fachen Aufwand desjenigen Verhaltens betreiben, das nach traditionell-biologischer Sicht unsere Art erhält? Offenbar nicht! Geschichten retten vielmehr Leben, ganz ähnlich wie Flugsimulatoren.

Aus dieser Sicht kommt den Geisteswissenschaften eine neue, wieder erstarkte Bedeutung zu, vor der sie selbst vielleicht erschrecken. Manche Literaturwissenschaftler scheinen sich regelrecht gegen den Gedanken zu wehren, sie hätten wirklich etwas zu sagen. Schließlich ist es doch angenehm, sich mit den abgelegten Theorien aus anderen Bereichen der Wissenschaft wie Ökonomie, Psychologie, Linguistik oder Anthropologie zu beschäftigen (Marxismus, Psychoanalyse, Strukturalismus, Poststrukturalismus), denn man wird dann nicht von dem gestört, was gerade wichtig ist und diskutiert wird. Den Preis dafür – dass die eigene Arbeit von kaum noch jemandem ernst genommen wird – zahlt man gerne, denn hat man erst einmal eine Professur, kann man sich versteigen, in was auch immer man will.

„Das Feld taumelt ziellos und ist zunehmend irrelevant", beschreibt Gottschall (22, S. 2; Übersetzung durch den Autor) den Zustand der Literaturwissenschaft lakonisch. Damit wäre es jedoch vorbei, vergegenwärtigte man sich die Bedeutung der Kultur gerade auch einmal im evolutionären Kontext und verwendete man hierzu auch mathematische Analysen kulturwissenschaftlicher Daten. Auch die Kritik von Joseph Carrol, Englisch-Professor an der University of Missouri, St. Louis, „Die meiste geisteswissenschaftliche Gelehrsamkeit ist heute nicht in der Lage, in irgendeiner nützlichen Weise zur ernsthaften Welt unseres erwachsenen Wissens beizutragen"[13] – träfe dann nicht mehr zu.

---

13 „Most humanities scholarship today is unable to contribute in any useful way to the serious world of adult knowledge."

Der eingangs erwähnte Kommentator in *Nature* schien genau dies im Sinn zu haben, als er fortfuhr: „But digitization is marching on, and in all subjects, researchers who have their ears to the ground, rather than their heads in the sand, can hear the approaching drums" (2, S. 420). Denn werden die methodischen Fortschritte der Digitalisierung von Literatur durch den inhaltlich systematischen Gedanken ergänzt, dass Sprache letztlich wie alles andere Lebendige auch in einem dynamischen, geschichtlichen Kontext steht, dann wird klar, dass Menschen Produkte der Evolution sind und Menschen irgendwann einmal Sprache hervorgebracht haben (51). Zum anderen wird deutlich, dass Sprache selbst evolutiven Prozessen unterliegt, das heißt, nur für uns Individuen als statisch und vorgefunden erlebt wird, im sprachgeschichtlichen Kontext hingegen es sich bei Sprache um ein unglaublich dynamisches und beständiger Veränderung unterworfenes kulturelles Phänomen handelt. Oder mit Heidegger und gegen ihn: Die Naturwissenschaft denkt nicht nur *nicht* nicht, sie reicht auch tiefer und weiter als bloße Interpretation. Nicht weil sie diese durch Daten ersetzt (wie manche behaupten), sondern durch Daten anreichert. Selbst wenn man mit Wörtern „nur" rechnet, bedürfen die Ergebnisse immer der Interpretation. Die Zeit der vermeintlich „gedankenlosen" Naturwissenschaft hat es nie gegeben; die der (häufig weitgehend) datenlosen Geisteswissenschaft ist vorbei.

Literatur

1. Anderson KG. Stepparenting, divorce, and investment in children. In: Salmon CA, Shackelford TK (eds.). The Oxford Handbook of Evolutionary Family Psychology. Oxford: University Press 2011.

2. Anonymus. Poetry in motion. A quantitative approach to the humanities enriches research. Nature 2011; 474: 420.

3. Appiah KA. Experiments in ethics. Cambridge: Harvard University Press 2008.

4. Ball P. Cultural goldmine lurks in digitized books. Nature 2010; doi: 10.1038/news.2010.677.

5. Bergsland K, Vogt H. On the validity of glottochronology. Current Anthropology 1962; 3: 111–153.

6. Bérubé M. The play's the thing (Book Review). American Scientist 2011; www.americanscientist.org/bookshelf/id.8341,content.true,css.print/bookshelf.aspx; accessed 24.5.2011.

7. Boyd B. On the origin of stories. Evolution, cognition, and fiction. Cambridge: Harvard University Press 2009.

8. Buss D. The evolution of desire: Strategies of human mating. 2nd Edition. New York: Basic Books 1994.

9. Buss D. Handbook of evolutionary psychology. New Jersey: John Wiley & Sons 2005.

10. Bußmann H. Lexikon der Sprachwissenschaft. 4. Aufl. Stuttgart: Kröner 2008.

11. Carroll J. Evolution and literary theory. London: University of Missouri Press 1995.

12. Carrol J. Literary Darwinism. Evolution, human nature, and literature. New York: Routledge 2004.

13. Crowley T, Bowern C. An introduction to historical linguistics, 4th ed. Oxford: University Press 2010.

14. Daly M, Wilson MI. Cinderella in the bruised flesh. The Times Higher Education 1993; Supplement June 25, iv-v.

15. Daly M, Wilson MI. Violence against stepchildren. Current Directions in Psychological Science 1996; 5: 77–81.

16. Daly M, Wilson MI. The truth about Cinderella: A Darwinian view of parental love. New Haven: Yale University Press 1998.

17. Dawkins R. The selfish gene. Oxford: University Press 1976.

18. Dunbar R. Grooming, gossip and the evolution of language. Cambridge: Harvard University Press 1995.

19. Embleton SM. Statistics in historical linguistics. Bochum: Brockmeyer 1986.

20. Embleton SM. Lexicostatistics and Glottochronology: From Swadesh to Sankoff to Starostin. Stanford: Stanford University Press 2000.

21. Gottschall J. Quantitative literary study: a modest manifesto and testing the hypothesis of feminist fairy tale studies. In: Gottschall J, Sloan Wilson D (eds.). The literary animal. Evolution and the nature of narrative. Evanston: Northwestern University Press 2005.

22. Gottschall J. Literature, science, and the new humanities. Cognitive studies in literature and performance. New York: Plagrave, Macmillan 2008

23. Gottschall J. The heroine with a thousand faces: Universal trends in the characterization of folktale protagonists. In: Literature, science, and the new humanities. New York: Macmillan, Plagrave 2008.

24. Gottschall J. Testing feminist fairy tale studies. In: Literature, science, and the new humanities. Cognitive studies in literature and performance. New York: Plagrave, Macmillan 2008.

25. Gottschall J. The „Beauty Myth" is no myth. In: Literature, science, and the new humanities. Cognitive studies in literature and performance. New York, NY: Macmillan, Plagrave 2008.

26. Gray RD, Atkinson QD. Language-tree divergence times support the Anatolian theory of Indo-European origin. Nature 2003; 426: 435–438.

27. Hand E. Word play. Nature 2011; 474: 436–440.

28. Heidegger M. Was heißt Denken? (Aufnahme des Bayerischen Rundfunks aus dem Jahr 1952; Hg. Ulrich B, 2009). Müllheim/Baden: Auditorium Netzwerk 2009.

29. Hill K, Kaplan H. Tradeoffs in male and female reproductive strategies among the Ache, part 2. In: Betzig L, Borgerhoff Mulder M, Turke P (Hrsg.). Human reproductive behavior, (S. 291–305). Cambridge: Cambridge University Press 1988.

30. Jones JS. Molecular egyptology: Mummified human DNA cloned. Nature 1985; 314: 576–576.

31. Kean S. Red in tooth and claw among the literati. Science 2011; 332: 654–656.

32. Kleinbaum NH. Der Club der toten Dichter (orig. engl. Dead poets society). Köln: Bastei Lübbe 1990.

33. Knobe J, Nichols S. Experimental Philosophy. Oxford: University Press 2008.

34. Kramnick J. Against literary Darwinism. Critical Inquiry 2011; 37: 315–347.

35. Lorenz K. Kants Lehre von Apriorischen im Lichte gegenwärtiger Biologie. Blätter für Deutsche Philosophie 1941; 15: 94–125.

36. Marchant J. Ancient DNA: Curse of the Pharaoh's DNA. Nature 2011; 472: 404–406.

37. Nelson-Sathi S, List J-M, Geisler H, Fangerau H, Fray RD, Martin W, Dagan T. Networks uncover hidden lexical borrowing in Indo-European language evolution. Proc R Soc B 2010; doi:10.1098/ rspb.2010.1917.

38. Nichols S. Experimental philosophy and the problem of free will. Science 2011; 331: 1401–1403.

39. Popper KR. Wissen und Nichtwissen (zwei Radiovorträge des Bayrischen Rundfunks, 1981 und 1984; Hg. Ulrich B, 2010). Müllheim/Baden: Auditorium Netzwerk 2010.

40. Rescher N. Warum sind wir nicht klüger? Der evolutionäre Nutzen von Dummheit und Klugkeit. Stuttgart: Hirzel 1994.

41. Starostin G. Lexicostatistics as a basis for language-classification: increasing the pros and reducing the cons. Vortrag gehalten am 25.6.2011 beim Symposium Bridging Disciplines: Evolution and Classification in Biology, Linguistics, and the History of Sciences. Ulm-University, Günzburg 2011.

42. Tooby J, Cosmides L. The adapted mind. Oxford: University Press 1995.

43. Voland E. Differential infant and child mortality in evolutionary perspective: Data from late 17th to 19th century Ostfriesland. In: Betzig L, Borgerhoff Mulder M, Turke P (Hrsg.). Human reproductive behavior, S. 253-261. Cambridge: University Press 1988.

44. Vollmer G. Evolutionäre Erkenntnistheorie. Stuttgart: Hirzel 1975.

45. Wilson EO. Sociobiology. The new synthesis. Cambridge: Harvard University Press 1975.
46. Wilson EO. On human nature. Cambridge: Harvard University Press 1978.
47. Swadesh M. The origin and diversification of language. Edited post mortem by Joel Sherzer. Chicago, IL: Aldine 1971.
48. Lieberman E et al. Quantifying the evolutionary dynamics of language. Nature 2007; 449: 713–716.
49. Michel J-B et al. Quantitative analysis of culture using millions of digitized books. Science 2011; 331: 176–182.
50. Flinn MV, England BG. Social economics of childhood glucocorticoid stress response and health. American Journal of Physical Anthropology 1997; 102: 33–53.

2 In Gedanken sein ... (und beim iPhone)

Wer nicht abschweift, hat mehr vom Leben

Bereits als Schüler hatte ich mein erstes Selbsterfahrungswochenende. Unser Religionslehrer war sehr fortschrittlich und organisierte im Odenwald-Örtchen Beedenkirchen, einige Dutzend Kilometer weg von Groß-Umstadt, dem Ort des Gymnasiums, ein Wochenende für die Schüler der oberen Klassenstufen mit dem vielversprechenden Titel „Der Sprung in die Wirklichkeit". Gelernt haben wir an diesem Wochenende vor allem, wie wichtig es sei, immer im „Hier und Jetzt" zu leben. Auch später während meines Psychologiestudiums war diese Maxime zur damaligen Zeit recht verbreitet, nicht nur von weltlichen oder religiös motivierten Meditationskünstlern aller Art, sondern auch von den „unteren Chargen" in der akademischen Psychologie, die sich um die studentische Selbsterfahrung und so manches andere kümmern mussten oder zu müssen glaubten. So konnte ich als ein Kind der 60er- und 70er-Jahre gar nichts anderes erfahren, und ich weiß noch genau, dass ich das damals irgendwie gut fand, aber auch irgendwie skeptisch war. Irgendwie, weil ich jeweils nicht hätte sagen können, warum.

Glücklicherweise studierte ich auch Philosophie und Medizin. Dort lernte ich dann über das Wesen des Daseins als Sorge (Heidegger) einerseits, oder andererseits über die Planungsfunktion des Frontalhirns, das beim Menschen besonders ausgeprägt ist und ihn dazu veranlasst, sich Werkzeuge, Kleidung, Behausung und haltbare Nahrungsmittel herzustellen, sodass er für die nächste Krisenzeit gewappnet ist und nicht nur selber überlebt, sondern auch für Kinder und Enkel vorsorgt. Nur wer dies alles ordentlich auf die Reihe bekam, so das Argument, gehörte letztlich zu unseren Vorfahren, nicht aber, wer immer nur sorglos im Hier und Jetzt weilte.

Nach dem Studium musste ich dann wohl vor lauter tatsächlicher Existenzsicherungsbemühung (Arbeit und Familie) das Nachdenken über die existenzielle Spannung zwischen dem Leben im Hier und Jetzt einerseits und der aus Grübeln über vergangenes Unheil folgenden Sorge für die Zukunft andererseits aus den Augen und dem Sinn verloren haben. Aber wie so vieles im Leben, das man in Zeiten der Existenzgründung letztlich aus Zeitmangel hinten anstellt, holte mich auch dieser Gedanke wieder ein. Nicht zuletzt die Gehirnforschung hat sich in den vergangenen zehn Jahren sehr viele Gedanken darüber gemacht, was das Gehirn eigentlich tut, wenn das denkende Subjekt nichts tut, wenn man also mit den Gedanken umherschweift, ihnen (positiv gewendet) freien Lauf lässt bzw. (negativ gewendet) unkonzentriert abschweift, nicht bei der Sache ist bzw. permanent über Vergangenheit und/oder Zukunft grübelt. Im Englischen spricht man von „mind wandering", das auf Deutsch soviel heißt wie „in Gedanken spazieren gehen", „in Gedanken sein", „geistesabwesend sein" oder „seinen Gedanken nachhängen". Einen wirklich wertfreien Terminus wie im Englischen gibt es auf Deutsch nicht.

Eine ganze Reihe von Arbeiten konnte zeigen, dass bei dieser Art geistiger Tätigkeit ein bestimmtes Netzwerk von Gehirnstrukturen aktiv ist, für dessen Bezeichnung mittlerweile der Ausdruck „default network" eingeführt ist, was man ins Deutsche mit „Standardnetzwerk" übersetzen könnte und womit gemeint ist, dass diese Strukturen eben genau dann aktiv sind, wenn sonst nichts weiter los ist (vgl. Kap. 5, S. 83). Zugleich ist aber auch dessen – vermeintlicher – Gegenspieler aktiv, nämlich das für die Ausführung von Aufgaben (executive function) zuständige Netzwerk (2). Aus dem Zusammenspiel von Nichtstun und Tun ergibt sich dann das „Tun-in-Gedanken", also deren Kreativität und Freiheit, aber auch deren Abschweifen und Unzuverlässigkeit.

Was bedeutet es, wenn wir „in Gedanken sind" für unser Erleben und Fühlen? Wie bekommt man verlässliche Daten? Hierzu müsste man Tausende von Menschen zu verschiedenen, zufällig ausgewählten Zeitpunkten danach fragen, was sie gerade tun, was sie denken und wie sie sich gerade fühlen? Wie stellt man das an? Die Autoren einer kürzlich publizierten Studie beschritten hierzu Neuland und verwendeten das iPhone der Firma Apple, um in Echtzeit die Gedanken, Gefühle und Handlungen einer großen Anzahl von Menschen zu erfragen, während diese ihrem ganz normalen Tagesablauf nachgingen (3). Es wurde ein kleines Anwendungsprogramm (Application – man spricht mittlerweile ganz trendy auch im Deutschen von „App") programmiert, das die Teilnehmer der Untersuchung an zufällig ausgewählten Zeitpunkten während ihrer wachen Zeit kontaktierte und die Antworten automatisch aufzeichnete. Dies lieferte eine Datenbasis, die mittlerweile eine Viertelmillion Datenpunkte von etwa 5 000 Personen aus 83 verschiedenen Ländern im Alter von 18 bis 88 Jahren enthält. Im Hinblick auf die Repräsentativität ist weiterhin von Bedeutung, dass die Teilnehmer aus ganz unterschiedlichen Berufen kommen und jede von insgesamt 86 wesentlichen beruflichen Kategorien vertreten ist.

Die im Folgenden diskutierte, in *Science* im November 2010 publizierte Arbeit enthält die Daten von 2 250 Erwachsenen (58,8% männlich, 73,9% Bürger der USA, mittleres Alter: 34 Jahre), die drei Fragen beantworten sollten:

- Wie fühlen Sie sich gerade?
- Was tun Sie gerade?
- Denken Sie gerade an etwas anderes als das, was Sie gerade tun?

Die erste Frage konnte durch einen Zahlenwert von 0 (sehr schlecht) bis 100 (sehr gut) beantwortet werden. Im Hinblick auf die zweite Frage konnten eine oder mehrere von 22 vorgegebenen Aktivitäten des täglichen Lebens angegeben werden und im Hinblick auf die dritte Frage gab es vier Optionen:

* Nein
* Ja, etwas Angenehmes
* Ja, etwas Neutrales
* Ja, etwas Unangenehmes

Die Autoren brauchten sich offensichtlich keine große Mühe geben, um Versuchspersonen zu rekrutieren: Sie schreiben im Online-Supplement, dass man lediglich einen entsprechenden Link auf die Webseite des psychologischen Labors setzte, geben allerdings auch zu bedenken, dass ihr Projekt eine beachtliche nationale Berücksichtigung durch die Presse erhielt. Die Webadresse des Projektes lautete: „trackyourhappiness.org" und sorgte wahrscheinlich auch dafür, dass viele, die mit ihrer Zeit nicht recht wissen, was sie anfangen sollen, beim Projekt mitmachten, zumal es sich bei den Forschern ja um Wissenschaftler der Harvard Universität handelte. Das ganze Experiment war offensichtlich denkbar einfach: Die Teilnehmer mussten über 18 Jahre alt sein und zunächst eine Reihe von Fragen über sich beantworten. Dann wurden sie gefragt, wie oft sie am Tag gestört werden durften (mindestens einmal bis maximal dreimal) und ein automatischer Algorithmus wählte zufällig Zeitpunkte aus, an denen die Teilnehmer dann einzeln kontaktiert wurden. Jeder Teilnehmer wurde auf diese Weise täglich (auch am Wochenende) befragt, bis insgesamt 50 solche Befragungen durchgeführt worden waren. Dann beendete das Programm die Befragung automatisch für sechs Monate oder bis der Teilnehmer um eine erneute Teilnahme ersuchte. Im Durchschnitt trug jeder Teilnehmer mit knapp acht Befragungen (7,9; Bereich: 1 bis 39) zu den Daten bei. Natürlich kam es auch gelegentlich vor, dass die Teilnehmer über das iPhone kontaktiert wurden, aber dann keine Fragen beantworteten. Die Analyse der Daten zeigte jedoch insgesamt, dass dies lediglich in 17% der Fälle so war. Die Leute waren also durchaus zur permanenten Online-Existenz bereit.

Das bedeutsamste Ergebnis der Studie bestand zunächst einmal darin, dass Menschen ganz offensichtlich sehr oft in Gedanken sind: In 46,9% aller Fälle wurde die Frage Nr. 3 (Denken Sie gerade an etwas anderes, als das, was Sie gerade tun?) mit Ja beantwortet und entsprechend mit 53,1% mit Nein (Abb. 2-1). Das aber heißt, dass die

---

⟶

Abb. 2-1   Mittelwerte der bei verschiedenen Aktivitäten empfundenen Angenehmheit auf einer Skala von 0 bis 100 (helle Kreise, oben) sowie beim Abschweifen (dunkle Kreise, unten) in unangenehme, neutrale oder angenehme Gedanken bzw. beim Nichtabschweifen (nach 3). Die Größe der Kreise entspricht der relativen Häufigkeit der jeweiligen Aktivität, die von 0,1% (beten) bis 53,1% (bei der Sache sein und nicht abschweifen) reicht. Die Tatsache, dass der Mittelwert des berichteten Erlebens von Angenehmheit weit im positiven Bereich liegt (man beachte: die Skala unten beginnt links erst bei 35 und endet fast bei 100), passt zur diesbezüglichen Literatur: die meisten Menschen fühlen sich „besser als der Durchschnitt" (4)[1].

---

1   Dem aufmerksamen Leser wird nicht verborgen bleiben, dass die Versuchspersonen offensichtlich auch während des Liebesaktes zum iPhone griffen. Andererseits passt dieser Befund zu den bei meiner Recherche zum Multitasken (6) begegneten Aussagen, wie beispielsweise der einer amerikanischen Schauspielerin, die bereits vor drei Jahren im Magazin *The Atlantic* wie folgt zitiert wurde: „Ich mag es, beim Sex ein Buch zu lesen und zu telefonieren. Man kann so vieles zugleich erledigen" (1).

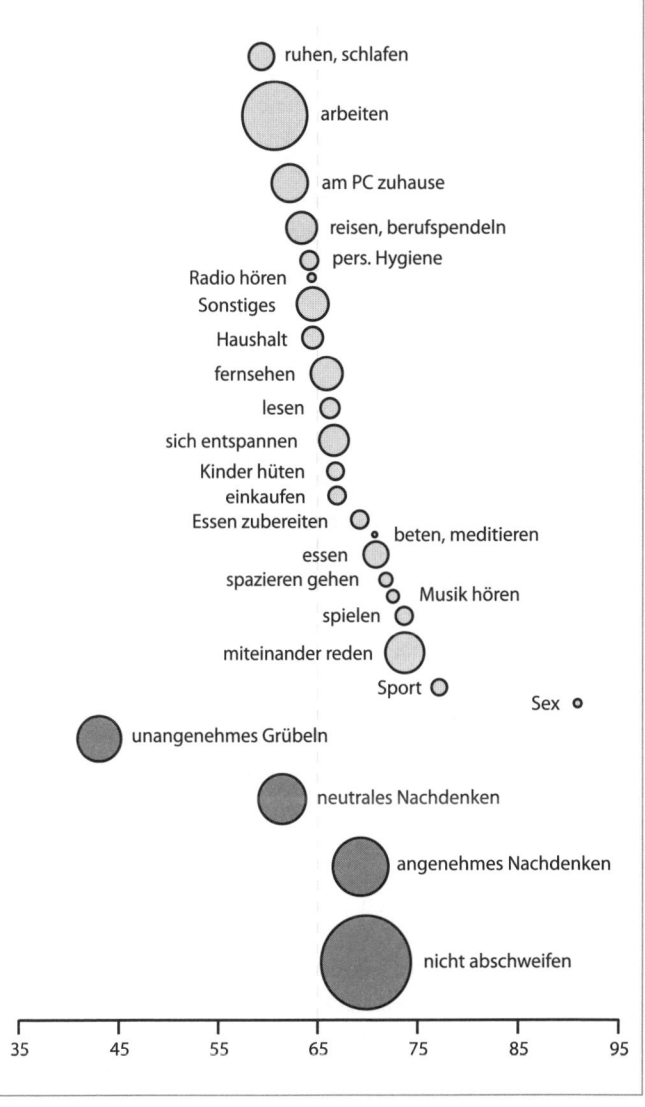

Menschen knapp die Hälfte ihrer Zeit damit verbringen, eigentlich nicht bei der Sache, sondern in Gedanken zu sein. Mit der einzigen Ausnahme von sexueller Aktivität (making love) waren die Probanden im Hinblick auf alle anderen Aktivitäten in mindestens 30% der Fälle nicht bei dieser Aktivität (was auch immer das war), sondern gerade in Gedanken woanders. Zur Überraschung der Autoren hing es (mit der Ausnahme vom Sex) praktisch nicht davon ab, was die Leute taten, ob sie im Geiste woanders waren oder nicht. Statistisch ausgedrückt: Die Art der gerade nachgegangenen Aktivität erklärte nur 3,5% der interindividuellen Varianz des In-Gedanken-Seins.

Übersetzt man den abstrakten Terminus „Gefühl der Angenehmheit" der Einfachheit halber mit dem Begriff „Glücksgefühl", besteht im Hinblick auf die vorliegende Fragestellung – was bewirkt das In-Gedanken-Sein in uns? – das wichtigste Ergebnis der Studie darin, dass die Teilnehmer insgesamt unglücklicher waren, wenn sie zugleich in Gedanken waren, als wenn sie nicht in Gedanken waren (p < 0,001). Dies war bei allen Aktivitäten der Fall, also auch bei denen, die keinen Spaß machen.

Ein Beispiel: Wer gerade arbeitet und ganz bei der Sache ist, ist glücklicher als derjenige, der arbeitet und gerade in Gedanken ist. Dies spiegelt sich auch in folgendem Befund: Am häufigsten war das Abschweifen in positive Gedanken (42,5%), am zweithäufigsten das Abschweifen in neutrale Inhalte (31%) und am seltensten war das Abschweifen in unangenehme Gedanken (26,5%). Dennoch waren die Teilnehmer keineswegs glücklicher, wenn sie sich in positiven Gedanken verloren, als wenn sie in Gedanken gerade bei der Sache waren. Zudem waren sie unglücklicher beim Abschweifen in neutrale oder unangenehme Gedanken, verglichen mit dem Bei-der-Sache-Sein. Was man gerade

tut, erklärt dagegen praktisch gar nicht, wohin die Gedanken abschweifen[2].

Der erfahrene Psychiater mag einwenden, dass diese Daten keineswegs belegen, dass das Abschweifen der Gedanken negative Gefühle verursacht. Wer depressive Patienten
behandelt hat, der weiß, dass schlechte Stimmung und Grübeln miteinander einhergehen, sodass man durchaus vermuten könnte, der negative Affekt verursache das Abschweifen
der Gedanken – und nicht umgekehrt. Demgegenüber ist
festzuhalten, dass Psychiater eine natürliche Tendenz dazu
besitzen, die Gefühle den Gedanken überzuordnen, wohingegen empirisch-psychologische Befunde eher darauf hin-
deuten, dass es sich um ein Wechselverhältnis handelt: So
haben – um ein Beispiel zu nennen – positive Gefühle und
rasche Gedankenwechsel in der Psychopathologie des Ma-
nikers ihren festen Platz. Der Psychiater ist hierbei geneigt,
die schnellen Gedanken als Ausdruck der positiven Gefühle
zu sehen. Empirische Befunde sprechen jedoch dafür, dass
es auch umgekehrt sein kann: Wer genötigt wird, schnell zu
denken, fühlt sich hinterher besser gestimmt! (8). Die Kausalität zwischen Gefühl und Gedanke ist also keineswegs so
eindeutig, wie es das Weltbild des Psychiaters suggeriert.

Interessant ist auch der Versuch der Autoren, anhand
ihrer eigenen Daten zu diesem Einwand Stellung zu nehmen. Da zu jedem Zeitpunkt die Stimmungslage und das In-
Gedanken-Sein erfasst wurden, konnte man Korrelationen

---

2 Dem geneigten kritischen und quellenbewussten Leser sei an dieser
Stelle ausnahmsweise einmal der Originaltext nicht vorenthalten:
„[...] person-level regression revealed that differences in people's
activities explained less than 1% of the between-person variance in
the rate of mind-wandering to an unpleasant topic (Adj R^2 = 0.0085,
$p < 0.05$) or a neutral topic (Adj R^2 = 0.0088, $p < 0.01$), and less than
2% of the between-person variance in the rate of mind-wandering to
a pleasant topic (Adj R^2 = 0.016, $p < 0.001$)" (3).

über die Zeit hinweg berechnen: Man konnte also der Frage nachgehen, ob die Stimmung zum Zeitpunkt „t" die geistige Abwesenheit zum Zeitpunkt „t+1" beeinflusst, oder umgekehrt, ob die geistige Abwesenheit zum Zeitpunkt „t" die Stimmung zum Zeitpunkt „t+1" beeinflusst. Auch wenn es sich um eine zeitlich recht grobe Analyse handelt (es wurden ja pro Versuchsperson maximal dreimal täglich Daten erhoben), so wurde man dennoch fündig.

Die entsprechende Analyse zeigte klar, dass „die positive Stimmung einer Person deutlich damit zusammenhing, ob sie zum vorherigen Messzeitpunkt in Gedanken war. Es zeigte sich jedoch kein Zusammenhang zwischen der gegenwärtigen Stimmungslage und dem Ausmaß der Geistesabwesenheit zum nächsten Messzeitpunkt. Dies ist genau das, was man erwarten würde, wenn Geistesabwesenheit schlechte Stimmung verursacht und genau das Gegenteil von dem, was man erwarten würde, wenn Geistesabwesenheit durch schlechte Stimmung verursacht werden würde. Auch wenn dies nicht grundsätzlich die Möglichkeit ausschließt, dass schlechte Stimmungslage zu Geistesabwesenheit führt, spielt ein solcher Effekt allenfalls eine bescheidene Rolle vor dem Hintergrund der vorliegenden Daten" (3, Übersetzung durch den Autor).

Ein wesentlicher Punkt der Studie ist, dass das Glück der Menschen durch das, was sie denken, stärker beeinflusst wird als durch das, was sie tun: Die gerade von den Menschen durchgeführte Aktivität erklärte lediglich 4,6% der intraindividuellen und lediglich 3,2% der interindividuellen Varianz von deren Glück, wohingegen geistige Abwesenheit 10,8% der intraindividuellen und 17,7% der interindividuellen Varianz der berichteten positiven emotionalen Gestimmtheit erklärte (je abwesender, desto unglücklicher). Vergleiche der Prozentsätze einzelner erklärter Varianzen zeigten zudem, dass die gerade durchgeführte Aktivität und das gerade stattfindende Denken einen unabhängigen Effekt auf die emotionale Gestimmtheit der Person haben. Kurz: Was wir tun und was wir denken beeinflusst, wie gut es uns gerade geht. Wer hätte das gedacht? – Nicht uninteressant ist allerdings, dass unser Denken offensichtlich einen stärkeren Effekt darauf hat, wie es uns geht, als das, was wir gerade tun.

Die Autoren beenden ihre Studie mit folgendem Fazit: „Der Geist des Menschen ist ein wandernder Geist und ein wandernder Geist ist ein unglücklicher Geist. Die Fähigkeit, über das nachzudenken, was gerade nicht passiert, ist eine kognitive Leistung, die mit emotionalen Kosten verbunden ist" (3, Übersetzung durch den Autor). Als aufmerksamer ehemaliger Student der Psychologie der 70er-Jahre könnte ich dies „nun einfach so stehen lassen", aber als Student der Philosophie, der ich zugleich war, eben nicht – zumal dann nicht, wenn man in Freiburg Philosophie studiert hat. Beim „Wesen des Daseins als Sorge" handelt es sich nicht einfach um „emotionale Kosten", die man – wie ein Bilanzbuchhalter – streichen könnte, indem man lernt, immer im Hier und Jetzt zu sein. Denn schließlich nimmt uns das Denken niemand ab – ein mir sehr sympathischer Gedanke der Aufklärung (5).

Es mag sein, dass es in den 60er- und 70er-Jahren jede Menge junge Menschen gab, die den Eindruck hatten, dass ihre Eltern zu streng mit ihnen umgingen und sich insgesamt zu viele Sorgen über die Zukunft machten. Diese Eltern wiederum hatten allen Grund dazu, denn sie hatten Schrecklichstes erlebt. Schon im Buch der Bücher geht es gleich zu Beginn darum, dass das Paradies (ein Synonym für Glückseligkeit) und die Erkenntnis Kontraste und keine Synonyme sind. Jeder, der über die heutige Situation der Menschen nachdenkt, kann dies nur bestätigen. Sind wir Menschen also zur Erkenntnis und damit zum Unglück verdammt? Ich glaube nicht! Genauso wie die moderne Gehirnforschung die neuronalen Netzwerke geistiger Abwesenheit, aufmerksamen Denkens, depressiven Grübelns und manischer Ideenflucht lernt abzubilden, verstehen wir auch die Zusammenhänge zwischen unseren Gefühlen und unserem Denken immer besser. Folgen wir beispielsweise einem charismatischen Führer, so schalten wir unser Frontalhirn ab (7). Wollen wir das wirklich?

Die Erkenntnisse der Neurobiologie zum Fühlen und Denken sowie zum gemeinsamen Leben sind zwar noch in den Anfängen, erweisen sich aber bereits jetzt als vielschichtig und komplex. Vor allem sind sie ein gutes Antidot gegen Dogmen und gedankliche Einbahnstraßen: Gute Gefühle führen eben auch zu guten Gedanken und gute Einsichten beflügeln umgekehrt unser Gemüt. Davon können wir nie genug haben!

Literatur

1. Carr N. Is Google making us stupid? The Atlantic monthley, Juli 2008.
2. Christoff K, Gordon AM, Smallwood J, Smith R, Schooler JW. Experience sampling during fMRI reveals default network and executive system contributions to mind wandering. PNAS 2009; 106: 8719–8724.
3. Killingsworth MA, Gilbert DT. A wandering mind is an unhappy mind. Science 2010; 330 (6006): 932.
4. Spitzer M. Kann, darf, soll oder muss man Glück wissenschaftlich untersuchen? In: Braintertainment. Stuttgart: Schattauer 2007; 81–108.
5. Spitzer M. Aufklärung 2.0. In: Aufklärung 2.0. Stuttgart: Schattauer 2010; 1–11.
6. Spitzer M. Multitasking – Nein danke! In: Aufklärung 2.0. Stuttgart: Schattauer 2010; 164–174.
7. Spitzer M. Charisma im Gehirn. In: Dopamin und Käsekuchen. Stuttgart: Schattauer 2011; 160–168.
8. Pronin E, Wegner DM. Independent effects of thought speed and thought content on mood. Psychological Science 2006; 17: 807–813.

3   Das Schlechte am Guten[1]

Bonus (lateinisch) heißt auf Deutsch „gut" (Mehrzahl: Boni). Seit drei Jahren jedoch hat das gute Wort aufgrund der weltweiten Finanzkrise einen schlechten Beigeschmack, nicht zuletzt durch die Zahlung hoher Geldbeträge – Boni – an Banker und Manager, die Milliarden Verlust gemacht haben (9). „Nur so können wir die besten Leute halten", hörte man damals und hört man noch immer diejenigen sagen, die hierfür die Verantwortung tragen. Man muss den Leuten finanziell Gutes tun, damit sie arbeiten. Und weil Banker besonders viel und besonders gut arbeiten, muss man ihnen so viel Geld dafür extra geben, dass diese Boni sogar vom Präsidenten des Landes mit den weltweit meisten Superreichen, Barack Obama, am 13. Januar 2011 als „obszön" bezeichnet wurden (2).

Dass man die Menschen mit Geld gleichsam bestechen muss, damit sie arbeiten, gehört zu den Grundannahmen der klassischen Ökonomie. Dass Arbeit Spaß macht und dem Leben Sinn gibt, kommt darin ebenso wenig vor wie das Streben des Menschen nach Fairness und Gerechtigkeit. Hinzu kommt ein knappes Jahrhundert Behaviourismus in der Psychologie (22), zu dessen Grundthesen es gehört, dass Verhalten durch Belohnung und Bestrafung gesteuert wird (17). Und weil den Faulenzer in „freiheitlichen" Gesellschaften ohnehin das Leben bestraft (im Labor brauchen Ratten Schmerzreize und Elektroschocks), bleiben für das aktive Beeinflussen von Verhalten, so die Schlussfolgerung, „nur" die Boni übrig.

Betrachtet man das Problem jedoch einmal als empirische Frage – bewirken Boni Gutes? – so zeigt sich zweierlei:

---

1 Den Verwaltungsdirektoren der deutschen Universitätsklinika gewidmet.

Erstens lässt die Datenlage diesbezüglich sehr zu wünschen übrig und zweitens ist die Antwort, die man aus diesen spärlichen Daten ableiten kann, keineswegs so eindeutig, wie viele Ökonomen (und daran angelehnt viele Entscheidungsträger) annehmen.

Zu den ersten, die sich über die Wirkung finanzieller Motivation Gedanken gemacht haben, gehörten die beiden US-amerikanischen Psychologen Edward L. Deci (6) von der Universität Rochester, New York, und Mark R. Lepper (13) von der Stanford Universität, Kalifornien, die beide unabhängig voneinander – an der Ost- und an der Westküste des Landes – Experimente zu den Auswirkungen von extrinsischer Belohnung auf die intrinsische Motivation durchführten und negative Effekte fanden. Das klingt kompliziert, ist aber ganz einfach: Stellen Sie sich vor, Sie tun irgendetwas gerne, das heißt, sind hierzu intrinsisch motiviert (z.B. in Ihre Lieblingskneipe gehen) und es kommt jemand daher und bezahlt Sie plötzlich dafür: Immer dann, wenn Sie in Ihre Lieblingskneipe gehen, erhalten Sie einen Lohn. Wahrscheinlich macht Ihnen dann irgendwann der Besuch der Kneipe *weniger* Spaß! In sehr vielen Experimenten an Kindern oder Studenten wurde in den unterschiedlichsten Settings festgestellt, dass extrinsische Belohnung eine bereits vorhandene (intrinsische) Motivation vermindert.

Deci (6) beispielsweise gab Studenten jeweils ein schwieriges Puzzle zu lösen. Die eine Hälfte erhielt dafür Geld, die andere Hälfte (bei zufälliger Gruppenzuteilung) nicht. Während die Versuchspersonen jeweils mit dem Puzzle beschäftigt waren, teilte der Versuchsleiter mit, dass in ein paar Minuten das nächste Experiment beginnen würde und verließ den Raum, sodass die Versuchsperson alleine war und entweder nichts tun, Magazine lesen oder weiterpuzzeln konnte. In Wahrheit *war* dies schon das nächste Experiment: Die Probanden wurden durch eine versteckte Kamera gefilmt, um nachzusehen, was sie in der Pause taten. Wie sich zeigte, arbeiteten diejenigen, denen man für das Arbeiten am Puzzle zuvor eine Bezahlung in Aussicht gestellt hatte, in der Pause deutlich weniger am Puzzle als diejenigen, die zuvor freiwillig und ohne Bezahlung daran arbeiteten.

Lepper und Mitarbeiter (13) – um den zweiten „Klassiker" zu erwähnen – untersuchten 55 Kindergartenkinder, die zuvor während einer Beobachtungsphase ein starkes Interesse am Zeichnen gezeigt hatten. Sie wurden per Zufall in drei Gruppen eingeteilt: In der ersten Gruppe (n = 19) wurde ihnen gesagt, dass sie für das Zeichnen eine Belohnung erhalten würden, in der zweiten (n = 19) wurde ihnen das nicht gesagt, aber sie erhielten später unerwartet doch eine Belohnung und in der dritten Gruppe (n = 17) gab es keinerlei Belohnung. Eine bis zwei Wochen später wurde den Kindern erneut angeboten, zu zeichnen. Über einen Einwegspiegel wurde das Verhalten der Kinder beobachtet, aufgezeichnet und die Zeit gemessen, die sie mit Zeichnen verbrachten. Wie sich zeigte, war diese in der Belohnungsgruppe signifikant *geringer* (Abb. 3-1).

Die beim ersten Zeitpunkt gezeichneten Bilder wurden zudem von jeweils drei unabhängigen Personen, die nicht wussten, aus welcher Gruppe die Bilder stammten, im Hinblick auf ihre Qualität bewertet. Hierbei zeigte sich, dass die Qualität der Arbeiten in der Gruppe mit angekündigter Belohnung signifikant geringer war als die Arbeiten der anderen beiden Gruppen. Es zeigten sich in dieser Studie also sowohl kurzfristige als auch längerfristige negative Auswirkungen der zuvor angekündigten Belohnung auf die Qualität und die Quantität der Arbeit sowie des Interesses an ihr.

Wer nun glaubt, diese beiden Studien seien Einzelfälle oder Ausnahmen, der irrt: Bereits vor zwölf Jahren wiesen Deci und Mitarbeiter (6) in einer Übersicht zu 128 solcher Studien nach, dass sich diese Ergebnisse immer wieder ein-

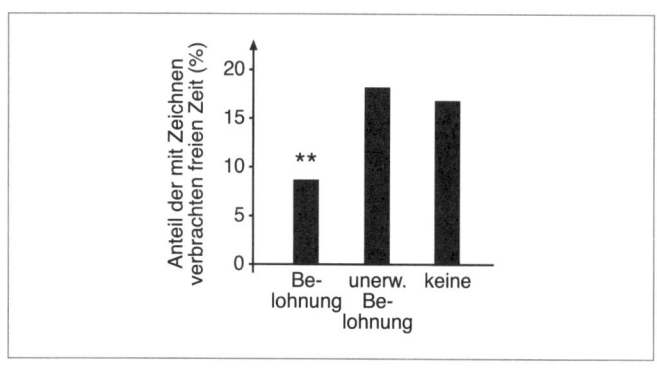

Abb. 3-1 Anteil der mit Zeichnen verbrachten frei verwendbaren Zeit (in %) in Abhängigkeit davon, ob das Zeichnen eine bis zwei Wochen zuvor nach vorheriger Ankündigung belohnt worden war, ohne Ankündigung belohnt oder nicht belohnt worden war (nach Daten aus 13; ** p < 0,025).

stellten: „In general, tangible rewards had a significant negative effect on intrinsic motivation for interesting tasks, and this effect showed up with participants ranging from preschool to college, with interesting activities ranging from word games to constructing puzzles, and with various rewards ranging from dollar bills to marshmallows. [...] On the other hand, verbal rewards – or what is usually labeled positive feed back in the motivation literature – had a significant positive effect on intrinsic motivation" (6).

Das gute Wort motiviert, Geld hingegen nicht. „Das Interesse der Leute an dem was sie tun, nimmt typischerweise ab, wenn man sie dafür belohnt" schreibt Alfie Kohn in seinem mittlerweile zum Klassiker gewordenen Buch *Punished by Rewards* (12, Übersetzung durch den Autor), und fügt hinzu: „Es ist bemerkenswert, das diese Erkenntnis sogar in den Nachbardisziplinen der pädagogischen

Psychologie und der Organisationspsychologie wenig bekannt ist, ganz zu schweigen von ihrer Bekanntheit in der allgemeinen Kultur." Nur so ist es vor dem Hintergrund der genannten anderslautenden Studien zu erklären, dass bis heute immer wieder versucht wird, Leistung über monetäre „Incentives" zu steigern. Bezahlung nach Leistung, damit die Leute auch arbeiten – ja was denn sonst? „If pop behaviorism were a religion, American managers would have to be described as fundamentalists", meint Kohn (11) hierzu fast resignierend.

Die praktische Anwendung von Boni ist keineswegs auf den Bankensektor oder auf Manager beschränkt. Seit Jahren wird beispielsweise im Bildungsbereich hierzulande diskutiert, dass man Lehrer nach Leistung bezahlen müsse, und in den USA wurde dies während des letzten Jahrzehnts in vielen Bundesstaaten umgesetzt (15). Und auch im Gesundheitswesen – zusammen mit dem Bildungswesen ein großer Bereich öffentlichen Interesses und gemeinschaftlich getragener Kosten (19) – wird immer wieder die Forderung laut, die Beteiligten leistungsgerechter, also leistungsabhängig, zu bezahlen. Das alles scheint aufgrund unserer behavioristisch geprägten Denkkultur unmittelbar einsichtig, sonnenklar und wird daher von den Befürwortern nicht weiter begründet. Die Frage, ob denn Boni tatsächlich die Leistung verbessern, erscheint vielen absurd („was denn sonst?") und wird daher auch selten gestellt. Von der Frage nach unerwünschten Nebenwirkungen „finanzieller Incentives" (wie man Boni auf Neudeutsch auch gerne nennt) einmal gar nicht zu reden.

Betrachten wir die Lage im Bildungssektor: Ein vorläufiger Report über ein im Jahr 2007 gestartetes Programm in New York (Abb. 3-2a), in dessen Rahmen arme Familien Geld dafür bekamen, dass die Kinder in die Schule und zum Arzt gingen, kommt zu dem Schluss: „On the education front, there were no strong signs of an improvement in

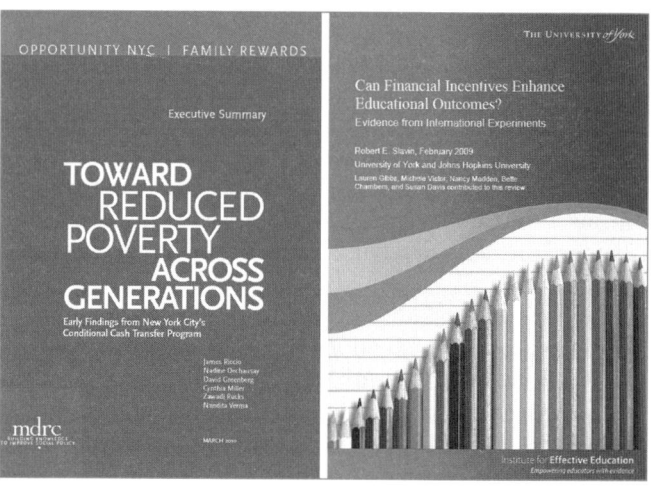

Abb. 3-2 Titelblätter der New Yorker Studie (a) und des international vergleichenden (b) Reports zu den Effekten von an Schüler gezahlten Boni.

school outcomes for elementary or middle school" (21). In höheren Klassen hatte das Bezahlen einen positiven Effekt auf den Schulbesuch, der dadurch zu erklären ist, dass die Jugendlichen statt für Geld einen Job anzunehmen für Geld in die Schule gehen konnten. Die Gesundheit der Kinder wurde ebenfalls nicht wesentlich gebessert, von einer besseren zahnärztlichen Vorsorge einmal abgesehen (16, Abb. 3-2b). Ganz ähnlich zeigte eine im US-amerikanischen Staat Ohio durchgeführte Studie an Dritt- bis Sechstklässlern, dass finanzielle Boni außer ganz kleinen positiven Effekten in Mathematik keine oder sogar tendenziell negative Auswirkungen hatten: „We find little evidence that reading, social science, and science test scores changed in response to the incentive program. However, students' behavior at the specific discontinuities in the cash incentive program suggests that students respond to incentives even in ways which may not be desirable to educators" (4). Bezahlte man die Kinder für das Lesen, hatten sie im Jahr danach noch weniger Lust zum Lesen als die Kinder einer Kontrollgruppe; man hatte sie mithin durch die Boni für das Lesen demotiviert[2].

Daten zur leistungsorientierten Bezahlung für Lehrer liegen kaum vor. „The direct evaluation literature on these incentive plans is slender; highly diverse in terms of methodology, targeted populations, and programs evaluated; and primarily focused on short-run motivational effects"schreiben Podgusky & Springer (15) in einer Übersicht zum Thema *Review of the teacher performance pay research*. Sie halten mittel- bis langfristige Selektionseffekte (und weniger Motivationseffekte) für wahrscheinlich: Wird Leistung in einem System belohnt, dann sammeln sich eher diejenigen im System, die leistungsbereit sind; die anderen verlassen das System. Fryer (24) findet, dass die Belohnung von Prüfungsergebnissen nichts bringt, weil viele Schüler ihre Begeisterung für die Belohnung nicht in adäquates Handeln umzusetzen wissen: Wer gar nicht weiß, wie Lernen funktioniert, profitiert von einer Belohnung des Lernens auch nicht.

Und bei den Lehrern ist das ebenso: Wenn man sie nach den Schulnoten der Schüler bezahlen will, wird es schwie-

---

2 Man sollte es mit den Incentives daher wohl keinesfalls so übertreiben wie manche Kalifornier: „One California school offers high school students a chance to win a new car, MP3 players, cameras, college scholarships and trips, while other schools take a more moderate approach with honor rolls, out-of uniform days, classroom rewards, pizza parties or field trips. Simpler rewards for younger students include stickers, candy, toy prizes or certificates" (25).

rig. Zahlt man sie für Anwesenheit, gibt es positive Effekte
(8). Allerdings wurde die Studie in Indien durchgeführt, wo
die Lehrer ohne Bezahlung eine Anwesenheitsquote von
58% (!) aufwiesen, die sich bei Bezahlung für Anwesenheit
auf 78% erhöhte. Das hilft für die Verhältnisse hierzulande
und die Beurteilung der Frage, ob man Lehrer nach Leistung bezahlen sollte, nicht weiter. Fest steht jedoch, dass
die Frage der leistungsbezogenen Entlohnung im Bildungsbereich keineswegs geklärt ist. Ungünstige Nebenwirkungen (z. B. Neid und Missgunst im Kollegium, Misstrauen
gegenüber denen, die evaluieren und die Boni festlegen)
werden in der Literatur selten diskutiert, sind jedoch hierzulande durchaus zu erwarten.

Die Ausnahme bilden die Ärmsten der Armen, wie das
erfolgreiche Programm *Oportunidades* in Mexico zeigt
(Abb. 3-3), durch das fünf Millionen sozial schwache
Familien (entsprechend 25 Millionen Menschen, das
heißt, ein Viertel der Bevölkerung des Landes) Geld erhalten, wenn sie dafür sorgen, dass die Kinder zur Schule und
zum Arzt zu Vorsorgeuntersuchungen gehen (1, 5). Das
Programm existiert seit 1997, wurde von Beginn an evalu-

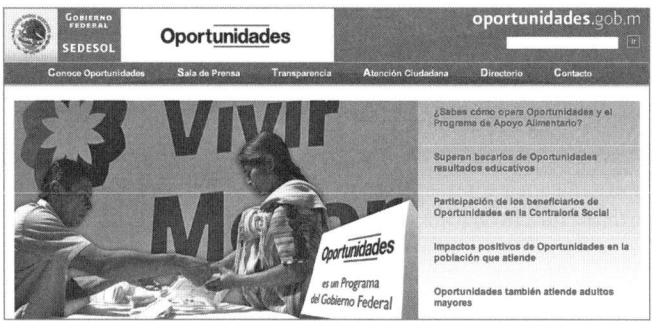

Abb. 3-3   Offizielle Webseite des Oportunidades Programms, Mexiko.

iert und zeigte Wirkung: Die Kinder armer Haushalte wurden durch das Programm größer (bessere Ernährung!), gesünder und gebildeter. In ländlichen Gebieten stieg die Zahl der Kinder, die in die Highschool eintraten, um 85%! Ähnliche Programme in anderen Ländern Südamerikas hatten ähnliche positive Ergebnisse, die sich jedoch auf entwickelte Länder nicht verallgemeinern lassen, wie Slavin in seinem vergleichenden Report hervorhebt (18; Abb. 3-2b).

Kurz: Gibt man Schüler für das Lernen finanzielle Anreize, so sind die Auswirkungen keineswegs durchweg positiv, sondern vielmehr demotivierend, sieht man einmal von den Ärmsten der Armen in Entwicklungsländern ab, die das Geld für existenzielle Bedürfnisse dringend brauchen. Dass von finanziellen Boni profitiert, wem es an allem fehlt, sollte niemanden wundern!

Im Gesundheitsbereich sind die publizierten Erkenntnisse zu *Pay for Performance* Programmen nicht wesentlich anders als im Bildungsbereich. Boni für Patienten funktionieren in Entwicklungsländern und führen zu einer besseren medizinischen Versorgung, wohingegen dies in New York eher nicht der Fall ist. Und was ist mit Boni für Ärzte? Hierzu liegen nicht sehr viele Daten vor, und die wenigen vorliegenden Studien ergeben ein uneinheitliches Bild. Während Petersen und Mitarbeiter (14) mehrheitlich positive Effekte auf den Gesundheitszustand der Patienten fanden, zeigte eine Übersicht von Gavagan und Mitarbeiter (10) aus dem vergangenen Jahr keinen Effekt: „[...] there were no clinically significant differences between clinics that had incentives and those that did not" (10). Darüber hinaus mochten die Ärzte solche Programme ganz offensichtlich auch nicht.

In einer kürzlich publizierten Studie an 470 725 (!) Patienten mit Bluthochdruck, die im Zeitraum von Januar 2000 bis August 2007 die Auswirkungen der Einführung leistungsabhängiger Bezahlung für Ärzte[3] im April 2004 untersuchte, zeigten sich ebenfalls keinerlei positive Auswirkungen auf den Blutdruck, dessen Überwachung und Behandlung sowie auf das Auftreten von Folgeerkrankungen (Herz- und Hirninfarkte, Nierenversagen, Herzversagen) bzw. der Mortalität insgesamt. Die Autoren folgern: „In summary, our study has shown that explicit financial incentives did not improve the quality of care and clinical outcomes for patients with hypertension in primary care in the United Kingdom", und sie fahren fort, „it seems that doctors may be less responsive to performance based monetary incentives to improve the care of hypertension than most policy makers believe" (26).

Immer wieder ist auch im Gesundheitsbereich von Nebenwirkungen finanzieller Incentives die Rede, wenn auch hierzu praktisch gar keine Daten vorliegen. Wenn aber der ökonomisch denkende Arzt nach dem Erfolg seiner Leistung bezahlt wird, ist klar, dass es sich lohnt, vor allem Gesunde zu behandeln. Es wird also zu Selektionseffekten kommen, die niemand herbeiwünscht, der gesundheitspolitische Entscheidungen zu verantworten hat.

Sowohl im Gesundheits- als auch im Bildungsbereich ist die Evidenz für positive Effekte finanzieller Boni also gering. Dass sie häufig die primäre Motivation senken und damit den Leuten die Freude an ihrem Beruf nehmen, deren Leistung verringern und damit langfristig großen Schaden anrichten, ist hingegen gut nachgewiesen. Der Brite John Gledhill (27) beschreibt die Problematik eines Bonus-Systems sehr treffend wie folgt: „Until it was abolished, the

---

3   Es ging bei der Leistung der Hausärzte explizit um die Hypertonie: „The UK pay for performance incentive (the Quality and Outcomes Framework) [...] included specific targets for general practitioners to show high quality care for patients with hypertension" (26).

performance-related bonus system where I worked was totally counterproductive. Targets were set a year in advance, with points attached to each. This meant that by about the mid-point of the year, I and others ended up doing tasks that were no longer relevant or even desirable, just to ensure that we wouldn't miss out on the available points and therefore get a lower bonus. Any new tasks, however urgent and necessary, that had arisen since the target list was agreed were relegated to low priority, as they conveyed no financial benefits. This [...] was a stupid system, but not at all unusual. Needless to say it was devised by management experts."

Und was ist mit dem Bankensektor mit seinen besonders hohen Boni? Um herauszufinden, wie sich speziell ein besonders großer Bonus auf die Leistungen tatsächlich auswirkt, führten Dan Arieli und Mitarbeiter (3) Experimente in einer ländlichen Gegend in Indien durch, wo es möglich war, den Teilnehmern bis zu einem Monatslohn an Bonus pro Experiment zu bezahlen, was bei insgesamt sechs Experimenten für die Teilnehmer die Möglichkeit eröffnete, ein halbes Jahresgehalt zu verdienen. Die Teilnehmer waren arm, etwa je die Hälfte besaß ein Fernsehgerät bzw. ein Fahrrad. Nur jeder Vierzehnte besaß ein Telefon. 87 Teilnehmer (26,4% weiblich), mehrheitlich Hindus (90,8%, 5,7% Christen und 3,4% Muslime) nahmen jeweils einzeln an den Experimenten teil. Die Teilnehmer wurden randomisiert in drei Gruppen aufgeteilt, wobei sie entweder einen kleinen, mittleren oder großen Bonus für die Leistung in Aussicht gestellt bekamen. Der Bonus betrug 4, 40 oder 400 Rupien, was nach dem damaligen Stand etwa 9 Cent, 90 Cent oder 9 Dollar entsprach. Der Bonus wurde ausgegeben, wenn das Ergebnis im jeweiligen Test für „sehr gut" befunden wurde. Den halben Bonus bekamen die Teilnehmer, wenn ihre Leistung mit „gut" bewertet wurde. Bei anderen Bewertungen erhielten die Teilnehmer nichts. Die sechs Aufgaben waren aus drei allgemeinen Kategorien ausgewählt und betrafen entweder Kreativität, Gedächtnis oder motorische Fähigkeiten. Als abhängige Variable wurde gemessen, wie viel Prozent des maximal möglichen Bonus die Teilnehmer bei einem bestimmten Experiment und einer bestimmten Bonushöhe im Mittel erreicht hatten. In Abbildung 3-4 ist der Mittelwert über alle sechs Experimente dargestellt.

Betrachtete man die Daten der einzelnen Experimente, so zeigte sich praktisch kein Unterschied zwischen den unterschiedlichen kognitiven Leistungen: Sowohl Kreativität als auch Gedächtnis und motorische Geschicklichkeit nahmen bei hohem Bonus ab. Das Fehlen eines Unterschieds zwischen der niedrigen und mittleren Bonusbedingung erklärten die Autoren damit, dass auch der niedrige Bonus (der dem Lohn für mehrere Stunden Arbeit entsprach) die extrinsische Motivation bereits deutlich steigerte, sodass der zehnfach höhere mittlere Bonus keinen zusätzlichen Ef-

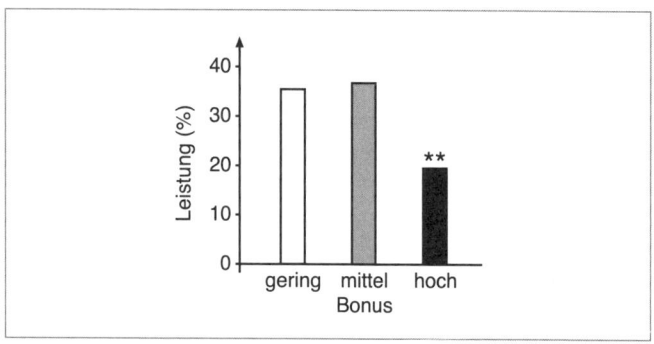

Abb. 3-4 Mittelwerte des erreichten Verdienstes relativ zum jeweils maximal möglichen Verdienst für die drei unterschiedlichen Bonusgrößen (gering, mittel und hoch; der Unterschied zwischen den Boni betrug jeweils das 10-fache) über alle sechs Tests. Man sieht deutlich den (hoch signifikanten) Leistungseinbruch in der Gruppe mit dem hohen Bonus (nach Daten aus 3).

fekt mehr hatte. Der hohe Bonus wirkte sich dagegen durchgehend negativ aus.

Um die Generalisierbarkeit ihrer Befunde zu überprüfen, wählten die Autoren für ein zweites Experiment sowohl ein anderes Design als auch einen anderen Ort und eine andere Population: 24 Studenten am Massachusetts Institut of Technology (MIT) hatten Aufgaben zu erledigen, die ihnen durchaus bekannt waren, und die Höhe des Bonus wurde jeweils innerhalb jeder Versuchsperson variiert. Es handelte sich also um ein within-subjects-design, um Mitglieder einer völlig anderen sozialen Gemeinschaft und um einen für diese Mitglieder bekannteren Aufgabentyp, wobei die Aufgaben zudem vorher trainiert wurden. In dieser Untersuchung wurden nur zwei Aufgaben verwendet, eine rein kognitive (aus zwölf Zahlen waren diejenigen herauszusuchen, deren Summe genau zehn beträgt, Tab. 3-1) und eine rein motorische, so schnell wie möglich im Wechsel zwei unterschiedliche Tasten auf der Tastatur drücken. Beide Aufgaben sind zudem dem Durchschnittsstudenten nur zu gut vertraut und waren in vier Minuten durchzuführen. Im einen Fall wurde die Anzahl der richtig gelösten Matrizen bewertet, im anderen Fall die Anzahl der Tastendruckwechsel in der gleichen Zeit – „eine bewusst geistlose, langweilige Aufgabe", wie die Autoren kommentieren (3). Die zu erreichenden Boni

Tab. 3-1 Beispielaufgabe: Finden Sie die beiden Zahlen, deren Summe genau 10 ergibt (nach 3).

9,38	6,74	8,17
5,15	6,61	3,06
9,71	0,91	4,88
3,58	4,87	6,42

waren entweder vergleichsweise gering (0 bis 30 Dollar) oder zehnfach höher (0 bis 300 Dollar).

Die Durchführung des Experiments beschreiben die Autoren wie folgt: „Das Experiment wurde gegen Ende des Semesters durchgeführt, eine Zeit, in der die Studenten in aller Regel kein Geld mehr haben und daher zusätzliches Kleingeld dringend benötigen. Wenn die Teilnehmer zum ersten Mal ins Labor kamen, wurden ihnen die Instruktionen für die Additionsaufgabe gegeben und sie hatten vier Minuten Zeit, diese Aufgabe ohne jegliche Belohnung zu üben. Danach wurden sie im Hinblick auf die Tastendruckaufgabe instruiert und erhielten wieder vier Minuten ohne jegliche Belohnung zum Üben. Nach dieser einführenden Übung beider Aufgaben erhielten die Hälfte der Teilnehmer die beiden Aufgaben erneut unter der Bedingung niedriger Boni und die andere Hälfte erhielt die beiden Aufgaben in der gleichen Reihenfolge unter der Bedingung hohe Belohnung. Nachdem die ersten beiden Aufgaben mit Belohnung von den Teilnehmern beendet worden waren, erhielten die Teilnehmer beide Aufgaben noch einmal, jetzt aber mit der jeweils anderen Belohnungshöhe. Auf diese Weise machten alle Teilnehmer die Aufgabe dreimal: einmal zum Üben, einmal mit geringer Bezahlung und einmal mit hoher Bezahlung." (3). Gemessen wurde in beiden Bedingungen das prozentuale Ergebnis vom maximal möglichen Ergebnis (Abb. 3-5). Ein hoher Bonus führte zu einer Verringerung des Ergebnisses in der mentalen Aufgabe, jedoch zu einer Verbesserung des Ergebnisses in der langweiligen rein motorischen Aufgabe.

Die Leistungen beim Tastendrücken nahmen hoch signifikant ($p < 0,0001$) zu[4], wohingegen die Leistungen beim

---

[4] Dies passt gut zur bekannten Tatsache, dass Stücklohn für einfache Arbeiten nicht selten dazu führt, dass sich die Menschen selbst sehr stark ausbeuten und überarbeiten.

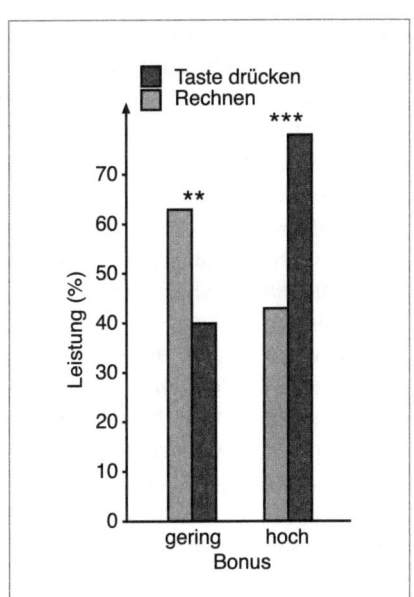

Abb. 3-5 Mittleres Ergebnis (in % des maximal möglichen Ergebnisses) bei der motorischen (Tastendruck) und geistigen (Addition) Aufgabe bei niedrigem und hohem Bonus (nach Daten aus 3).

Addieren signifikant (p = 0,0072) abnahmen. Damit zeigte sich in diesem Experiment, dass die Ergebnisse des ersten Experiments durchaus verallgemeinerbar sind: Ein höherer Bonus kann eine geistige Leistung durchaus verschlechtern, selbst dann, wenn sie vorher geübt wurde und insgesamt ohnehin recht gut trainiert ist. Der Effekt trifft für die ärmliche indische Landbevölkerung ebenso zu wie für die wohlhabenden Studenten einer US-amerikanischen Eliteuniversität in einer Großstadt. Experiment zwei zeigte zudem, dass eine rein körperliche Anstrengung durch einen höheren Bonus besser gelingen kann. Geht es jedoch um das Denken, so lässt sich spekulieren, lenken sehr hohe Boni ab oder die zu große Aufregung produziert die vor mehr als hundert Jahren von Yerkes und Dodson (23) bereits beschriebenen Einbrüche der Leistungsfähigkeit.

Was heißt das alles für die Investment-Banker? Sind die hohen Boni deswegen notwendig, weil sie durch ihre Arbeitsinhalte intrinsisch nicht motiviert sind? Ist deren Arbeit also einfach schrecklich? Oder ist sie bloße Routine (wie Tastendrücken) – für die Boni hilfreich wären? Sofern Banker oder Manager aber den Anspruch haben, schwer geistig in einem erfüllenden Beruf zu arbeiten, sind sehr hohe Boni aufgrund der Datenlage kontraproduktiv.

Für diese Annahme spricht zudem eine kürzlich im *Journal of Neuroscience* publizierte Studie. Es ist wahrscheinlich, dass hohe Boni im Bankensektor zu Überstunden führen und infolge der Zeitverschiebungen des Welthandels sogar zu Nachtschichten. Dann wird die Sache richtig gefährlich: Nach einer durchwachten Nacht wurden den Versuchspersonen drohende Verluste vergleichsweise egal und die Bereitschaft, Risiken für hohe Gewinne einzugehen, nahm zu (20). Mittels funktioneller Magnetresonanztomografie (fMRT) wurde gezeigt, dass dies mit einer verminderten Aktivität in der anterioren Insel (weniger Bauchgrimmen bei drohenden Verlusten) und einer vermehrten Aktivität im ventromedialen präfrontalen Kortex und im ventromedialen Striatum (positive Bewertung des Risikos) einherging. Schlafentzug bewirkt damit ein erhöhtes Risiko für falsche Entscheidungen. Haben also die hohen Boni und das dadurch veränderte Arbeitsverhalten die Krise überhaupt erst ausgelöst? – Aus neurowissenschaftlicher Sicht muss man die Boni für Investmentbanker mithin auf jeden Fall überdenken!

Boni für Lehrer verderben ihnen den Spaß an der Arbeit, senken die Leistung und bei Ärzten ist das nicht anders. Eine letzte Nebenwirkung im Gesundheitsbereich sei nicht unerwähnt: Jeder Privatpatient weiß, dass er beim Arzt vorsichtig sein muss, denn dieser verdient an ihm und macht daher eher zu viel als zu wenig. Die Gebührenordnung bezahlt schließlich nach Leistung. Der kritische Patient begibt sich daher in die Universitätskliniken, weil die Ärzte dort nicht nach Leistung bezahlt werden, sondern einfach ihr Gehalt bekommen[5]. Auch wenn sie gar nichts tun! Das ist das Besondere – Manager würden sagen: der USP (Unique Selling Point) – an Universitätsklinika mit ihren beamteten Professoren und nach Tarifgruppe bezahlten Ärzten. Das macht ihre Qualität gerade aus! Hat sich jedoch erst einmal herumgesprochen, dass man damit beginnt, sogar die an den Universitätskliniken arbeitenden Ärzte nach Leistung zu bezahlen, wird der denkende Patient die Unikliniken kritisch betrachten und vielleicht gleich in die Facharztpraxis gehen! *„Bei uns werden die Ärzte nicht leistungsabhängig bezahlt! Sie sind intrinsisch motiviert, das heißt, die Arbeit mit Patienten bereitet ihnen Freude. Und sie machen in und bei jedem Fall so wenig wie möglich!"* – Ich bin gespannt, wann Unikliniken damit beginnen, auf solch vernünftige und ehrliche Weise für sich zu werben. Sie würden sich damit von den in Verruf geratenen Banken sehr positiv abheben!

Danksagung
Ich danke meinen Kollegen Birgit Abler und Georg Grön für Anregungen und Kritik!

---

5 Wer es richtig gut machen will, der geht nur in Abteilungen mit Chefärzten ohne Liquidationsrecht bzw. Privatstation.

Literatur

1. Anonymus. Paying for better parenting (Editorial). New York Times 17. Oktober 2006.
2. Anonymus. Citing „obscene" bonuses, Obama to tax banks. The Associated Press 2011, www.msnbc.msn.com/id/34833757/ns/business-us_business.
3. Arieli D, Gneezy U, Loewenstein G, Mazar N. Large stakes and big mistakes. Review of Economic Studies 2009; 76: 451–469.
4. Bettinger EP. Paying to learn: The effect of incentives on elementary school test scores. CESifo GmbH, München 2008. www.cesifo.de.
5. Braine T. Reaching Mexico's poorest. Bulletin of the World Health Organization 2006. doi: 10.1590/S0042–96862006000 800004.
6. Deci EL. Effects of externally mediated rewards on intrinsic motivation. Journal of Personality and Social Psychology 1971; 18: 105–115.
7. Deci EL, Koestner R, Ryan RM. A meta-analytic review of experiments examining the effects of extrinsic reward on intrinsic motivation. Psychological Bulletin 1999; 125: 627–668.
8. Duflo E, Rema H. Monitoring works: Getting teachers to come to school. NBER Working Paper 2006; No. 11880.
9. Fleming N. The bonus myth. New Scientist 2011; 210: 40–43.
10. Gavagan TF, Du H, Saver BG, Adams GJ, Graham DM, McCray R, Goodrick GK. Effect of financial incentives on improvement in medical quality indicators for primary care. Fam Med 2010; 23: 622–631.
11. Kohn A. Punished by reward. New York: Houghton Mifflin 1993.
12. Kohn A. Punished by reward (Afterword). New York: Houghton Mifflim 1999.
13. Lepper MR, Greene D, Nisbett RE. Undermining children's intrinsic interest with extrinsic reward: The „overjustification" hypothesis. Journal of Personality and Social Psychology 1973; 28: 129–137.
14. Petersen LA, Woodard LD, Urech T, Daw C, Sookanan S. Does pay-for-performance improve the quality of health care? Ann Intern Med 2006; 145: 265–272.

15. PodgurskyMJ, Springer MG. Credentials versus performance: Review of the teacher performance pay research. Peabody Journal of Education 2007; 82: 551–573.

16. Riccio J, Dechausay N, Greenberg D, Miller C, Rucks Z, Verma N. Opportunity NYC family rewards. Toward reduced poverty across generations. early findings from New York City's conditional cash transfer program. MDRC 2010. www.mdrc.org/publications/549/execsum.pdf.

17. Skinner BF. Science and human behavior. New York: McMillan 1953.

18. Slavin RE. Can financial incentives enhance educational outcomes? Evidence from international experiments. Institute for Effective Education. University of York and Johns Hopkins University 2009.

19. Spitzer M. Medizin für die Bildung. Heidelberg: Spektrum Akademischer Verlag 2010.

20. Venkatraman V, Huettel SA, Chuah LYM, Payne JW,Chee MWL. Sleep deprivation biases the neural mechanisms underlying economic preferences. The Journal of Neuroscience 2011; 31: 3712–3718.

21. Walters J. Beating poverty with cash incentives. Governing 1.9.2010, www.governing.com/topics/economic-dev/beating-poverty-cash-incentives.html.

22. Watson JB. Psychology as the behaviorist views it. Psychol Rev 1913; 20: 158–177.

23. Yerkes RM, Dodson JD. The relationship of strength of stimulus to rapidity of habit-formation. Journal of Comparative Neurology of Psychology 1908; 18: 459–482.

24. Fryer RG. Financial incentives and student achievement: evidence from randomized trials. Harvard University, EdLabs, and NBER (Working paper) April 8, 2010.

25. Johanson C. Importance of student incentives in education 2010 (www.ehow.com/facts_5939767_importance-student-incentives-education.html).

26. Serumaga B et al. Effect of pay for performance on the management and outcomes of hypertension in the United Kingdom: interrupted time series study. BMJ 2011; 342: d108.

27. Gledhill J. Opinion Letter (from Wellesbourne, Warwickshire, UK). New Scientist 2011; 210 (2809): 29.

4 Die Dunbar-Zahl

Zur Größe von Gehirnen und Freundeskreisen

Man kennt Primzahlen, die Kreiszahl π, die Eulersche Zahl *e* und eine ganze Reihe anderer Zahlen aus dem Wunderland der Mathematik. Zudem gibt es die Zahlen mit besonderer Bedeutung, wie die Zwei (Paar, Yin und Yang), die Drei (-faltigkeit), die Vier (Himmelsrichtungen, Jahreszeiten, Evangelisten), die Sieben (Tage der Woche/Schöpfung, Geißlein, Zwerge, Raben, auf einen Streich, Todsünden), die Zehn Gebote, die Schnapszahl, die Zwölf Apostel, die Wilde 13 ... Aber die Dunbar-Zahl?

Sie ist benannt nach dem 1947 in Liverpool geborenen britischen Anthropologen, Primatologen und Psychologen Robin Dunbar, der schon vor zwei Jahrzehnten der Frage nachging, warum Menschen so große Gehirne haben. – „Na zum Denken!", wird der geneigte Leser spontan antworten. Aber das reicht nicht, denn Warum-Fragen sind in der Naturwissenschaft entweder gar kein Thema[1] oder verweisen in biologischen Kontexten auf die Evolution. Denn in der Biologie kann man nicht nur Phänomene beschreiben und Mechanismen modellieren, sondern tatsächlich auch die Frage nach dem „tieferen Grund" stellen.

Um dies an einem Beispiel zu erläutern: Warum hat der männliche Pfau ein so schönes Federkleid (Abb. 4-1)? Man kann nun besondere biochemische Prozesse anführen, die das besondere Längenwachstum seiner Federn verursachen und besondere physikalische Prozesse, die für die Intensität

---

1 Nur Kinder fragen „Warum?". Wissenschaftler beschreiben Phänomene, untersuchen Zusammenhänge und Mechanismen, entdecken Gesetzmäßigkeiten oder entwickeln zumindest Modelle zur Vorhersage.

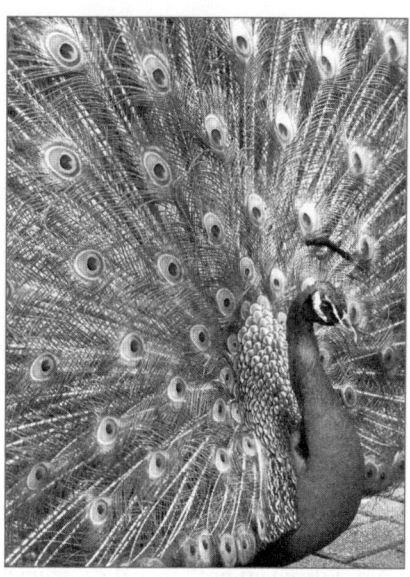

Abb. 4-1 „Der Anblick der Schwanzfedern eines männlichen Pfauen macht mich krank" schrieb Charles Darwin in einem Brief an einen Freund im Jahr 1860, also ein Jahr nach der Publikation seines Buchs *Die Entstehung der Arten*. Das Federkleid des männlichen Pfauen ist schön, aber kostspielig zu erzeugen und zu erhalten. Zudem stört es im übrigen Leben massiv. Die Frage, wie sich so etwas überhaupt im Laufe der Evolution entwickeln konnte, hatte Darwin damals bereits seit zehn Jahren beschäftigt. Zur Erklärung postulierte er ein zweites evolutionäres Prinzip, die sexuelle Selektion, und machte sie zum Hauptthema seines zweiten großen Buchs *Die Abstammung des Menschen*, das im Jahr 1871 erschien (Foto privat).

der Farben sorgen (welche nicht durch Lichtabsorption durch bestimmte Pigmente, sondern durch Lichtbrechung an bestimmten Oberflächen zustande kommen). Diese Antworten im Sinne der Angabe von biophysikalischen oder biochemischen Mechanismen bezeichnen die unmittelbare

Verursachung (engl.: *proximate cause*). Unter Verwendung des Gedankens der evolutionären Entstehung des Lebendigen kann man die Frage nach dem Warum mit Blick auf das wunderschöne Federkleid jedoch ganz anders meinen: Wie konnte ein Pfauenmann im Laufe der Evolution entstehen, der so viel unnütze Farbenpracht mit sich herumschleppt, für die er einerseits knappe Ressourcen verschwendet und durch die er andererseits behindert wird? Hier geht es also nicht um die Biochemie des Federnwachstums oder die Biophysik der Lichtbrechung an der Federoberfläche, sondern um die Frage nach den Rahmenbedingungen dafür, dass so etwas überhaupt entstehen konnte (sollten doch Pfauenmänner mit solch aufwändiger Bekleidung längst verhungert oder aufgefressen worden sein). Die Engländer sprechen hier von der ultimativen Verursachung (engl.: *ultimate cause*). Sie haben damit letztlich nur den guten alten Aristoteles wieder ausgegraben, der schon vor zweieinhalbtausend Jahren zwischen *causa efficiens* (der Kausalität der Naturwissenschaftler und Ingenieure) und der *causa finalis* (der Antwort auf Fragen nach dem Woher und Wohin, die im Laufe der vergangenen Jahrhunderte weitestgehend aus dem Bereich der Wissenschaft in den der Religion verbannt wurden[2]) unterschied.

Dunbar suchte die Antwort auf die Frage nach dem Warum der beachtlichen Größe des menschlichen Gehirns also nicht im Bereich molekularer Wachstumsfaktoren oder entwicklungsbiologischer Mechanismen. Er fragte sich vielmehr, wie es *überhaupt* sein kann, dass Menschen so große Gehirne mit sich herumschleppen. Denn man muss wissen, dass unser Gehirn mit seinen 1,4 kg Gewicht – also gerade

---

2   Dem haben sich nicht nur die Biologen bis heute widersetzt, sondern auch so mancher Physiker, der sein Fach breiter anging als ein Ingenieur.

mal 2% des Körpergewichts bei einem 70 kg schweren Menschen – satte 20% der Energie, die wir mit der Nahrung aufnehmen, verbraucht. Bei einem Kind sind es sogar 50%! Bei der während der Entstehung des Menschen permanenten Nahrungsknappheit war ein großes Gehirn somit für seinen Träger eine enorme Last! Dennoch muss es seinem Träger genützt haben, denn sonst liefen wir heute alle mit kleineren Gehirnen herum. Was also – so kann man fragen und so fragte Dunbar vor 20 Jahren in einem viel beachteten Aufsatz (5) – ist der Nutzen, den wir Menschen von unserem großen Gehirn haben?

Aus evolutionärer Sicht kann man diese Frage dadurch angehen, dass man die Gehirngröße verschiedener Arten mit anderen Variablen, die diese Arten beschreiben, in Verbindung bringt. Man könnte also beispielsweise vermuten, dass die Größe des Gehirns einfach mit der Größe des Körpers zusammenhängt. Mäuse sind klein und haben ein kleines Gehirn, Menschen sind groß und haben ein großes Gehirn. Problem gelöst. So einfach ist es jedoch nicht, denn bereits ein oberflächlicher Blick auf die beiden Arten lehrt, dass Menschen nicht einfach Mäuse in Größe XXL sind. Sie sehen anders aus, haben einen großen Kopf und nicht nur ein größeres Gehirn als Mäuse, sondern vor allem auch ein, bezogen auf den gesamten Körper, vergleichsweise größeres Gehirn (bezogen auf den Körper) (Abb. 4-2).

Bedenkt man, wie die Arten in ökologischen Nischen (also unter bestimmten Umgebungsbedingungen) entstanden sind, so kann man diese näher betrachten und beispielsweise der Vermutung nachgehen, dass derjenige ein größeres Gehirn braucht, der sich in größeren Gebieten aufhält, bewegt und vor allem sich ernährt und fortpflanzt. Je größer das Gebiet, in dem sich ein Organismus zurechtfinden muss, desto größer der hierzu notwendige neuronale Computer. Um diesen Gedanken zu prüfen, korrelierte Dunbar beispielsweise die Gehirngröße mit der Größe des

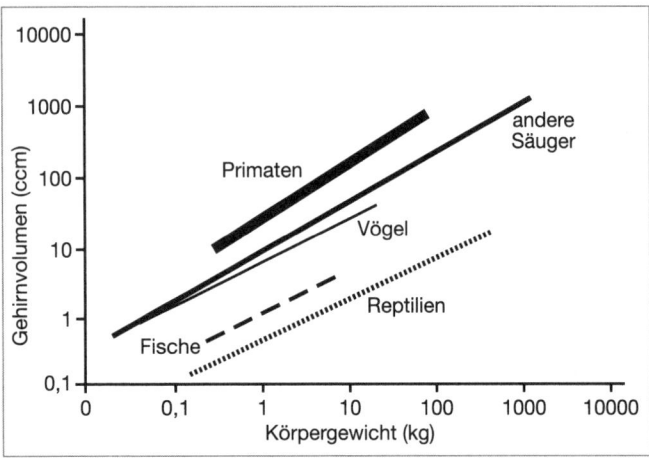

Abb. 4-2 Körpermasse und Gehirnvolumen (jeweils logarithmische Skala). Je schwerer das Tier, desto größer das Gehirn. Auf der Linie der „anderen Säugetiere" (Primaten ausgeschlossen) liegt beispielsweise die Maus ganz weit links unten und der Elefant ganz weit rechts oben. Die Linie der Primaten liegt verschoben und verläuft etwas steiler, das heißt, in Bezug auf den Körper haben Primaten größere Gehirne als die übrigen Säuger, diese wiederum haben etwas größere Gehirne als die Vögel und diese wiederum größere als Fische. Reptilien haben die vergleichsweise kleinsten Gehirne (nach 9).

„Reviers" bei mehreren Dutzend Primaten und fand – nicht sehr viel. Zwar haben größere Tiere einerseits größere Gehirne und können auch weiter laufen (das ist trivial), nimmt man jedoch andererseits die Größe statistisch aus den Daten heraus, so ergibt sich kein Zusammenhang.

Einer anderen Überlegung zufolge könnte es ja sein, dass Pflanzenfresser ein größeres Gehirn brauchen, um sich die Orte ihrer Nahrungsquellen zu merken, oder dass Fleisch fressende Räuber besonders große Gehirne brauchen, weil die Jagd ein schwieriges und geistig aufwändiges

Geschäft ist. Was auch immer stimmt, man sollte eine Abhängigkeit der Gehirngröße von der Diät erwarten. Aber wieder ergaben die entsprechenden Korrelationen – gar nichts!

Menschen leben, wie andere Primaten auch, in Gruppen. Denkt man darüber nach, was dies bedeutet, so bemerkt man ziemlich schnell Folgendes: Für ein in Gruppen lebendes Wesen ist der mit Abstand wichtigste Aspekt seiner Umgebung – *die Anderen* seiner Gruppe. Dieser Gedanke brachte Dunbar (6) auf die Idee, dem Zusammenhang zwischen der Gruppengröße einer Art und der Größe ihres jeweiligen Gehirns nachzugehen. Um den Einfluss der Körpermasse auf die Gehirngröße herauszunehmen, berechnete er das Verhältnis von Gehirnrinde (Neokortex[3]) zum Rest des Gehirns (die *„neocortex-ratio"*, definiert als Gehirngesamtvolumen minus Volumen des Neokortex[4]). Trägt man nun die Gruppengröße über der Gehirngröße (*neocortex-ratio*) auf, so zeigt sich eine klare Abhängigkeit: Je größer das Gehirn, desto größer die Gruppe (Abb. 4-3). Später wurde ein solcher Zusammenhang auch für Fleisch fressende und eine Untergruppe der Insekten fressenden Säugetiere nachgewiesen (15).

---

3 Der Neokortex ist nicht identisch mit der Gehirnrinde, da es auch ältere Gehirnrindengebiete wie beispielsweise den Hippocampus gibt. Weil im Laufe der Evolution insbesondere der Primaten aber der Neokortex vor allem an Größe zunahm, konzentrierte sich die Analyse auf diese Struktur. Mittlerweile liegen auch Daten zum Hippocampus vor, der ebenfalls eine bedeutende Rolle zu spielen scheint (24).

4 Dunbar sieht das Problem, dass man sich mit solchen abgeleiteten Maßen leicht vergaloppieren kann, durchaus. Er verwendete daher mehrere und berechnete jeweils viele mögliche Korrelationen mit anderen ökologischen oder organismischen Variablen, wobei sich die klarsten Ergebnisse bei Verwendung der *neocortex-ratio* zeigten.

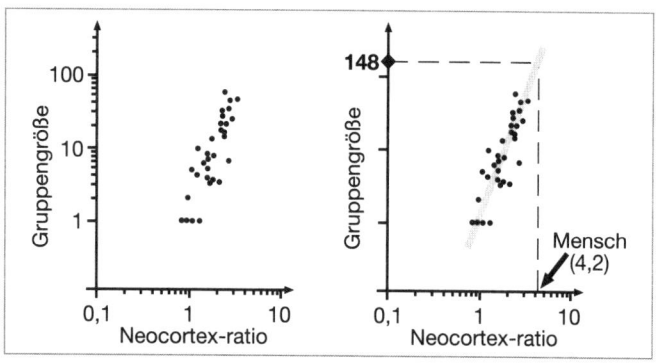

Abb. 4-3 Zusammenhang zwischen der Gruppengröße und der relativen Größe des Neokortex bei Primaten (nach Daten aus 7). Rechts ist dargestellt, wie man hieraus die Dunbar-Zahl ermittelt (was grafisch nur ungenau geht, weswegen es rechnerisch erfolgte): Man kennt die Größe des Neokortex im Verhältnis zum Rest des Gehirns 4,2, geht von diesem Wert auf der X-Achse nach oben zur Regressionsgeraden, die sich durch die Punktwolke der anderen Primaten legen lässt, und kann dann an der Y-Achse die Gruppengröße für den Menschen ablesen. Sie beträgt 148.

Nun sind wir Menschen auch Primaten, weswegen man auf der X-Achse die relative Größe des Neokortex eintragen kann, um dann auf der Y-Achse die Gruppengröße abzulesen. So erhält man die Dunbar-Zahl. Sie hat den Wert 148. Oft findet man auch den Wert „etwa 150" oder das Konfidenzintervall „100 bis 230".

Was bedeutet das alles? – Zunächst einmal zeigt die Tatsache, dass man eine hohe Korrelation zwischen Gehirngröße und Gruppengröße, nicht jedoch zwischen Gehirngröße und einer ganzen Reihe anderer Variablen findet, dass das Gehirn von Primaten vor allem ein *soziales Gehirn* ist: Je mehr soziale Bezüge es zu verarbeiten hatte, desto größer wurde es. Oder mit den Worten von Robin Dunbar

(16, Übersetzung durch den Autor): „Aus evolutionsbiologischer Sicht legt die Korrelation zwischen Gruppengröße und der Größe des Neokortex nahe, dass es das Bedürfnis, in immer größeren Gruppen zu leben war, das die Evolution immer größerer Gehirne in Primaten vorantrieb."

Der Grund für dieses Bedürfnis (oder besser, der entsprechende Druck): Raubtiere[5]! Hierzu noch einmal Dunbar: „Es gibt verschiedene Gründe, weswegen eine bestimmte Art das Leben in größeren Gruppen bevorzugt, nicht zuletzt beispielsweise zum Schutz gegenüber Raubtieren. Es fällt auf, dass diejenigen Primaten-Arten, die sowohl in den größten Gruppen leben als auch den größten Neokortex aufweisen, die Paviane, Makaken und Schimpansen, auf dem Erdboden und entweder im offenen Gelände der Savanne oder an Waldrändern leben und dadurch einem weitaus höheren Risiko ausgesetzt sind, einem Raubtier zum Opfer zu fallen als die meisten im Wald lebenden Arten" (16, Übersetzung durch den Autor).

Für den Gedanken eines sozialen Gehirns sprechen noch weitere Fakten wie beispielsweise die mit Körperpflege und Körperkontakt (beim gegenseitigen Lausen) verbrachte große Menge an Zeit (10) und beim Menschen die Häufigkeit der Beschäftigung mit Geschichten über soziale Sachverhalte (s. auch Kap. 1, S. 29). Zudem hat gerade die im letzten Jahrzehnt aufgekommene *soziale Neurowissenschaft* mit der Aufklärung einer Fülle von sozialen Modulen, Mechanismen und Leistungen des Gehirns begonnen, mit durchaus spannenden und für unser Zusammenleben relevanten Erkenntnissen zu Gerechtigkeit, Bestrafung, Freiheit, Fairness, Vertrauen, Gleichheit, Schadenfreude, Normeinhaltung, Gruppendruck und sogar Religiosität.

---

5 Vgl. zu deren Bedeutung auch 14, 18, 29.

Die Zahl 148 erscheint dagegen zunächst überhaupt nicht zu unserem tatsächlichen Sozialleben zu passen. Ein immer größer werdender Anteil der Menschheit lebt in großen Städten, ist Teil großer Institutionen (Firma, Universität), die ihrerseits kleine Teile staatlich organisierter Gesellschaften von Millionen von Menschen sind. Die Zahl der Freunde in internetbasierten sozialen Netzwerken geht leicht in die Tausende, was gerade in jüngster Zeit immer wieder Probleme gemacht hat, wenn all diese Freunde bei einer beiläufig getätigten Einladung zur Party auch dann tatsächlich kommen[6]. Kämen maximal 148, hätten wir (und die Polizei) dieses neue, durch das Internet überhaupt erst mögliche Problem nicht. Ist die Zahl also völlig daneben?

Bei genauerem Betrachten ergibt sich ein völlig anderes Bild. Dunbar selbst hob zunächst hervor, dass diese Zahl für Gruppen aus prähistorischer Zeit (in der die Ergebnisse der biologischen Evolution noch nicht durch die Effekte kultureller Evolution überlagert waren) gelten könnte und nennt die Größe der Clans oder Horden von bis zu 150 Individuen. Tatsächlich findet man bei den wenigen heute noch existierenden und unter Steinzeitbedingungen lebenden Stämmen eine durchschnittliche Clan-Größe (bzw.

---

6 So fand sich in Spiegel-Online am 3.6.2011 das Folgende: „Laut Hamburger Morgenpost hatte [... ein] Mädchen in [...einem] sozialen Netzwerk geschrieben: ‚Ich feier am 03.06. in meinen Geburtstag rein. Kommen kann, wer will, aber bitte vorher Bescheid sagen!' Aufgrund eines Fehlers sei die Veranstaltung inklusive der kompletten Adresse für alle sichtbar gewesen. Rund 15 000 Menschen aus ganz Deutschland hätten bei Facebook ihr Kommen angekündigt." Die ZEIT publizierte am 30.6.2011 sogar eine Deutschlandkarte auf der Ort und Größe der bisher für Aufregung gesorgt habenden Facebook-Feiern verzeichnet waren, mit dem lapidaren Kommentar: „Selbst das ungebetene Auftauchen der Polizei verdirbt selten die Stimmung" (28).

Dorf-Größe) von 153 Mitgliedern, mit einer Spannbreite von 100 bis 230, die für alle untersuchten Stämme bis auf einen einzigen zutrifft. Mit dem Aufkommen von Kultur und den dadurch überhaupt erst ermöglichten größeren sozialen Verbänden wurde unsere soziale Biologie jedoch keineswegs vollständig überlagert oder verdrängt, wie die folgenden Beispiele zeigen.

In 8 000 Jahre alten neusteinzeitlichen Dörfern des mittleren Ostens lässt sich die Zahl der Bewohner mit 120 bis 150 abschätzen. Die kleinste taktische Einheit eines römischen Heeres, das Manipel, hatte eine Stärke von 160 Mann. Bis heute hat eine Kompanie als kleinste taktische Einheit des Militärs eine Größe im Bereich von 60 bis 250 Mann – 155 liegt hier genau in der Mitte. William der Eroberer schätzte die Zahl der Bewohner englischer Dörfer im Jahr 1086 auf etwa 150. Auch bei den heute noch nach alten Bräuchen in den USA und Kanada lebenden etwa 45 000 Hutterern und 250 000 Amishen beträgt die Größe einer Gemeinde (bei den Hutterern nennt man eine solche Siedlung einen *Bruderhof*) nicht mehr als 150 Mitglieder. Diese geringe Größe der Gemeinschaft ermöglicht ein hohes Maß an sozialer Kohäsion bzw. Kontrolle, Arbeitslose gibt es nicht, Kontrolleure wie Bürokraten und Polizisten braucht man nicht und wenn die Gemeinschaft zu groß wird, muss sie sich teilen.

Bei Wikipedia findet sich (de.wikipedia.org, am 17.7.2011, unter dem Stichwort *Hutterer*) die folgende Beschreibung: „Auf einem Bruderhof leben gewöhnlich zwischen 120 und 150 Menschen. Wenn diese Anzahl erreicht ist, gibt es nicht mehr genug Arbeit für alle Mitglieder, sodass eine Teilung der Gemeinde erfolgt. Der Bruderhof erwirbt Land, das Inventar wird geteilt, und rund die Hälfte der Bewohner gründet einen neuen Hof. Dabei entscheidet über die Frage, welche der beiden Gruppen den Hof verlassen muss, das Los. Da die Geburtenrate überdurchschnittlich hoch ist, kommt es ungefähr alle 20 bis 25 Jahre zu einer solchen Neugründung."

Aber auch in modernen Gesellschaften taucht die Dunbar-Zahl immer wieder auf. Wie aber misst man die Größe des sozialen Netzwerkes eines Menschen? – Man kann z. B. die Leute danach fragen, all die Menschen anzugeben, die sie um einen kleinen Gefallen bitten würden – und kommt auf 134 (21). Weil man sich in Großbritannien Weihnachtskarten schreibt, um seine Lieben wenigstens einmal im Jahr zu kontaktieren, untersuchten Hill und Dunbar diese Aktivität im Jahr 2003 mittels eines ausführlichen und zur Weihnachtszeit an Bekannte und Freunde (alle Untersuchten waren Briten) verteilten Fragebogens: „In Western societies at least, the exchange of Christmas cards represents the one time of year when individuals make an effort to contact all those individuals within their social network whose relationships they value" begründen die Autoren ihr Vorgehen (19). Die 43 auswertbaren Fragebögen ergaben eine mittlere Anzahl von 68,2 geschriebenen Weihnachtskarten mithilfe derer (weil man die Karte ja oft an ein Paar oder eine Familie schickt) im Durchschnitt 153,5 Menschen kontaktiert wurden.

Dunbar (16) führt weiterhin die Erkenntnis der Geschäftswelt an, dass Betriebe mit bis zu 150 Mitarbeitern weitgehend ohne hierarchische Strukturen auskommen, weil sich die Menschen gegenseitig kennen und so unmittelbar kommunizieren können. Manche sehr erfolgreiche Unternehmen nehmen dieses Prinzip sehr ernst: So gründete Bill Gore im Jahr 1958 eine Firma seines Namens, die unter anderem wasserabweisende, atmungsaktive Funktionskleidung (Gore-Tex) herstellt und von Anfang an eine besondere Unternehmensphilosophie verfolgte: Menschen sind von sich aus arbeitswillig und brauchen daher keinen Chef, der sie dauernd gängelt. Führungskräfte werden für die Zeit eines Projektes von den Projektmitarbeitern gewählt. Bei

Wikipedia findet sich zur Unternehmensstrategie im Hinblick auf Wachstum Folgendes: „Um flexibel genug zu sein und Verkrustung oder der Entwicklung einer Hierarchie vorzubeugen, teilt sich ein Werk, *sobald die Zahl von 150 Mitarbeitern überschritten wird*" (de.wikipedia.org, am 17.7.2011, unter dem Stichwort *W. L. Gore & Associates*; Hervorhebung durch den Autor). Es werden also Einheiten von mehr als 150 Mitarbeitern – wie bei den Hutterern – bewusst durch Neugründungen vermieden.

Die schwedischen Steuerbehörden wurden vor einigen Jahren reorganisiert und in Gruppen zu 150 Mitarbeitern strukturiert, was einem öffentlich gewordenen internen Papier zufolge im Rückgriff auf die hier vorgestellten Erkenntnisse erfolgte. Man hat dies den Betroffenen jedoch zunächst nicht mitgeteilt, was zur Folge hatte, dass sie die dahinterstehende Logik sehr verkürzt aufgenommen und damit letztlich nicht verstanden hatten, wie aus der entsprechenden Pressemitteilung hervorgeht: „A reorganization of workers at the Swedish Tax Authority is partly shaped on studies of apes, according to a leaked internal report. Employees are not flattered by the comparison" (2).

Am 26.9.2009 publizierte das kalifornische Wirtschaftsblatt *The Economist* unter dem Titel *Primates on Facebook* die Ergebnisse einer im Auftrag der Zeitung von Dr Cameron Marlow, einem bei der Firma Facebook tätigen Soziologen, durchgeführten statistischen Untersuchung zur durchschnittlichen Anzahl der „Freunde" im genannten sozialen Online-Netzwerk (23). Das Ergebnis: 120 bei Männern, bei Frauen ein paar Leute mehr, aber dies überrascht nicht, da Frauen bekanntermaßen die sozialeren Wesen sind (27). Männer versenden Kommentare (z.B. zu ins Netz gestellten Fotos) an durchschnittlich sieben Personen, Frauen an zehn. Betrachtet man echte Kommunikation (den Austausch von E-Mails oder in Chats), so interagieren Männer mit durchschnittlich vier und Frauen mit sechs

Personen. Selbst bei Nutzern von Facebook, die 500 „Freunde" haben, sind diese Zahlen nicht wirklich sehr viel größer: Kommentare werden von diesen an 17 (von Männern) bzw. 26 (von Frauen) gesendet, für interaktive Kommunikation (z. B. E-Mails) belaufen sich die Zahlen auf 10 (Männer) bzw. 16 (Frauen) – notabene, hier ist von Extremnutzern die Rede.

Schließlich erschien gerade eine Arbeit von Informatikern der Indiana University, in deren Rahmen 381 652 990 Tweets[7] von 1 720 320 Nutzern im Zeitraum von einem halben Jahr (20.11.2008 bis 29.5.2009) untersucht wurden. Durch komplexe Verfahren des Data-Mining und Modellierungen wurde gefunden, dass die Nutzer maximal zwischen 100 und 200 „stabile Beziehungen" mittels Twitter unterhalten, was sie zu dem Schluss veranlasst, dass „soziale Netzwerke menschliche soziale Fähigkeiten nicht verändern"[8] (17).

Internetbasierte soziale Netzwerke haben also kaum einen Einfluss auf die Zahl unserer wirklichen Freunde, sie ändern lediglich die Zahl unserer zufälligen Bekanntschaften. Oder mit den Worten des *Economist*: „People who are members of online social networks are not so much *networking* as they are *broadcasting* their lives to an outer tier of acquaintances who aren't necessarily inside the Dunbar circle."

Warum ist das alles so? – In der entsprechenden Literatur ist öfters davon die Rede, dass unser Gehirn nun einmal

---

7 Ein Tweet ist eine 140 Zeichen lange Nachricht, die durch Twitter, einer Internet-Plattform zur Verbreitung von kurzen Textnachrichten verbreitet wird. Twitter wurde im März 2006 der Öffentlichkeit vorgestellt und ist seit Juli 2006 verfügbar.

8 „In this paper we show that [web based] social networks did not change human social capabilities."

begrenzt sei auf die Verarbeitung von Informationen zu einer bestimmten begrenzten Anzahl von Personen, kurz: „Our brains just can't handle more" (2) hört bzw. liest man nicht selten. Hierfür spricht auch der Befund bei nicht menschlichen Primaten, dass die Gehirngröße (die *Neocortex-ratio*) mit der Ausprägung der exekutiven Funktionen korreliert (24). Ich glaube jedoch nicht, dass dies die ganze Wahrheit ist, denn hinzu kommt eine ganz einfache Tatsache: Der Tag hat 24 Stunden, für Paviane und Menschen – auch im Zeitalter des Internet. Und es gibt Zeitkonstanten im Hinblick auf unser Denken, Fühlen und vor allem Handeln (6), die sich nicht einfach ändern lassen – auch nicht durch digitale Unterstützung. Wir denken, fühlen, handeln und „gemeinschafteln"[9] nicht gleich doppelt so schnell, wenn wir unter Verwendung digitaler Hilfsmittel mit der doppelten Anzahl von Menschen Kontakt haben. Denn wir sind auch am Computer zunächst einmal – wir selber. Wir sind keine Automaten, und zwischenmenschliche Gemeinschaft vollzieht sich nicht automatisch.

Wenn Gemeinschaften größer werden als (etwa) 148, muss man Hierarchien einführen, Kontrolleure wie die Polizei und Bürokraten („Controller"), die sich um nichts anderes kümmern als darum, dass sich die anderen auch wirklich so verhalten, wie sie es ohnehin täten, wenn die Gruppe kleiner wäre. Dadurch wird die Gruppe als Ganze zwangsläufig ineffektiver, denn die Kontrolleure leisten ja nichts. Noch schwerer wiegt, dass die Kontrolle auf alle demotivierend wirkt, weil sie für Erlebnisse der Passivität sorgt und umgekehrt das aktive, selbstgesteuerte Handeln

---

9 Die Engländer haben mit „to socialize" uns dieses Wort voraus. Warum gibt es ein entsprechendes deutsches Wort nicht? Tun wir das nicht? (Das glaube ich nicht.) Oder tun wir es so oft, dass wir es gar nicht bemerken und daher auch selten bis nie thematisieren?

beeinträchtigt. Genau dieses Handeln jedoch macht jeden Menschen nicht nur am glücklichsten, sondern auch am produktivsten und am seltensten krank oder abwesend (1)! Zufriedenheit am Arbeitsplatz (durch fehlende oder zumindest sehr flache Hierarchien) und Leistungsfähigkeit schließen sich nicht aus, sondern bedingen einander.

Zum Menschen gehört seine Endlichkeit, auch und gerade als Teil einer – ebenfalls endlichen – Gemeinschaft, die sich jeden Tag immer neu durch aktive Gegenseitigkeit einstellt[10]. Die Rahmenbedingungen hierfür sind Vertrauen und Fairness, nicht Kontrolle und Druck oder Geld (s. Kap. 3, S. 47).

Literatur

1. Allen PT. Size of workforce, morale and absenteeism. British Journal of Industrial Relations 1982; 20: 83–100.
2. Anonymus. Swedish tax collectors organized by apes. The Local. Sweden's News in English 23.7.2007, www.thelocal.se/7972/20070723/; accessed 17.7.2011.
3. Anonymus. Dunbar: People limited to 150 friends, despite facebook. www.dreamgrow.com/dunbar-people-limited-to-150-friends-despite-facebook, accessed 17.7.2011.
4. Darwin CR. Letter to Asa Gray, 3.4.1860. Darwin Correspondence Project Database. www.darwinproject.ac.uk/entry-2743, letter no. 2743; accessed 18.7.2011.

---

10 Man kann das alles auch viel komplizierter ausdrücken, z.B. Informatiker aus Indiana: „We propose a simple model for users' behavior that includes finite priority queuing and time resources that reproduces the observed social behavior. This simple model offers a basic explanation of a seemingly complex phenomena observed in the empirical patterns on Twitter data and offers support to Dunbar's hypothesis of a biological limit to the number of relationships" (17).

5. Dunbar RIM. Neocortex size as a constraint on group size in primates. Journal of Human Evolution 1992; 20: 469–493.

6. Dunbar RIM. Time: a hidden constraint on the behavioural ecology of baboons. Behavioral Ecology and Sociobiology 1992; 31: 35–49.

7. Dunbar RIM. Coevolution of neocortex size, group size and language in humans. Behav Brain Sci 1993; 16: 681–735.

8. Dunbar RIM. Neocortex size and group size in primates: a test of the hypothesis. J Human Evol 1995; 28: 287–96.

9. Dunbar RIM. Grooming, gossip and the evolution of language. London: Faber and Faber 1996.

10. Dunbar RIM. Determinants of group size in primates: a general model. In: Maynard Smith J, Runciman G, Dunbar RIM (Hg.) Evolution of Culture and Language in Primates and Humans. Oxford UK: Oxford University Press 1996.

11. Dunbar RIM. The social brain hypothesis. Evolutionary Anthropology 1998; 6: 178–190.

12. Dunbar RIM. Theory of mind and the evolution of language. In: Hurford J, Studdart-Kennedy M, Knight C (Hg.) Approaches to the Evolution of Language. Cambridge UK: Cambridge University Press 1998.

13. Dunbar RIM. The social brain. Mind, language, and society in evolutionary perspective. Annu Rev Anthropol 2003; 32: 163–181.

14. Dunbar RIM. Why are apes so smart? In: Kappeler P, Peirera M (Hg.). Primate Life Histories. Cambridge MA: MIT Press 2003.

15. Dunbar RIM, Bever J. Neocortex size predicts group size in carnivores and some insectivores. Ethology 1998; 104: 695–708.

16. Dunbar RIM. How many friends does one person need? London: Faber and Faber 2010.

17. Goncalves B, Perra N, Vespignani A. Validation of Dunbar's number in Twitter conversations. arXiv:1105.5170v2. PLOS One 2011, E-pub ahead of print.

18. Hill RA, Dunbar RIM. An evaluation of the roles of predation rate and predation risk as selective pressures on primate grouping behaviour. Behaviour 1998; 135: 411–430.

19. Hill RA, Dunbar RIM. Social network size in humans. Human Nature 2003; 14: 53–72.

20. Hill RA, Bentley RA, Dunbar RIM. Network scaling reveals consistent fractal pattern in hierarchical mammalian societies. Biology Letters 2008; 4: 748–751.

21. Killworth PD, Bernard HR, McCarty C. Measuring patterns of acquaintanceship. Current Anthropology 1984; 25: 391–397.

22. Kudo H, RIM Dunbar. Neocortex size and social network size in humans. Animal Behaviour 2001; 62: 711–722.

23. Marlow C. Primates on Facebook. Even online, the neocortex is the limit. The Economist, 26.2.2009, www.economist.com/node/13176775? story_id= 13176775; accessed 17.7.2011.

24. Shultz S, Dunbar RIM. Species differences in executive function correlate with hippocampus volume and neocortex ratio across human primates. Journal of Comparative Psychology 2010; 124: 252–260.

25. Spitzer M. Verlobungsringe, Parasiten und Gehirne. Nervenheilkunde 2000; 19: 415–417.

26. Spitzer M. Symmetrie und Tanz. In: Vom Sinn des Lebens. Stuttgart: Schattauer 2007; 109–119.

27. Spitzer M. Das starke Gehirn des schwachen Geschlechts. In: Liebesbriefe und Einkaufszentren. Stuttgart: Schattauer 2008; 113–122.

28. Stolz M. Deutschlandkarte. Facebook-Partys. ZEIT ONLINE 30.6.2011, www.zeit.de/2011/27/ Deutschlandkarte-Facebook-Party; accessed 17.7.2011.

29. Willems EP, Hill RA. Predator-specific landscapes of fear and resource distribution: effects on spatial range use. Ecology 2009; 90: 546–555.

30. Zhou W-X, Sornette D, Hill RA, Dunbar RIM. Discrete hierarchical organisation of social group sizes. Proceedings of the Royal Society, London B 2005; 272: 439–444.

5 Das Gehirn beim Nichtstun

Das Gehirn befindet sich nie im Zustand der Ruhe, nicht einmal im *Schlaf*. Dass dieser ein komplexes Geschehen darstellt, wurde in den 1950er-Jahren klar, als mittels EEG, EMG und EOG[1] festgestellt wurde, dass wir im Schlaf einen komplexen Prozess durchlaufen und uns in ganz unterschiedlichen Zuständen befinden, deren Sinn und Zweck wir gerade erst beginnen zu verstehen.

Beim Dösen ist das anders. Noch immer denken die meisten Menschen, dass unser Gehirn immer dann, wenn *wir* nichts tun, ebenfalls nicht viel tut. Gewiss, man weiß es schaltet nicht wirklich ganz ab, denn das wäre fatal, im wahrsten Sinne des Wortes. Aber es tut eben auch nichts Bestimmtes, so die gängige Auffassung, eben weil *wir* ja auch gerade nichts Bestimmtes tun.

Wie sollte man das auch herausfinden? Will man wissen, was im Gehirn beim Sehen, Lesen, Hören, Lieben, Wutschnauben oder Beten geschieht, dann wendet man Verfahren der funktionellen Bildgebung an, heute meist (weil am wenigsten belastend für den Menschen) die funktionelle Magnetresonanztomografie (fMRT), früher auch (unter Verwendungen radioaktiven Materials) die Positronenemissionstomografie (PET). Dabei misst man regionale Veränderungen des neuronalen Stoffwechsels (PET) bzw. der Sauerstoffsättigung des Blutes (fMRT) und schließt daraus auf die Lokalisation der Aktivität von Gehirnregio-

---

1 Man spricht von Schlafpolygrafie, weil eine ganze Reihe von Registrierungen physiologischer Sachverhalte zugleich erfolgen: Neben der Registrierung der Gehirnströme mittels Elektroencephalogramm (EEG) werden auch die Muskelanspannung im Elektromyogramm (EMG), die Bewegungen der Augen im Elektrookulogramm (EOG) und meist auch der Puls mittels Elektrokardiogramm (EKG) im Verlauf einer ganzen Nacht im Schlaflabor aufgezeichnet.

nen. Weil aber das Gehirn immer aktiv ist, kann man es nicht einfach nur beim Lesen, Wutschnauben oder Beten vermessen. Man muss die Aktivierung bei solchen Zuständen vielmehr vergleichen mit der Aktivierung des Gehirns, wenn es nichts weiter tut.

Sie liegen also beispielsweise im MRT und man zeigt ihnen ein flackerndes Schachbrettmuster im Wechsel mit Dunkelheit, bei der es nichts zu sehen gibt. Bestimmt man dann den Unterschied der Gehirnaktivierung zwischen den beiden Bedingungen, zieht man also die Aktivierung in Ruhe von der bei Flackerlicht ab, dann erhält man ein Signal von Arealen, die bei der Verarbeitung visueller Eindrücke aktiver sind als bei Dunkelheit. Die Differenz der Aktivität zwischen einer Experimentalbedingung (ganz egal, welche das ist; früher eher Flackerlicht, heute eher Beten, Vertrauensbildung, Belohnung, Entscheidung etc.) und der Ruhebedingung ergibt dann – eingefärbt vom Computer und einem grauen anatomischen Strukturbild überlagert – die bekannten Bilder von Gehirnaktivierungen. Diese Logik des Experimentierens hat das Folgende zur Konsequenz: Was im Gehirn bei Ruhe geschieht, kann man auf die beschriebene Weise prinzipiell nicht messen.

Man beobachtete allerdings von Anfang an, dass es während der Ruhebedingung im fMRT zu Schwankungen der Messsignale kam. Diese wurden als Hintergrundrauschen (Noise) betrachtet und als Ausdruck physiologischer Prozesse wie z. B. Atmung, Herzschlag interpretiert. Diese Schwankungen störten natürlich die Auswertung und wurden mit aufwändigen Verfahren aus den Daten heraus gerechnet. Hinzu kam eine zweite Beobachtung: Immer wieder fand man bei Studien zu bestimmten Aufgaben und Leistungen im fMRT nicht nur *Aktivierungen* in den beteiligten Gehirnregionen, sondern auch *Deaktivierungen in daran unbeteiligten Strukturen*. Das gemessene Signal fiel also während einer definierten Aufgabe in bestimmten

Hirnregionen *unter* das Niveau des zuvor in Ruhe in diesen Regionen gemessenen Signals ab.

Hätte man dies nur einmal oder in wenigen Fällen gefunden, und wäre der Abfall ganz zufällig überall im Gehirn verteilt gemessen worden, hätte man der ganzen Sache wenig Beachtung geschenkt. Eine der Arbeitsgruppen jedoch, die bereits vor 20 Jahren sehr aktiv im Bereich der funktionellen Bildgebung war, zunächst mit PET und später mit fMRT, war die um den Neurologen und Radiologen Marcus Raichle. Dieser fiel auf, dass die Deaktivierungen eben nicht zufallsverteilt waren (wie man das bei einem Signal, das man als Zufallsrauschen interpretiert hatte, erwarten musste), sondern vor allem die medio-temporale Region betrafen. Man musste also vermuten, dass Hirnstrukturen, die nicht an einer *bestimmten* Aufgabe beteiligt sind, keinesfalls ruhen, sondern vielmehr durchaus aktiv sind.

Raichle und Mitarbeiter (1) verfolgten dieses Phänomen weiter. Sie hatten ja sehr viele Daten von Aktivierungsstudien in der Schublade und werteten diese ganz einfach anders herum aus: Was passiert bei Ruhe im Vergleich zu vielen unterschiedlichen Aktivierungsbedingungen? So stellten sie fest, dass die Aktivierung in manchen Bereichen des Gehirns während einer *bestimmten* Aufgabe absank und beim *Nichtstun* wieder anstieg.

Das Gehirn zeigt also in Ruhe nicht nur zufällige Schwankungen der Aktivierung, sondern befindet sich auch beim Nichtstun, d. h. dann, wenn wir keiner zielgerichteten Aktivität nachgehen, in einem ganz bestimmten Zustand. Man sprach von intrinsischer Aktivität, von der man weiter fand, dass sie Schwankungen unterworfen ist, die so langsam sind, dass man sie mit der fMRT messen kann: Die Frequenzen dieser Schwankungen liegen bei weniger als 0,1 Hz, d. h. die Aktivität geht alle 10 oder mehr Sekunden einmal rauf und runter. Damit war endgültig klar, dass es sich bei dieser Aktivität nicht um „Zufall" handeln konnte, fand man doch diese niederfrequenten Schwankungen in genau denjenigen Hirnregionen, die ein Absinken des Signals beim Erledigen einer konkreten geistigen Aufgabe zeigten.

Die für das Nichtstun zuständigen Gehirnregionen sind – jeweils bilateral – vor allem der mediale temporo-parietale Kortex, der Precuneus und posteriore cinguläre Kortex (PCC) sowie der mediale präfrontale Kortex (MPFC). Diese Bereiche bilden ein kortikales *Ruhestandardnetzwerk*, das man auch als *Default Mode Network* bezeichnete (1, 2). In den genannten Strukturen (Abb. 5-1) ist die Aktivität beim Nichtstun höher als dann, wenn man einer bestimmten Aufgabe nachgeht (14–17).

Ein anderer Forschungsstrang lieferte Befunde, welche die Funktionalität des Ruhestandardnetzwerks weiter verdeutlichten. Bereits 1995 zeigten Biswal und Mitarbeiter, dass niederfrequente Schwankungen des in der fMRT gemessenen Signals im linken Motorkortex in ihrem zeitlichen Verlauf hoch mit denen des rechten motorischen Kortex korrelieren, selbst wenn die Probanden sich gar nicht bewegen. Die beiden Regionen scheinen sich also selbst in Ruhe miteinander abzustimmen, d.h. sie sind funktionell miteinander verbunden. Solche funktionellen Verbindungen von Gehirnbereichen wurden schon vor über 20 Jahren

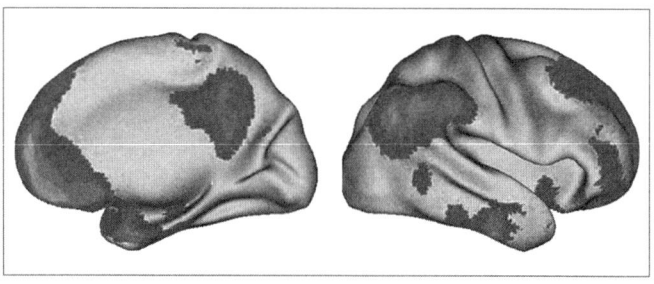

Abb. 5-1   Zum Ruhestandardnetzwerk gehörende kortikale Bereiche.

mittels elektrophysiologischer Methoden im Tierversuch nachgewiesen (4, 5), später auch in PET-Studien (6). Die Ergebnisse von Biswal und Mitarbeitern machten jedoch deutlich, dass man auch mittels der niederfrequenten Signalschwankungen im fMRT funktionelle Verbindungen zwischen neuronalen Strukturen abbilden kann. Man braucht nur die Leute in den Scanner zu legen und die Maschine beim Nichtstun laufen zu lassen (7). Die Daten werden dann daraufhin analysiert, ob Schwankungen an einem Punkt des Gehirns mit Schwankungen an irgendeinem anderen Punkt in Verbindung stehen (korreliert sind).

Auf diese Weise fand man, dass Gehirnregionen mit einer bekannten gemeinsamen Funktion, also beispielsweise die an der Bewegungssteuerung beteiligten Strukturen, gleiche Signaleigenschaften aufweisen. Man hat damit Grund zur Annahme, dass sie in funktioneller Verbindung stehen, weswegen man bei diesen Analysen auch von funktioneller Konnektivität spricht. Dies wiederum rechtfertigt es, von einem Netzwerk von Arealen zu sprechen, die gemeinschaftlich eine bestimmte Funktion haben. So spricht man vom somatomotorischen, auditorischen, visuellen und Sprach-Netzwerk (8–11).

Diesen *Resting-State-Netzwerken* – man findet sie durch die Untersuchung von Probanden beim Nichtstun! – ist gemeinsam, dass die niederfrequenten Signalfluktuationen einer jeden neuronalen Struktur innerhalb des entsprechenden Netzwerkes miteinander in ihrem zeitlichen Verlauf korrelieren, selbst wenn kein äußerer Reiz präsentiert oder eine geistige Aufgabe durchgeführt wird. Greicius und Mitarbeiter (8) untersuchten die Korrelationen von Signalfluktuationen innerhalb des Ruhestandardnetzwerks und beobachteten auch dort eine funktionelle Verbindung zwischen den einzelnen daran beteiligten neuronalen Strukturen. Neben den Netzwerken, die auf externe Reize reagieren bzw. spezifischen Aufgaben zugeordnet sind (sehen, hören, sprechen, bewegen) ist damit auch das Ruhestandardnetzwerk eine Funktionseinheit, denn die beteiligten Strukturen sind funktionell miteinander verbunden.

Dies wirft die folgende paradox klingende Frage auf: Was tut das Nichtstun-Netzwerk eigentlich? Wenden wir uns den Dingen in der Welt aufmerksam zu, dann werden bestimmte Netzwerke aktiver, vor allem frontale und parietale Regionen (12, 13). Wenden wir uns von der Welt ab, dann wird das Ruhestandardnetzwerk aktiver. Mittlerweile wurden eine Vielzahl an Studien zum Ruhestandardnetzwerk veröffentlicht, die dafür sprechen, dass es für Introspektion, für den Abruf von autobiografischen Gedächtnisinhalten, für die Vorstellung der eigenen Zukunft und die Fähigkeit, Absichten und Wünsche anderer zu erfassen (Theory of Mind), zuständig ist (20, 21). Seine Funktion wird mit dem Bewusstseinsgrad in Verbindung gebracht (22–24) und selbst im leichten Schlaf ist es noch aktiv (25), während es erst mit dem Tiefschlaf auch zur Ruhe zu kommen scheint (26–28). Man spricht auch vom *Autopiloten*, der anspringt, wenn es sonst nichts zu tun gibt, was dann aber auch dazu führen kann, dass wir mehr Fehler machen.

Führen wir beispielsweise eine simple Tastendruck-Aufgabe aus, konzentrieren wir uns zu Beginn und machen keine Fehler, während wir uns nach längerem Ausführen der Aufgabe langweilen, gedanklich abschweifen und Fehler machen. Eichele und Mitarbeiter (19) konnten mittels fMRT zeigen, dass während des Experiments das Ruhestandardnetzwerk zunehmend aktiver wird, wohingegen die Aktivität im Frontalhirn abnahm. Etwa 30 Sekunden nachdem diese Veränderungen zu beobachten waren, stieg die Fehlerquote der Versuchspersonen um etwa 50% an, während direkt nach einem Fehler neuronale Aktivierungen in parietalen Strukturen, die Aufmerksamkeit kontrollieren (18), wieder anstiegen.

Wer hätte vor zehn Jahren gedacht, dass es mittlerweile ganze wissenschaftliche Kongresse (Abb. 5-2) zum Thema

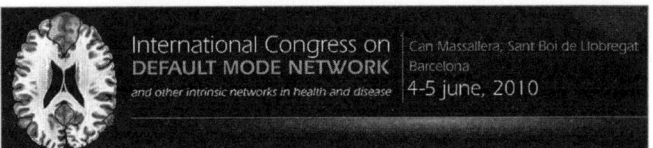

International Congress on DEFAULT MODE NETWORK and other intrinsic networks in health and disease | Can Massallera, Sant Boi de Llobregat Barcelona | 4-5 June, 2010

Abb. 5-2 Ankündigung des Internationalen Kongresses zum Ruhestandardnetzwerk in Barcelona, Spanien im Juni 2010.

Gehirnforschung beim Nichtstun geben würde? Wir waren alle so sehr mit spezifischer Aktivierung beschäftigt, dass es uns kaum eingefallen wäre, uns *wissenschaftlich* mit dem Nichtstun auseinanderzusetzen. Dass man dem Gehirn durch das Studium des Nichtstuns auf eine ganz neue Weise auf die Schliche kommen kann, dass man Dinge erfahren kann, die man durch Aktivierungsstudien gerade nicht finden kann, hätte man nicht geahnt. Die kurze Geschichte hierzu zeigt, wie verschlungen die Wege der Forschung sein können.

Literatur

1. Raichle ME, MacLeod AM, Snyder AZ, Powers WJ, Gusnard DA, Shulman GL. A default mode of brain function. Proc Natl Acad Sci USA 2001; 98(2): 676–82.
2. Fox MD, Snyder AZ, Vincent JL, Corbetta M, Van Essen DC, Raichle ME. The human brain is intrinsically organized into dynamic, anticorrelated functional networks. Proc Natl Acad Sci USA 2005; 102(27): 9673–8.
3. Biswal B, Yetkin FZ, Haughton VM, Hyde JS. Functional connectivity in the motor cortex of resting human brain using echoplanar MRI. Magn Reson Med 1995; 34(4): 537–41.
4. Gerstein GL, Bedenbaugh P, Aertsen AMJH. Neuronal assemblies. IEEE Trans Biomed Eng 1989; 36: 4–14.

5. Gochin PM, Miller EK, Gross CG, Gerstein GL. Functional inter-actions among neurons in inferior temporal cortex of the awake macaque. Brain Res 1991; 84: 505.

6. Friston KJ, Frith CD, Liddle PF, Frackowiak RSJ. Functional con-nectivity: the principle-component analysis of large (PET) data sets. J Cerebral Blood Flow Metab 1993; 13: 5.

7. Cordes D, Haughton VM, Arfanakis K, Carew JD, Turski PA, Moritz CH, Quigley MA, Meyerand ME. Frequencies contribut-ing to functional connectivity in the cerebral cortex in „resting-state" data. AJNR Am J Neuroradiol 2001 22(7): 1326–33.

8. Greicius MD, Krasnow B, Reiss AL, Menon V. Functional con-nectivity in the resting brain: a network analysis of the default mode hypothesis. Proc Natl Acad Sci USA 2003; 100(1): 253–8.

9. Hampson M, Peterson BS, Skudlarski P, Gatenby JC, Gore JC. Detection of functional connectivity using temporal correlations in MR images. Hum Brain Mapp 2002; 15(4): 247–62.

10. Lowe MJ, Mock BJ, Sorenson JA. Functional connectivity in sin-gle and multislice echoplanar imaging using resting-state fluctua-tions. Neuroimage 1998; 7: 119–32.

11. van de Ven VG, Formisano E, Prvulovic D, Roeder CH, Linden DE. Functional connectivity as revealed by spatial independent component analysis of fMRI measurements during rest. Hum Brain Mapp 2004; 22(3): 165–78.

12. Cabeza R, Nyberg L. Imaging cognition II: An empirical review of 275 PET and fMRI studies. J Cogn Neurosci 2000; 12(1): 1–47.

13. Corbetta M, Shulman GL. Control of goal-directed and stimulus-driven attention in the brain. Nat Rev Neurosci 2002; 3(3): 201–15.

14. Gusnard DA, Raichle ME. Searching for a baseline: functional imaging and the resting human brain. Nat Rev Neurosci 2001; 2(10): 685–94.

15. Simpson JR Jr, Snyder AZ, Gusnard DA, Raichle ME. Emotion-induced changes in human medial prefrontal cortex: I. During cognitive task performance. Proc Natl Acad Sci USA 2001; 98(2): 683–7.

16. Shulman GL, Fiez JA, Corbetta M, Buckner RL, Miezin FM, Raichle ME, Petersen SE. Common blood flow changes across visual tasks: II. Decreases in cerebral cortex. J Cogn Neurosci 1997; 9: 648–63.

17. McKiernan KA, Kaufman JN, Kucera-Thompson J, Binder JR. A parametric manipulation of factors affecting task-induced deactivation in functional neuroimaging. J Cogn Neurosci 2003; 15(3): 394–408.

18. Wojciulik E, Kanwisher N. The generality of parietal involvement in visual attention. Neuron 1999; 23(4): 744–64.

19. Eichele T, Debener S, Calhoun VD, Specht K, Engel AK, Hugdahl K, von Cramon DY, Ullsperger M. Prediction of human errors by maladaptive changes in event-related brain networks. Proc Natl Acad Sci USA 2008; 105(16): 6173–8.

20. Buckner RL, Andrews-Hanna JR, Schacter DL. The Brain's Default Network. Annals of the New York Academy of Sciences 2008; 1124: 1–38.

Spreng RN, Grady CL. Patterns of brain activity supporting autobiographical memory, prospection, and theory of mind, and their relationship to the default mode network. J Cogn Neurosci 2010; 22(6): 1112–22.

Dehaene S, Changeux JP. Ongoing spontaneous activity controls access to consciousness: a neuronal model for inattentional blindness. PLoS Biol 2005; 3: e141.

Baars B. The conscious access hypothesis: origins and recent evidence. Trends Cogn Sci 2002; 6: 47–52.

He BJ, Raichle ME. The fMRI signal, slow cortical potential and consciousness. Trends Cogn Sci 2009; 13: 302–9.

Horovitz SG, Fukunaga M, de Zwart JA, van Gelderen P, Fulton SC, Balkin TJ, Duyn JH. Low frequency BOLD fluctuations during resting wakefulness and light sleep: a simultaneous EEG-fMRI study. Hum Brain Mapp 2008; 29(6): 671–82.

Larson-Prior LJ, Zempel JM, Nolan TS, Prior FW, Snyder AZ, Raichle ME. Cortical network functional connectivity in the descent to sleep. Proc Natl Acad Sci USA 2009; 106(11): 4489–94.

Hobson JA, Pace-Schott EF. The cognitive neuroscience of sleep: Neuronal systems, consciousness and learning. Nat Rev Neurosci 2002; 3:679–93.

Horovitz SG, Braun AR, Carr WS, Picchioni D, Balkin TJ, Fukunaga M, Duyn JH. Decoupling of the brain's default mode network during deep sleep. Proc Natl Acad Sci USA 2009; 106(27): 11376–81.

6 Die Wissenschaft vom Flirten

Schon vor über 20 Jahren trieb sich der Psychologe David Buss in Kneipen und Bars herum, um das Verhalten von „Singles" beim Versuch, jemanden kennen zu lernen, zu untersuchen. Die Ergebnisse seines Singles-bar-research-Projekts wurden zunächst nicht überall ernst genommen, fanden jedoch Eingang in sein viel beachtetes Buch *The Evolution of Desire* (7). Insbesondere nachdem er seine Überlegungen an sehr vielen Personen in 37 unterschiedlichen Kulturen überprüft und in einem ausführlichen wissenschaftlichen Artikel der Zeitschrift *Behavioral and Brain Sciences* zur Diskussion gestellt hatte (7), kam man nicht mehr an ihm vorbei, wenn man sich mit Strategien der Partnerwahl beschäftigte. Und – leider – wurde das Ganze auch von einer nach Sex & Crime immer begierigen Boulevardpresse sowie in vielen populärwissenschaftlichen „Ratgeber"-Büchern in oft stark vereinfachter bis völlig falscher Form dargestellt (16). Sie kennen das: Frauen sind von der Venus, Männer vom Mars etc.

Was soll das Ganze? – Aus evolutionärer Sicht geht es bei der Partnerwahl heute wie schon in der Steinzeit (14) darum, dass jeder den bestmöglichen Partner findet, oder anders ausgedrückt: Wer eine Vorliebe für kranke, arme, alte und schwache Menschen hat, der hat, wenn es darum geht, sich fortzupflanzen, im Durchschnitt weniger Chancen, seine Gene in künftigen Generationen wiederzufinden. Daher sorgt die Evolution dafür, dass die meisten Menschen eher eine Vorliebe für gesunde, reiche, junge und starke Partner haben, ein Gedanke, der auf Darwin zurückgeht und durch Trivers (29) weiter präzisiert wurde.

Soweit so gut. Nun gibt es jedoch auch noch geschlechtsspezifische Unterschiede in der Strategie: Eine Frau durchlebt die gesamte Schwangerschaft, stillt (zumindest ist das von der Natur so vorgesehen) und schlägt sich so einige Jahre um die Ohren, bis der kleine Mensch auch vom Papa

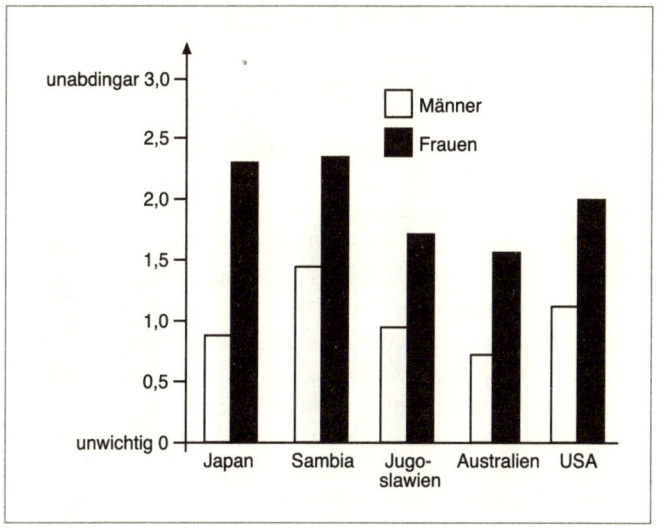

Abb. 6-1 Frauen ist bei der Partnerwahl Geld wichtiger als Männern. Subjektive Einschätzung der Bedeutung der finanziellen Ressourcen des Partners in einer Ehe oder langfristigen Partnerschaft auf einer Skala von 0 (unwichtig) bis 3 (unabdingbar) in verschiedenen Ländern der Erde (nach 9, S. 224).

versorgt werden könnte oder kann. Zudem weiß jede Frau genau, ob ein Kind von ihr ist oder nicht, es kam schließlich aus ihr heraus. Bei Männern[1] ist das anders. Und daraus folgt, dass Frauen bei Männern eher auf materielle Ressourcen – das Geld – achten, denn wer das nicht tut und wessen Kinder darum verhungerten, gehörte nicht zu unseren Großmüttern (Abb. 6-1). Und Männer wollen eher

---

[1] Das Ganze gilt im auch Tierreich, wo weibliches Geschlecht *definiert* ist als dasjenige mit den größeren Geschlechtszellen, also mit dem größeren „Investment".

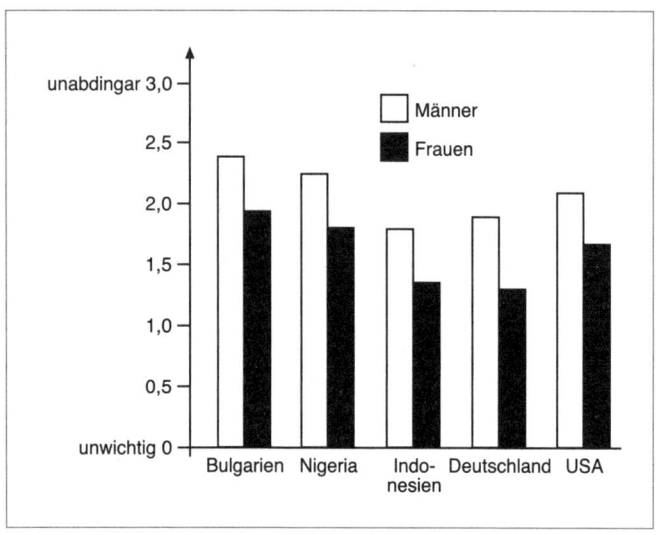

Abb. 6-2 Männern ist bei der Partnerwahl Schönheit wichtiger als Frauen. Subjektive Einschätzung der Bedeutung der körperlichen Attraktivität des Partners in einer Ehe oder langfristigen Partnerschaft auf einer Skala von 0 (unwichtig) bis 3 (unabdingbar) in verschiedenen Ländern der Erde (nach 9, S. 219).

eine attraktive und junge, d. h. fruchtbare, Frau, sonst haben sie geringere Chancen auf ein Dasein als Opa (Abb. 6-2). Daher findet man überall, dass Frauen etwas ältere Männer und Männer etwas jüngere Frauen bevorzugen (Abb. 6-3).

Die vom statistischen Bundesamt im Jahr 2010 publizierten Daten (31) zu den etwa 18 Millionen Ehepaaren in Deutschland spiegeln die genannten Trends eindeutig wieder: Bei 74% der Paare ist der Mann älter, 10% sind gleich alt und nur bei 16% ist die Frau älter. Fassen wir zusammen: Man findet überall, dass den Männern das Aussehen

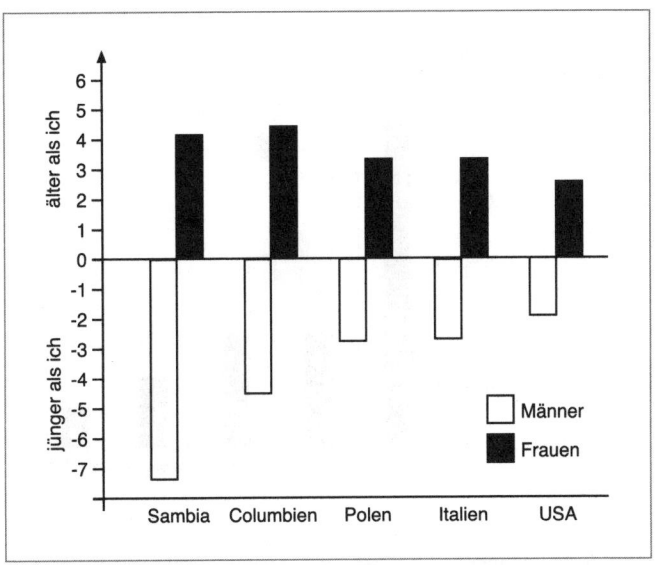

Abb. 6-3 Männer bevorzugen bei der Partnerwahl jüngere Frauen und Frauen ältere Männer. Gewünschter Altersunterschied zwischen den befragten Versuchspersonen und einem Partner. Positive Werte zeigen an, dass die Person einen älteren Partner bevorzugt, negative Werte bedeuten die Bevorzugung eines jüngeren Partners (nach 9, S. 220).

wichtiger ist als den Frauen, und den Frauen umgekehrt das Geld wichtiger ist als den Männern. Und Männern ist Keuschheit wichtiger als Frauen (Abb. 6-4), weil man(n) sonst riskiert, ein Kind zu haben, das nicht das eigene ist. (Noch einmal: Weil Männer ein Produkt der Evolution sind, mögen sie das nicht, denn von Männern, die das mochten, können wir nicht abstammen!).

Weil Frauen wesentlich mehr „zu verlieren" haben, wenn sie sich für den falschen Partner entscheiden, brau-

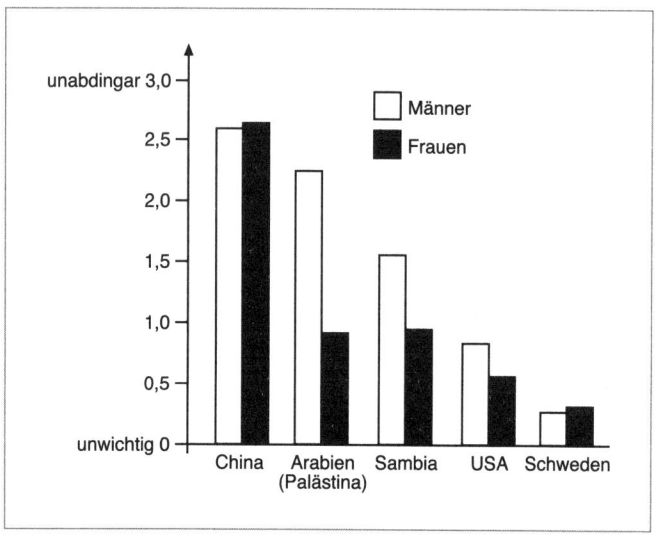

Abb. 6-4 Männern ist bei der Partnerwahl Keuschheit wichtiger als
Frauen. Subjektive Bewertung der Keuschheit des Partners (kein vorheriger Geschlechtsverkehr) in einer Ehe oder langfristigen Partnerschaft auf einer Skala von 0 (unwichtig) bis 3 (unabdingbar) in verschiedenen Ländern der Erde (nach 9, S. 218). Selbst die Ausnahmen
können die im Text genannte Regel bestätigen: In Schweden kümmert
sich der Staat, übernimmt also viele Aufgaben der Versorgung, die
ansonsten der Vater hatte. Und weil das so ist, braucht der sich nicht
mehr den Kopf darüber zu zerbrechen, ob sein Investment auch wirklich seines ist. In China dürfte derselbe Mechanismus wirksam sein,
wobei zu Zeiten der Datenerhebung die Ein-Kind-Politik bereits seit
gut einem Jahrzehnt Gültigkeit hatte.

chen sie auch länger, bis sie sich entscheiden bzw. bis
sie ihre Entscheidung umsetzen (Abb. 6-5). Weil Männer
umgekehrt weniger zu verlieren haben, wenn sie ein
Kind zeugen, und die Anzahl der Nachkommen (viel mehr
als bei Frauen) von der Anzahl der Partnerinnen abhän-

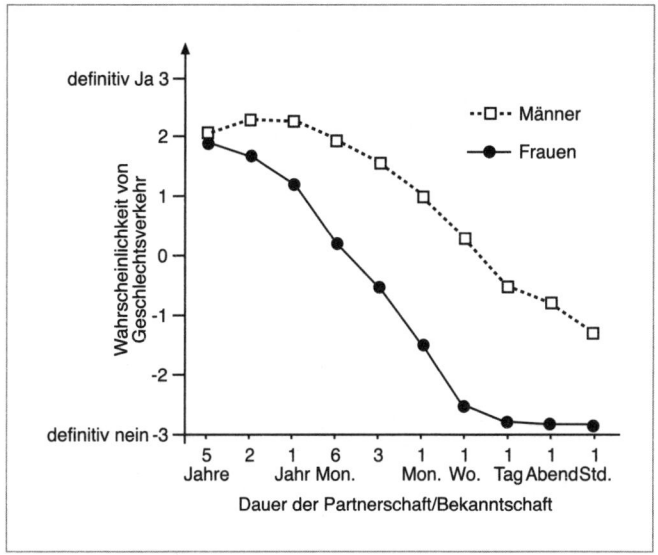

Abb. 6-5   Frauen warten in einer Beziehung bis zum Sex länger ab.
Subjektive Einschätzung der Wahrscheinlichkeit, dass eine Versuchsperson mit einem Partner sexuellen Verkehr haben würden in Abhängigkeit von der bisherigen Dauer der Beziehung (nach 9, S. 211).

gen kann, neigen sie eher zur Promiskuität als Frauen
(Abb. 6-6).

Dies alles wird den geneigten Leser nicht wirklich überraschen und sei hier nur als Hintergrund zum besseren Verständnis der im Folgenden angeführten Studien zum Flirten
angeführt. So werden beispielsweise die Ergebnisse einer
Studie zum Einfluss der Anwesenheit von Personen des jeweils anderen Geschlechts auf die Attraktivität einer Person erst vor diesem Hintergrund so richtig plausibel.

Die Attraktivität einer Frau (Jugend, Gesundheit) ist
für einen Mann ohne Probleme einzuschätzen, die eines

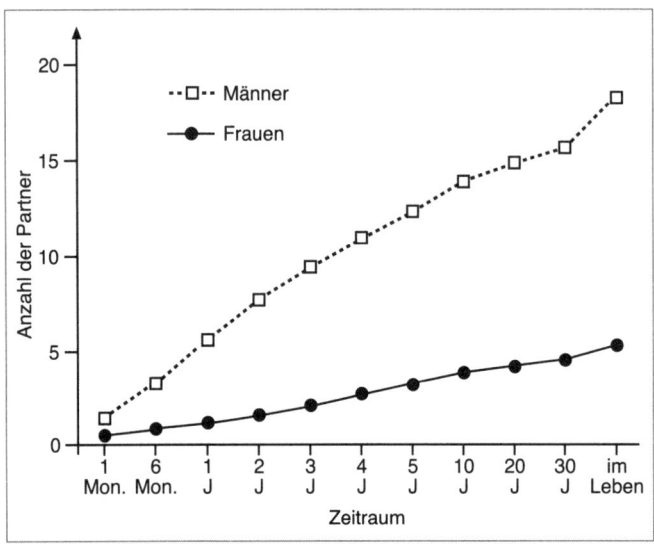

Abb. 6-6 Anzahl der Partner, die sich eine Versuchsperson wünscht, in Abhängigkeit vom Zeitraum, auf den sich die Angaben beziehen (nach 9, S. 211).

Mannes (Reichtum, Fürsorglichkeit) für eine Frau jedoch nicht. Daher macht es für eine Frau Sinn, sich für Männer zu interessieren, für die sich andere Frauen auch interessieren, denn ganz offensichtlich haben diese ja schon eine positive Bewertung durchgeführt. Mit den Worten der Autoren: „The presence of other women who appear to be romantically interested in a man [...] suggests that he possesses at least some oft the qualities that women prefer in their mates. [...] Using the presence of other women as an initial mate-value barometer allows women to gain valuable, relative honest information regarding the quality of an unknown man without incurring the cost associated with gaining the information firsthand" (19, S. 636)[2].

Eine von Männern umgebene Frau liefert Männern hingegen keine weiteren Informationen über sich selbst, dokumentiert jedoch, dass er große Konkurrenz hat und dass sein Kind vielleicht nicht wirklich das seine ist. Die Evolution hat daher Männer hervorgebracht, die sich für von Männern umgebene Frauen eher nicht interessieren: „Over the course of evolutionary time, reproductive advantages would have accrued to men who directed their mating efforts most intensely toward women who were sexually accessible and whose reproductive resources could be monopolized" (17, S. 637).

Insgesamt 847 junge (heterosexuelle) Männer und Frauen mussten anhand von 30 Bildern einschätzen, wie sehr sie sich die abgebildeten 10 Personen des anderen Geschlechts als Partner in einer längeren romantischen Beziehung vorstellen könnten, wobei die Personen entweder alleine oder mit vier anderen Personen (etwa gleichen Alters) des gleichen oder des jeweils anderen Geschlechts auf dem Bild zu sehen waren. Insgesamt sahen die weiblichen Probanden also 10 Männer, entweder allein oder umgeben von vier Männern oder vier Frauen, und die männlichen Probanden sahen die Bilder von 10 Frauen, jeweils alleine oder umgeben von vier Frauen oder Männern.

Das Ergebnis der Studie (Abb. 6-7) war signifikant und eindeutig: Männer mögen Frauen lieber, wenn sie allein oder von Frauen umgeben sind, Frauen hingegen mögen

---

2 Seit gut 30 Jahren wird zudem die *Sexy-son*-Hypothese (30) diskutiert, die wie folgt lautet: Frauen, die sich für Männer interessieren, für die sich andere Frauen auch interessieren, werden Söhne mit den gleichen Eigenschaften ihrer Männer haben und daher mit größerer Wahrscheinlichkeit mehr Enkel. Nur von diesen Frauen stammen wir ab.

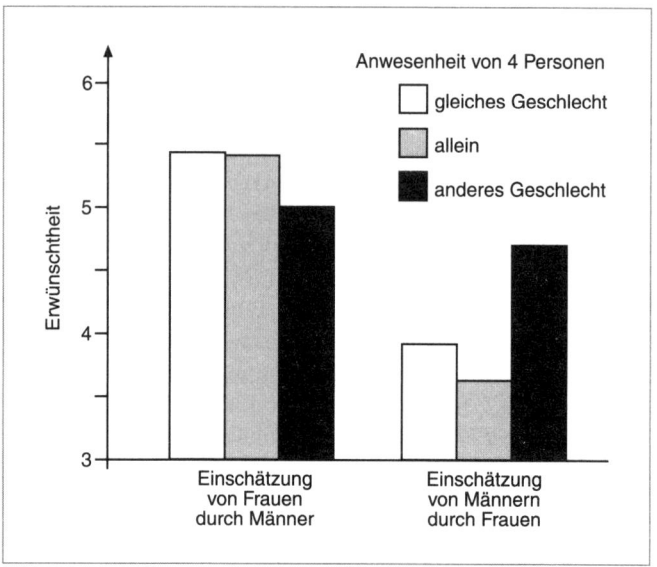

Abb. 6-7 Ergebnis der Studie von Hill und Buss (19, S. 641). Die Erwünschtheit des Partners wird durch die Anwesenheit gegengeschlechtlicher Personen je nach Geschlecht in die entgegengesetzte Richtung beeinflusst: Frauen mögen eher Männer, die von anderen Frauen umgeben sind (schwarzer Balken rechts). Männer mögen Frauen, die von anderen Männern umgeben sind, eher nicht (schwarzer Balken links).

Männer lieber, die von Frauen umgeben sind. Eine weitere Studie an insgesamt 627 Probanden ergab, dass prinzipiell die gleichen Effekte sich einstellten, wenn man die jeweilige Konkurrenz befragte, wenn also Männer angeben mussten wie erwünscht/attraktiv ein von Männern oder Frauen umgebener oder einsamer Mann auf eine andere Frau wirkt bzw. wenn Frauen angeben mussten wie sehr eine Frau unter den drei Bedingungen auf einen anderen Mann wirkt.

Frauen und Männer achten also beim Flirten auf den sozialen Kontext, nutzen jedoch aus letztlich evolutionären Gründen die Signale in völlig anderer Weise.

Studien zur kulturellen Variabilität von nonverbalem Flirt-Verhalten zeigten jedoch auch eine größere Varianz als dies bei alleiniger biologischer Determination dieses Verhaltens zu erwarten wäre (15). Wie man sich beim Flirten verhält, was man sagt und was man tut, ist also keineswegs allein durch die Evolution und unser Geschlecht bestimmt, wenn auch beides eine wichtige Rolle spielt. Einen großen Einfluss auf das Flirten haben auch individuelle Charaktereigenschaften (man kennt das: der Schüchterne flirtet anders als der Draufgänger) und gesellschaftliche bzw. kulturelle Gegebenheiten. Im aktuellen Saudi-Arabien beispielsweise sehen sich die Partner beim Flirten gar nicht, weil sie in verschiedenen Räumen des gleichen Restaurants sitzen. Aber alle Flirtenden haben Handys mit Bluetooth-Funktion womit sie ganz rege Nachrichten senden und empfangen. Man muss daher davon ausgehen, dass verbale Fähigkeiten in diesem Land beim Flirten noch wichtiger sind als anderswo.

So wundert nicht, dass Hall und Mitarbeiter (17) fünf Stile des Flirtens unterschieden und ein Flirting Styles Inventor entwickelten, um diese zuverlässig zu identifizieren. „Jeder Stil beschreibt eine Weise des Kommunizierens, der die eigene Person darstellt und zugleich zielgerichtet ist, und von dem man annehmen kann, dass er die Persönlichkeit, die Annahmen und Einstellung zur Partnerwahl sowie die Bedenken der einen Partner suchenden Person reflektiert", umreißen die Autoren (17, S. 369, Übersetzung durch den Autor), was sie mit „Stil" meinen. Die fünf Stile sind:

- traditionell,
- körperlich,
- ernsthaft,
- spielerisch,
- höflich.

Sie lassen sich anhand spezifischer Ausdrucks- und Verhaltensweisen identifizieren. Wer traditionell flirtet, entspricht den überkommenen und weithin bekannten Geschlechterrollen: Männer sind aktiv, Frauen passiv. „Trotz einer Tendenz zur zunehmenden Gleichheit zwischen den Geschlechtern zeigen Studien, dass man nach wie vor vom Mann erwartet, dass er die Frau anspricht, die verbale Kommunikation beginnt und fortführt und dann um ein weiteres Treffen ersucht" (17, S. 369, Übersetzung durch den Autor). Zwar können Frauen durch verlängerten Augenkontakt oder andere nonverbale Verhaltensweisen (wie beispielsweise Darbieten der seitlichen Halspartie durch Heben und Kippen des Kopfes) Offenheit signalisieren, den Anfang macht dennoch der Mann – darin sind sich Männer und Frauen einig, Emanzipation hin oder her.

Zum körperlichen Flirten sagen die Autoren nicht viel, geht es doch offensichtlich um Sex, was man im Englischen viel schöner ausdrücken kann: „Those who score high are more likely to have their behavior interpreted as sexual, and would be less likely to have difficulty conveying interest" (17, S. 370). Bliebe noch zu erwähnen, dass Männer zwar verbal dominanter sind, Frauen jedoch beim Erwecken der Aufmerksamkeit durch sexuelle Signale die Oberhand haben.

Der ernsthafte Stil des Flirtens ist durch ein Interesse an emotionaler Bindung gekennzeichnet. Beide Geschlechter erleben diese Art des Flirtens, d. h. das Suchen nach einer emotionalen (Ver-)Bindung als wünschenswert und ehrlich. Und für beide besteht das Ziel des ersten Treffens im Wesentlichen im Herstellen einer emotionalen Verbindung. „This style is effective in conveying sincerity but not at communicating sexual interest. It is non-threatening and nonsexual, and may run into difficulty when individuals want to escalate at different rates", kommentieren die Autoren (17, S. 371) und warnen zugleich.

Wer spielerisch flirtet, will nicht unbedingt eine dauerhafte Beziehung beginnen, sondern begreift die Sache eher als Sport oder Gesellschaftsspiel und will vor allem Spaß haben.

Wer höflich flirtet, hält die Regeln ein, ist weniger aufdringlich und redet bestimmt nicht über Sex. Er sorgt sich eher darum, dass alles zu schnell geht oder dass sein Flirt-Verhalten als Zeichen dafür gesehen wird, dass er dringend eine Partnerin braucht. Zugleich sorgt er sich darum, dass er vielleicht in dem Sinne wahrgenommen wird, sich zu wenig Mühe zu geben.

Zur weiteren Überprüfung dieser Flirt-Typologie wurde überdies von den Autoren ein Fragebogen entwickelt mit zunächst 43 Items, die 5020 Personen vorgelegt wurden. Durch Faktorenanalyse wurden dann 26 Items gewonnen, die jeweils auf den fünf Flirt-Typen hoch laden. Weitere Auswertungen zeigten Folgendes: Die Flirt-Stile traditionell, körperlich, ernsthaft und höflich werden von Frauen bevorzugt, einzig der Stil spielerisch ist bei Männern beliebter. (Warum das so ist, klärt nicht zuletzt die unten diskutierte Studie von Prokosch und Mitarbeitern.) Wer jetzt noch genauer wissen will, wie man in Abhängigkeit von Persönlichkeit (der eigenen und der des Partners) und äußeren Umständen flirten muss, um Erfolg zu haben und (wie könnte das fehlen) welche weiteren Studien notwendig sind, um diese Fragen noch besser beantworten zu können, dem bleibt die Mühe nicht erspart, die mit 30 Seiten klein gedruckten Fachjargons ausgestattete Publikation zu lesen.

Was die Formel 1 für die Innovation im Automobilbereich ist, ist Speed Dating für die Flirt-Forschung. Darunter versteht man eine aus den USA stammende Methode, schnell neue Partner zu finden. Erfunden wurde diese im Grunde sehr eigenartige Weise des sozialen Umgangs zwischen Männern und Frauen von einem orthodox-jüdischen Rabbiner aus Los Angeles als Kontaktbörse für alleinstehende Männer und Frauen seiner Gemeinde. Nur kurze Zeit später wurde Speed Dating schon kommerziell organisiert, wobei pro Geschlecht meist sieben bis zehn Personen teilnehmen. In der kurzen Zeit von sieben bis acht Minuten lernen sich jeweils zwei Menschen kennen, dann ertönt ein Zeichen und es geht mit dem/der Nächsten weiter. Während des Gesprächs lernt man sich kennen und lotet gemeinsame Interessen aus – einschließlich Familienplanung. Danach können alle entscheiden, wen sie wiedersehen möchten und wen nicht.

Wenn man unter vielen möglichen Partnern aussuchen muss, gibt man sich allerdings mit Partnereigenschaften, deren Feststellung einfach ist (Größe, Gewicht) eher ab als mit Eigenschaften, deren Evaluation länger braucht (Ausbildung, Beruf), wie die Auswertung von 84 Speed Dating Ereignissen mit insgesamt 1 868 Frauen und 1 870 Männern ergab. Wie so vieles ist eben auch die Partnerwahl durch die Grenzen unseres Denkvermögens beschränkt, lautet daher die profunde Einsicht der Wissenschaftler: „Human mate choice sits squarely within the domain of general cognition, as this study shows it to be constrained bybounds on cognitivere sources" (22, S. 528).

Trotz dieser Methoden bedingten Tendenz zur Oberflächlichkeit haben Sozialwissenschaftler das Speed Dating erforscht, um ein besseres Verständnis vom menschlichen Paarungsverhalten zu gewinnen. Interessant ist beispielsweise, was die Menschen darüber sagen, welche Qualitäten sie beim Partner bevorzugen, und wie sie sich tatsächlich verhalten. Vor allem bei Männern liegen hier Theorie und Praxis weit auseinander (28). Während sie vor dem Rendezvous angaben, nach Partnerinnen zu suchen, die in Aussehen, Sozialstatus oder Bildung auf einer Ebene mit ihnen selbst lagen, wählten sie beim tatsächlichen Speed Dating einfach die schönsten Frauen aus. Männer wollten zudem die Hälfte der Frauen wiedersehen, Frauen dagegen nur ein Drittel der Männer.

Dieser Unterschied in der Selektivität beim Speed Dating ist möglicherweise nicht einfach nur „Testosteronbedingt", wie man heute gerne sagt, sondern kulturell vermittelt. Hierfür spricht eine Studie an 350 Männern und Frauen in 15 Speed Dating Sitzungen, bei denen entweder Männer aufstehen und zur nächsten Frau gehen mussten (in 8 Sitzungen) oder umgekehrt die Frauen zu den Männern wechselten (in 7 Sitzungen). Näherten sich die Frauen physikalisch den Männern war die Bereitschaft zu einer Fortsetzung des Gesprächs bei Männern und Frauen gleich (12) und der geschlechtsspezifische Unterschied zur Häufigkeit des Wiedersehens löste sich auf. Vermutlich, weil man sich ja selbst schon aufgemacht hatte, ist, im Sinne einer Reduktion der kognitiven Dissonanz, der potenzielle Partner allein dadurch eben schon etwas wertvoller und daher die Bereitschaft, weitere Zeit zu investieren, größer.

Weitere Ergebnisse der Erforschung schneller Rendezvous sind: Frauen machen sich eher ein Gesamtbild des Gesprächspartners, einschließlich seiner Tauglichkeit als möglicher Vater (28). Attraktive Frauen und sexuell vergleichsweise aktivere Männer können ihren Marktwert besser einschätzen (Speed Dating Studie an 382 Männern und Frauen; 2), wobei Frauen ihre eigene Attraktivität stärker in Rechnung stellen als Männer (21). Daher mögen Frauen auch diejenigen Männer lieber, von denen sie wissen, dass diese sie für attraktiv hielten, wie Wissenschaftler an der Universität von Virginia und der Harvard Universität (32) herausfanden. Frauen sahen sich die Facebook-Profile verschiedener Männer an und bekamen zugleich gesagt, was diese Männer von ihnen hielten: Entweder dass der betreffende Mann sie

- sehr attraktiv,
- nur durchschnittlich attraktiv oder
- sehr bis durchschnittlich attraktiv

(Bedingung Unsicherheit) fände. Wie sich zeigte, mochten die Frauen diejenigen Männer, von denen sie wussten, dass sie sie für attraktiv hielten, lieber als diejenigen Männer die sie für nur durchschnittlich attraktiv hielten. Am liebsten mochten die Frauen jedoch die Männer unter der Bedingung Unsicherheit! Wer kennt es nicht, das Zupfen an den Blütenblättern („sie liebt mich, sie liebt mich nicht ..."), in der brennenden Unsicherheit der Liebe eines geliebten Menschen. Diese Ungewissheit wird nach den Ergebnissen der Studie also nicht nur einseitig durch Zuneigung verursacht, sondern verursacht umgekehrt ihrerseits eine größere Zuneigung. Zwischen Unsicherheit und Liebe gibt es also auch eine umgekehrte Kausalität! Aus systemneurobiologischer Sicht ist dieser Befund übrigens nicht überraschend: Der Nucleus accumbens springt nicht nur bei romantischer Liebe an (4), sondern auch bei zunehmender Unsicherheit (1).

Stimmen die Partner beim Speed Dating in ihrer Sprache überein, wobei insbesondere der Gebrauch von Funktionswörtern entscheidend ist, die wir normalerweise gar nicht wahrnehmen, ist der Erfolg (beide möchten sich wieder treffen) deutlich größer (20). Dieses Interesse aneinander lässt sich bei Männern viel leichter aus nur 10 Sekunden Video-Aufnahme des Verhaltens beim Speed Dating vorhersagen als bei Frauen, die es darauf anzulegen scheinen, ihre Interessen zu verbergen (25).

Wie auch immer der Mann flirtet, seine Intelligenz nutzt ihm dabei, obgleich es hierzu kaum Studien gibt. Dies hat aus evolutionsbiologischer Sicht zwei Gründe: Zum einen bewirkt Intelligenz ein höheres Einkommen und eine höhere soziale Stellung und Absicherung (34). Zum anderen kann Intelligenz als Fitnessindikator gesehen werden, d.h. als sinnlose Eigenschaft, die dem Träger bescheinigt, dass er so fit ist, dass er sie sich leisten kann[3]. Da bei Frauen

3 Diese Überlegung geht auf den Evolutionsbiologen Geoffrey Miller zurück (27).

nachgewiesen werden konnte, dass sie in Abhängigkeit vom Zyklus Männer mit unterschiedlichen Eigenschaften bevorzugen (eher gute Gene während der fruchtbaren Tage und eher gutes Geld während der unfruchtbaren Tage[4]), prüften Haselton und Miller (18) die Hypothese, dass Frauen kreative, intelligente Männer vor allem während der fruchtbaren Tage des Zyklus bevorzugen, was dafür spräche, dass sie Intelligenz weniger als Anzeichen für Ressourcen, sondern eher als Anzeichen für „gute Gene" ansehen. In ihrer Studie wurde diese Hypothese bestätigt, in einer anderen jedoch nicht (13).

Keinen Zusammenhang zwischen Zyklus und Bevorzugung von Intelligenz zeigte dagegen eine Studie von Prokosch und Mitarbeitern (26) an 204 Frauen, die kurze Videos von insgesamt 15 Männern (die unterschiedliche verbale Tätigkeiten/Aufgaben ausführten) danach beurteilen mussten, wie sehr sie an einer kurzfristigen bzw. langfristigen Beziehung mit diesen Männern interessiert wären. Zusätzlich hatten sie deren Attraktivität, Kreativität, Intelligenz und finanzielle Situation einzuschätzen, und auch die Phase des Zyklus der Frauen wurde festgehalten. Hierbei zeigte sich insgesamt ein signifikanter, positiver, wenn auch nicht besonders großer Zusammenhang zwischen Intelligenz und Attraktivität sowie, unabhängig davon, zwischen Kreativität und Attraktivität. Ein ähnliches Ergebnis für Kreativität hatten schon Nettle und Glegg (23) drei Jahre zuvor bei Künstlern und Dichtern gefunden: Je produktiver diese gerade waren, desto größer war die Anzahl ihrer Geschlechtspartner[5].

---

4 Zuweilen ist auch von *good genes* versus *good dads* die Rede, wobei Frauen nachgewiesenermaßen während der fruchtbaren Tage die guten Gene und in der übrigen Zeit die guten Väter bevorzugen.

5 Ein Befund übrigens, der mit Freuds Sublimierungstheorie künstlerischer Produktivität nur schwer vereinbar ist.

Wenn vom Mann schon Intelligenz und Initiative verlangt werden, was sollte er dann sagen? Womit beginnt er seinen Versuch, als Lieferant von Genen für künftige Generationen zu dienen? Alles hängt vermeintlich vom ersten Satz ab, jenen wenigen Wörtern, die über evolutionäre Sackgasse oder Erfolg entscheiden, und so wundert es nicht, dass auch hierzu erste wissenschaftliche Studien vorliegen.

Der britische Psychologe Christopher Bale und Mitarbeiter (3) waren die ersten und konzipierten 40 kleine Fallvignetten mit jeweils bestimmtem sozialen Kontext und einer Bemerkung des Mannes, die geeignet sein sollte, eine Frau dazu zu bewegen, sich ihm zuzuwenden und sich mit ihm zu unterhalten zwecks der Auslotung weiterer möglicher gemeinsamer Aktivitäten. Sie reichten von Angeboten der Hilfe oder der Bitte um Hilfe über witzige Bemerkungen bis zu trivialen Komplimenten und manchen bekannten „Anmache-Sprüchen" (wie die jüngere Generation das heute nennen würde).

Im Rahmen eines Experiments wurden (männliche und weibliche) Versuchspersonen gebeten, die Äußerung des Mannes dahingehend einzuschätzen, wie wahrscheinlich es ist, dass er damit Erfolg hat, d.h. die Frau dazu bewegt, den Gesprächsfaden aufzunehmen. Man teilte die männlichen Chat-up-lines (so nennen das die Engländer) thematisch in sieben Gruppen ein und fand unterschiedliche Wirkungen verschiedener Sprüche bei Frauen. Die Themen sind – in einer Reihung nach abnehmendem Erfolg – die Folgenden:

- eigene gute Charaktereigenschaften betonen,
- die eigene kulturelle Bildung hervorheben,
- den eigenen Reichtum betonen,
- (unterschiedliche, nicht einzuordnende Themen),
- Humor,
- Komplimente,
- Bemerkungen zum Thema Sex.

Wer also bei der Suche nach einer Partnerin mit der Tür ins Haus fällt, hat die geringsten Chancen. Man(n) sollte eigentlich Charakter, Kultur oder (wenn es bei beidem hapert) mindestens den eigenen Reichtum betonen, um bei einer Frau zu landen. Warum, so lautete daher die bohrende Frage der Wissenschaftler, gibt es dann die vielen unwirksamen verbalen Flirt-Anfänge?

Um dieser Frage nachzugehen, wurde von Cooper und Mitarbeitern (10) die Hypothese getestet, dass es beim Flirten gar nicht allein um einen Gesprächsanfang geht, sondern zusätzlich auch darum, bestimmte (Typen von) Frauen auszuwählen. Insgesamt 381 Probanden sollten Flirt-Vignetten nach ihrer Erfolgschance beurteilen. Bei einer Teilgruppe wurden zusätzlich Persönlichkeitseigenschaften und ein „Rendezvous-Partner-Bevorzugungs-Test" durchgeführt. Mittels Faktorenanalyse wurde dann untersucht, ob es einen Zusammenhang zwischen dem „Ansprechen" einer Frau auf einen verbalen Flirt-Anfang und deren Persönlichkeit gibt. Hierbei zeigte sich beispielsweise, dass extrovertierte Frauen auf Humor gut ansprechen. Andererseits wurde auch deutlich, dass Frauen, die Probleme mit der Auswahl von Partnern haben (d. h. im „Rendezvous-Partner-Bevorzugungs-Test" mit größerer Wahrscheinlichkeit einen qualitativ minderwertigen Partner – a bad mate, wie die Engländer sagen – bevorzugen) eher auf sexuelle Anspielungen ansprechen. Die häufige Verwendung von sexuell konnotierten verbalen Äußerungen beim Flirten, die nicht zum Erfolg führen, findet damit eine wissenschaftliche Erklärung. Man(n) würde (im Erfolgsfall) damit eine Frau auswählen, die ihrerseits nicht gut auswählen kann. Wer übrigens nachlesen möchte, welche Sprüche von Männern systematisch besser oder schlechter eingeschätzt wurden als ihr tatsächlicher Erfolg, sei auf die Originalpublikation von Cooper und Mitarbeitern (10) verwiesen.

Und was trägt man beim Flirten? Rot! – lautet die Antwort der Wissenschaft, die sich gerade in jüngster Zeit auch bei dieser Frage als unerwartet ergiebig erweist. Dass Männer bei Frauen auf die Farbe Rot besonders ansprechen, ist nicht erst seit dem Film *Die Frau in Rot* (33) gut bekannt, finden sich doch rote äußere Zeichen der Fruchtbarkeit bei weiblichen Primaten zuhauf und sind eine gut durchblutete Haut und insbesondere Schleimhaut (Lippen) seit alters her Zeichen von Fruchtbarkeit. So wundert nicht, dass man die Effekte der Farbe Rot auf das Flirten auch experimentell zeigen konnte: Unterhielten sich Männer mit einer Frau, die eine rote Bluse trug (im Vergleich zu einer grünen), so stellten sie vergleichsweise mehr persönliche Fragen. Auch rückten sie in einem anderen Experiment während einer Unterhaltung messbar näher an eine Frau mit roter Bluse heran (im Vergleich zu einer Frau mit einer blauen Bluse; 35).

Und welche Farbe mögen Frauen? Bei Fischen, Reptilien und Vögeln ist gut untersucht, dass wiederum die Farbe Rot eine große Bedeutung für die Anlockung von Weibchen durch Männchen hat, man denke nur an das Rotkehlchen oder den Stichling. Bei Säugetieren ist die Bedeutung der Farbe Rot für sexuelle Auswahl auf die Primaten beschränkt, die sich ja auch durch das trichromate Sehen von anderen Säugern abheben (36). Bei Rhesusaffen wurde nicht nur gefunden, dass die Farbe des Gesichts der Männchen während der Brunftzeit aus hormonellen Gründen stärker ins Rötliche geht, sondern auch, dass Weibchen männliche Gesichter lieber mögen, die einen rötlicheren Teint aufweisen (37). Entsprechend fanden Andrew Elliot und Mitarbeiter (38) in nicht weniger als sieben Experimenten, dass die Farbe Rot, von Männern getragen, zu einer Steigerung von deren Attraktivität auf Frauen führt. Plötzlich wird klar, warum mein Freund Wulf bei unseren Auftritten immer eine rote Hose an hat (Abb. 6-8a) und warum mein Freund Dirk neulich bei seiner Hochzeit ganz ungewöhnliche Schuhe trug (Abb. 6-8b).

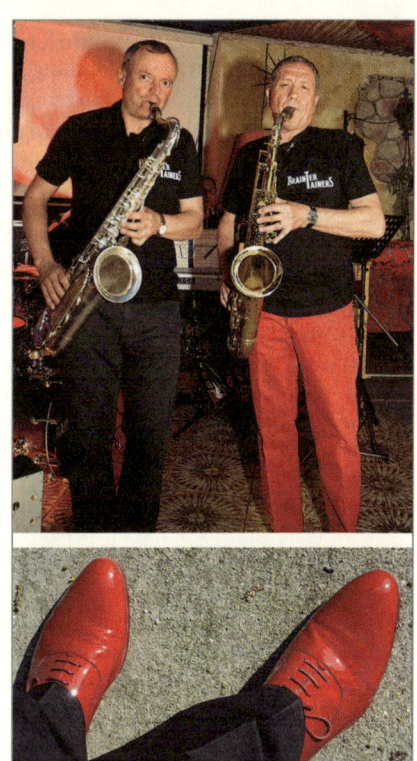

Abb. 6-8 Auch Männer kleiden sich in Rot, was rein wissenschaftlich durchaus anschlussfähig ist (Foto oben: Johannes Poll; Foto unten: privat).

Bevor Sie, geneigter Leser oder geneigte Leserin, mir frustrierte, böse Mails schreiben, muss einschränkend folgendes gesagt werden: Wie an anderer Stelle dargestellt (39, insbesondere Abb. 3), sind die Auswirkungen der Farbe Rot immer dann am deutlichsten, wenn es um das berüchtigte *Zünglein an der Waage* geht: Ein rotes Oberteil wird also wenig bewirken, wenn Ihr Rendezvous sowieso daneben gegangen wäre. Wenn es aber auf der Kippe steht, dann hat Rot vielleicht eine Chance!

Die Wissenschaft vom Flirten ist noch jung und dennoch schon sehr vielfältig und reichhaltig. Die konkrete Anwendung wissenschaftlich allgemeiner Erkenntnisse auf den konkreten Einzelfall ist jedoch eine Kunst. Und wer diese nicht beherrscht, dem kann auch die Evolution nicht helfen!

Literatur

1. Abler B, Herrnberger B, Grön G, Spitzer M. From uncertainty to reward: BOLD characteristics differentiate signaling pathways. BMC Neuroscience 2009; 10: 154–165.
2. Back MD, Penke L, Schmukle SC, Asendorpf JB. Knowing your own mate value: sex-specific personality effects on the accuracy of expected mate choices. Psychological Science 2011; 22: 984–989.
3. Bale C, Morrison R, Caryl PG. Chat-up lines as male sexual displays. Personality and Individual Differences 2006; 40: 655–664.
4. Bartels A. Die Liebe im Kopf. In: Spitzer M, Bertram W (Hrsg.). Hirnforschung für Neu(ro)gierige. Stuttgart: Schattauer 2010.
5. Bressler ER, Balshine S. The influence of humor on desirability. Evolution and Human Behavior 2006; 27: 29–39.
6. Buss DM. Sex differences in human mate preferences: evolutionary hypotheses tested in 37 cultures. Behavioral and Brain Sciences 1989; 12: 1–49.
7. Buss DM. The Evolution of Desire. New York, NY: Basic Books 1994.
8. Buss DM. Evolutionary Psychology: The New Science of the Mind. Boston, MA: Allyn & Bacon 1999.
9. Buss DM, Schmitt DP. Sexual strategies theory: an evolutionary perspective on human mating. Psychological Review 1993; 100: 204–232.

10. Cooper M, O'Donnell D, Caryl PG, Morrison R, Bale C. Chat-up lines as male displays: Effects of content, sex, and personality. Personality and Individual Differences 2007; 43: 1075–1085.

11. Darwin C. The Descent of Man, and Selection in Relation to Sex. London: John Murray 1871.

12. Finkel EJ, Eastwick PW. Arbitrary social norms influence sex differences in romantic selectivity. Psychological Science 2009; 20: 1290–1295.

13. Gangestad SW, Garver-Apgar CE, Simpson JA, Cousins AJ. Changes in women's mate preferences across the ovulatory cycle. Journal of Personality and Social Psychology 2007; 92: 151–163.

14. Geary DC, Vigil J, Bryd-Craven J. Evolution of human mate choice. The Journal of Sex Research 2004; 41: 27–42.

15. Grammer K, Honda M, Juette A, Schmitt A. Fuzziness of nonverbal courtship communication unblurred by motion energy detection. Journal of Personality and Social Psychology 1999; 77: 487–508.

16. Gray J. Men Are From Mars, Women Are From Venus: A Practical Guide for Improving Communication and Getting What you Want in your Relationships [Dt.: Männer sind anders, Frauen auch]. London, UK: Harpercollins 1998.

17. Hall JA, Carter S, Cody MJ, Albright JM. Individual differences in the communication of romantic interest: Development of the Flirting Styles Inventory. Communication Quarterly 2010; 58: 365–393.

18. Haselton M, Miller GF. Women's fertility across the cycle increases the short-term attractiveness of creative intelligence compared to wealth. Human Nature 2006; 17: 50–73.

19. Hill SE, Buss DM. The mere presence of opposite-sex others on judgments of sexual and romantic *desirability*: opposite effects for men and women. Personality and Social Psychology Bulletin 2008; 34: 635–647.

20. Ireland ME, Slatcher RB, Eastwick PW, Scissors LE, Finkel EJ, Pennebaker JW. Language style matching predicts relationship initiation and stability. Psychological Science 2011; 22: 39–44.

21. Lee L, Loewenstein G, Ariely D, Hong J, Young J. If I'm not hot, are you hot or not? Physical-attractiveness evaluations and dating preferences as a function of one's own attractiveness. Psychological Science 2008; 19: 669–677.

22. Lenton AP, Francesconi M. How humans cognitively manage an abundance of mate options. Psychological Science 2010; 21: 528–533.

23. Nettle D, Clegg H. Schizotypy, creativity and mating success in humans. Proceedings of the Royal Society of London B 2006; 273: 611–615.

24. Penton-Voak IS, Perrett DI, Burt DM. Menstrual cycle alters face preference. Nature 1999; 399: 741–741.

25. Place SS, Todd PM, Penke L, Asendorpf JB. The ability to judge the romantic interest of others. Psychological Science 2009; 20: 22–26.

26. Prokosch MD, Coss RG, Scheib JE, Blozis SA. Intelligence and mate choice: intelligent men are always appealing. Evolution and Human Behavior 2009; 30: 11–20.

27. Spitzer M. Verlobungsringe, Parasiten und Gehirne. Nervenheilkunde 2000; 19: 415–417.

28. Todd PM, Penke L, Fasolo B, Lenton AP. Different cognitive processes underlie human mate choices and mate preferences. PNAS 2007; 104: 15011–15016.

29. Trivers R. Parental investment and sexual selection. In: Campbell B (eds.). Sexual selection and the descent of man, 1871–1971, S. 136–179. Chicago, IL: Aldine 1972.

30. Weatherhead PJ, Robertson RJ. Offspring quality and the polygyny threshold: „The Sexy Son Hypothesis". The American Naturalist 1979; 113: 201–208.

31. Weinmann J, Rübenach S. Paare in Deutschland: Gleich und gleich gesellt sich gern. STAT Magazin, Statistisches Bundesamt 2010.

32. Whitchurch ER, Wilson TD, Gilbert DT. „He loves me, he loves me not...": uncertainty can increase romantic attraction. Psychological Science 2011; 22: 172–175.

33. Wilder G. Die Frau in Rot (Woman in Red). USA 1984.

34. Goofredson LS, Deary IJ. Intelligence predicts health and longevity, but why? Current Directions in Psychological Science 2004; 13: 901–8.

35. Kayser DN, Elliott AJ, Feltman R. Red and romantic behavior in men viewing women. Eur J Social Psychol 2010; 40: 901–8.

36. Jacobs GH. The distribution and nature of colour vision among the mammals. Biol Rev 1993; 68, 413–71.

37. Waitt C, Little AC, Wolfensohn S, Honess P, Brown AP, Buchanan-Smith HM, Perrett DI. Evidence from rhesus macaques suggests that male coloration plays a role in female primate mate choice. Proceedings of the Royal Society London B 2003; 270: 144–6.

38. Elliot AJ, Niesta Kayser D, Greitemeyer T, Lichtenfeld S, Gramzow RH, Maier MA, Liu H. Red, rank, and romance in women viewing men. J Experimental Psychol: General 2010; 139: 399–417.

7 Küssen, rein wissenschaftlich

Ein Beitrag zum überfälligen Paradigmenwechsel in der Philematologie

Fragt man einen Wissenschaftler, was er über das Küssen weiß, so lautet die Antwort, dass es sich dabei um den *lustvollen Austausch von Bakterien* handele. Diese im Witz sich Ausdruck verschaffende (vermeintliche) „Weisheit" des Volksmundes sagt vor allem etwas über das Bild vom knochentrockenen, unlustbetonten Wissenschaftler, und zeigt zugleich an, dass „Küssen" und „Wissenschaft" sich nach allgemeiner Auffassung schlecht vertragen. Dass es sogar ein eigenes Wort für die wissenschaftliche Forschung zum Küssen gibt – Philematologie – ist den meisten Menschen, einschließlich Wissenschaftlern, unbekannt.

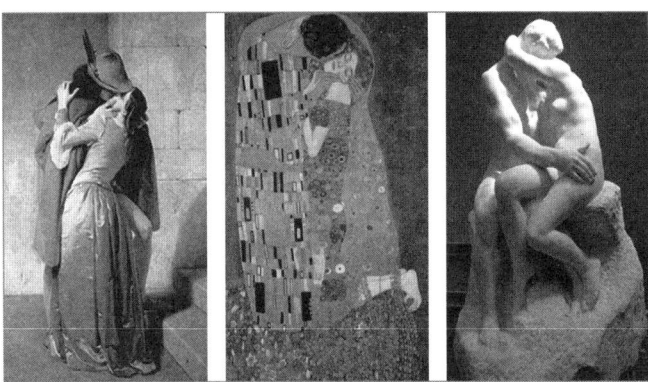

Abb. 7-1   Der Kuss in der (a) italienischen Malerei (Francesco Hayez, 1791–1882), (b) der österreichischen Malerei (Gustav Klimt, 1862–1918) und (c) der französischen Bildhauerei (Auguste Rodin 1840–1917).

Wie auch das Flirten (s. Kap. 6, S. 92) ist das Küssen durchaus wissenschaftlicher Betrachtung zugänglich, und man sollte aus dem nach „Geisteswissenschaft" (Philologie) klingenden Namen der Kussforschung nicht den Schluss ziehen, dass das Küssen der empirisch-naturwissenschaftlichen Betrachtungsweise nicht zugänglich sei: Die (experimentelle) Sozialpsychologie, die evolutionäre Psychologie, die Endokrinologie, die Immunologie und die Neurobiologie haben sich dem Sachverhalt ebenso angenommen wie die Schriftsteller, Poeten, Musiker, Maler oder Bildhauer (Abb. 7-1).

Philologische Philematologie

Nicht umsonst war die Philematologie über lange Zeit ein Teil der Philologie, sind doch die unterschiedlichen Formen, Weisen und Gebräuche des Küssens tief mit entsprechenden kulturellen Gegebenheiten verknüpft. Die Kunst der jüngeren Vergangenheit ist voll davon; die der älteren auch, denkt man nur an so bedeutungsschwangere Küsse wie den *Judaskuss*, der noch heute einen Kuss oder eine andere Geste bezeichnet, hinter der sich statt geheuchelter Freundschaft in Wahrheit eine böse Absicht verbirgt (Abb. 7-2). Man bezeichnet ihn auch als *sizilianischen Kuss*, weil die dortige Mafia ihn zum Kennzeichnen von späteren Opfern verwendete (*Todeskuss*). Beim *Bruderkuss* (Abb. 7-3), der früher in sozialistischen Ländern des Ostblocks gepflegt wurde, waren die Motive in jedem Fall nicht Liebe oder Sex.

Unsere Kultur ist voll von Küssen der verschiedensten Art, wie schon ein Blick zu den Römern zeigt, die zwischen

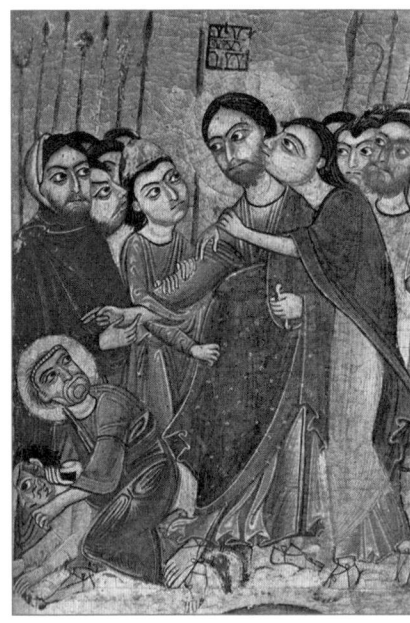

Abb. 7-2 Judaskuss (12. Jahrhundert, unbekannter Meister; Uffizien, Florenz).

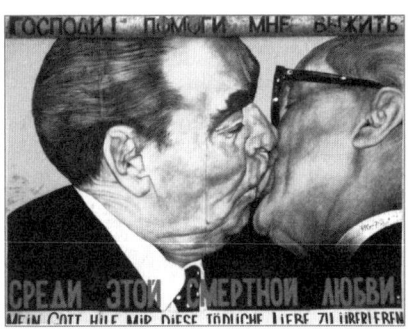

Abb. 7-3 Diese Darstellung des sozialistischen Bruderkusses zwischen Breschnew und Honecker findet sich bis heute an einem stehen gebliebenen Rest der Berliner Mauer (Foto: Autor).

Basium, dem Höflichkeitskuss, *Osculum*, dem Freund-schaftskuss, und *Suavium*, dem Kuss der Liebenden, unterschieden. Kein anderer als der Philosoph Søren Kierkegaard (1813–1855) hat den Kuss sehr systematisch betrachtet und sich darüber gewundert, das dies niemand vor ihm getan hat.[1] Uns Heutige lässt schmunzeln, was er zum Kuss zum Besten gibt: „Zu einem richtigen Kuss gehört, dass ein Mädchen und ein Mann die Handelnden sind. Ein Kuss unter Männern hat keinen Geschmack oder – und das ist noch schlimmer – schmeckt geradezu schlecht. – Weiter glaube ich, dass ein Kuss der Idee näher kommt, wenn ein Mann ein Mädchen küsst, als wenn ein Mädchen einen Mann küsst. Ist in diesem Verhältnis mit den Jahren eine Indifferenz eingetreten, so hat der Kuss seinen Sinn und seinen Wert verloren. Dies gilt vor allem von dem ehelichen Hauskuss, mit welchem Mann und Frau, weil sie keine Servietten haben, einander den Mund abwischen, während es heißt: Gesegnete Mahlzeit. – Ist der Unterschied des Alters sehr groß, so liegt der Kuss außerhalb seiner Idee."

Und so geht es weiter mit Meinungen, Stimmungen und Beobachtungen. Aber er hat auch eine Systematik: „Wollte man die Küsse in verschiedene Kategorien einteilen, so kann man sich auch mehrere *Einteilungsprinzipien* denken. Man kann sie *nach dem Laut* einteilen. Leider reicht die Sprache im Verhältnis zu meinen Beobachtungen nicht hin. Kaum glaube ich, dass die Sprachen der ganzen Welt den nötigen Vorrat von Onomatopoetika haben, um die Verschiedenheiten zu bezeichnen, die ich allein im Hause mei-

---

1 „Ich habe schon daran gedacht, mir Materialien zu einer Schrift zu sammeln, die den Titel trüge: Beiträge zur Theorie des Kusses, allen zärtlich Liebenden gewidmet. Es ist übrigens merkwürdig, dass über dieses Thema noch kein Buch geschrieben ist. Wenn ich damit fertig werden sollte, würde ich jedenfalls einem lange gefühlten Mangel abhelfen. – Einzelne Winke kann ich übrigens jetzt schon geben" (25).

nes Onkels kennen gelernt habe. Bald sind es schnalzende, bald zischende, bald klatschende, bald knallende, bald dröhnende, bald volle, bald hohle, bald wie Kattun u.s.w., u.s.w. – Man kann die Küsse auch *nach der Berührung* einteilen: Wir haben den tangierenden Kuss oder den Kuss en passant und den kohärierenden. – Auch *nach der Zeit* lässt er sich einteilen: der kurze und der lange. Nach der Zeit gibt es auch noch eine andere Einteilung, und diese ist eigentlich die einzige, die mir gefallen hat: Man unterscheidet *den ersten Kuss und all die andern*. Der erste Kuss ist auch qualitativ verschieden von allen übrigen" (25, Hervorhebungen durch den Autor).

Unterschiede zwischen den Kulturen in ihrer Auffassung bzw. Deutung des Küssens führen immer wieder zu Missverständnissen: In der Türkei wird zur Begrüßung auf die Wangen geküsst, hierzulande nicht, und in Japan oder China gehört das Küssen ganz in den Intimbereich des Sexuellen. So bleibt es nicht aus, dass ein Türke in Japan begrüßt wird und das ganze als „kalt" empfindet oder ein Japaner in der Türkei einen Gruß als extrem „aufdringlich" erlebt.

Ein bekanntes Beispiel für Kuss-Missverständnisse stammt von Paul Watzlawick und Mitarbeitern (32): Im England kam es während des Zweiten Weltkrieges oft zu Kontakten zwischen amerikanischen Soldaten und englischen Frauen. Beide hatten den Eindruck, dass sich jeweils der andere übertrieben draufgängerisch verhielt. Der Grund: In den USA wird nach einer Bekanntschaft recht bald (und ohne weitere Konsequenz) geküsst, in England dagegen kommt das Küssen kurz vor dem Beischlaf. Küsst also der amerikanische Soldat sein „Mädchen", so ist für ihn nichts dabei, sie aber hält ihn für einen Draufgänger. Spult sie dann das für sie nach einem Kuss übliche Verhaltensprogramm ab, wird sie umgekehrt für ihn zu einer Draufgängerin. „Die Lösung eines solchen Beziehungskonflikts durch die beiden Partner selbst ist natürlich deswegen praktisch unmöglich, weil derartige kulturbedingte Verhaltensformen und -abläufe meist völlig außerbewusst sind. Ins Bewusstsein dringt nur das undeutliche Gefühl: Der andere benimmt sich falsch", kommentieren die Autoren diese Situation.

Kuss-Kultur von A bis Z

Dass es bei der oben genannten dreifachen Differenzierung der Römer nicht blieb, zeigt die folgende sehr kursorische und daher unvollständige, alphabetische Auflistung (4, 7). Der *Adorationskuss* hebt den oder das Geküsste hervor, gleich ob Mensch, Ort oder Sache, und bezieht sich auf so Unterschiedliches wie Würdenträger, Bücher, Orte, Heimatboden oder Gefäße (Monstranz). Als *Ammenkuss* bezeichnet man einen Kuss, der zugleich auf Lippen und Brustwarzen erfolgt, und daher ein gehöriges Maß an „Holz vor der Hütte" zur Voraussetzung hat. Der *Atzkuss* ist eine Mund-zu-Mund-Fütterung, wie sie im Tierreich nicht selten vorkommt. *Augenküsse* meinen eher den Geist des anderen. *Baiser de Marie* (frz.: Kuss der Guillotine) bedeutet Hinrichtung, uns Deutsche erinnert Baiser dagegen eher an luftige Süßspeisen. Der *Begrüßungskuss* geht wie der *Handkuss* bis auf die Perser zurück (über die er im vierten vorchristlichen Jahrhundert nach Griechenland gelangte), der *Bilderkuss* ist eine Variante des Adorationskusses. Der *Beißkuss* verweist nach Eibl-Eibesfeldt (10) auf eine biologische Wurzel des Kussverhaltens im Füttern und der *Briefkuss* ist einer von vielen Formen des *Stellvertreterküssens*, das *Busserl* ist ein kleiner Kuss, der nur in Österreich vorkommt.

Der *Dankeskuss* erschließt sich selbst, der *Doktorkuss*, vom Dekan an den Kandidaten nach bestandener Prüfung (in Breslau bei Juristen bis 1881 üblich) auch noch, aber der *Drachenkuss*, die Kombination von Kuss und Biss, dagegen nicht unbedingt. Seinen Ellenbogen kann man nicht küssen, weswegen der *Ellenbogenkuss* als Metapher für etwas Unmögliches gilt. Von *Erlösungsküssen* wimmelt es nur so in Märchen (Dornröschen, Froschkönig), der *Erweckungskuss* erweckt im indischen Kamasutra den Liebhaber, im europäischen Volksgut dagegen eher Prinzen oder Tote.

Filmküsse waren in Hollywood lange Zeit durch einen Kodex geregelt: Nicht länger als drei Sekunden bzw. 2,15 Meter Filmrolle sollten sie sein, woran sich mittlerweile allerdings niemand mehr hält. Der *Fingerkuss* gilt als zarte Variante des Handkusses, und als *Florentinischen Kuss* bezeichnete man im ausgehenden Mittelalter den *Zungenkuss*, der seitens der Kirche (auch unter Eheleuten) streng verboten war. Der *Friedenskuss* erklärt sich wieder selber, der *Fußkuss* gilt als Geste der Unterwerfung und heißt daher auch *Knechtskuss* oder *Vasallenkuss*. (Er wird übrigens von in Deutschland lebenden Türkinnen dem Vernehmen nach ihren Ehemännern gegenüber immer öfter verweigert; 3.)

Geisterküsse sind für Leib und Seele eher abträglich, *geistliche Küsse* eher nicht. Das Kamasutra beschreibt den *gerundeten Kuss* als *Klammerkuss*, bei dem die Lippen des einen die des anderen umschließen und festhalten. Eine fiese Art des Mordens stellt der *Giftkuss* dar, dem Alexander der Große nur durch die Cleverness seines Lehrers Aristoteles entkam. *Gnadenküsse* kommen sozial von oben und zeigen Barmherzigkeit nach unten. *Heilküsse*, auch *Kussarznei* genannt, waren lange das Monopol der Kirche und zeigten später in Zeiten von Lepra und Cholera vor allem die Unerschrockenheit des Küssenden an. (Ja, man spricht in diesem Zusammenhang wirklich von *Lepra*- und *Cholerakuss*!)

Als *Kussbremse* gelten neben Mundgeruch vor allem das „Fallbeil der Zähne" und die Borsten des Bartes. Der Lippenstift oder der *Kusspfennig* (Obulus für das Küssen von Heiligenbildern; im Gegensatz zum *Pfennigkuss*[2]) sind dagegen allenfalls eine *Kusshürde. Kusswunde, Liebesbiss, Liebesblümchen, Liebesmal, Venusfleck* oder *Venusrose* sind Bezeichnungen des *Kussflecks,* der von der jüngeren Generation meist profan *Knutschfleck* genannt und entweder verschämt versteckt oder als Trophäe zur Schau gestellt wird. Auf dem *Kussmarkt* in Arad/Rumänien durften junge Mädchen jährlich am 15. März nach Belieben fremde Männer küssen. Die *Kussmoral,* den *Kussraub,* den *Lehenskuss,* die *Kussordnung,* das *Kussverbot* (in manchen muslimischen Staaten) und das *Kussrecht* überlassen wir getrost den Juristen.

Der *Lockkuss* soll in Versuchung führen, der *Luftkuss* wahrscheinlich auch; der *Mistelkuss* ist Teil des britischen Weihnachtsbrauchtums und hält das Mädchen dazu an, sich unter dem aufgehängten Mistelzweig küssen zu lassen. Den *Musenkuss* kennt jeder, der ihn schon bekommen hat und der *Negerkuss* gilt heute als politisch unkorrekte Bezeichnung schaumiger Süßigkeiten mit Schokoladenüberzug, die für eine Weile die zuvor noch unkorrektere Bezeichnung „Mohrenkopf" abgelöst hatte.

Den *Ohrenkuss* (im französischen auch *Schlosserkuss* genannt, weil die Zunge wie ein Dietrich in die Ohrmuscheln eindringt) versteht man nur durch Erleben, der *Osterkuss* dagegen ist eher etwas für die Einsicht. Der *Raubkuss* erklärt sich selbst, der *Rauchkuss* wird als Analogie zum Atzkuss (man „füttert" sich den Rauch einer Zigarette) erklärt.

---

2 Bei diesem handelt es sich um einen Adorationskuss auf eine Geldmünze, damit sie Segen – und noch viel mehr Geld – bringe.

Als *Schmetterlingskuss* bezeichnet man das Berühren der Wange des Partners mit den Wimpern, also ein eher sehr zartes Verhalten, wohingegen der *Taubenkuss* – auch Schnäbeln genannt – eher eine handfestere Variante bezeichnet. Der altindische *Schnüffelkuss* ist vielleicht die älteste Kussvariante, der die Inuit (Eskimos) den *Nasenkuss* beiseite stellen.

Der *Versöhnungskuss* ist eine kulturelle Errungenschaft auf wahrscheinlich hormoneller Grundlage, der bei Männern und Frauen nicht gleich gut funktioniert, *Verlobungsküsse* und *Verzeihungsküsse* erklären sich wieder selbst. Der *Zungenkuss* (auch *Kataglossismus* genannt) kann mitunter lebensbedrohlich sein, wie der nächste Abschnitt unter anderem zeigt.

Der Kuss in der Medizin

„Auf die Hände küsst die Achtung, Freundschaft auf die offene Stirne, auf die Wange Wohlgefallen, selge Liebe auf den Mund; aufs geschlossene Aug die Sehnsucht, in die hohle Hand Verlangen, Arm und Nacken die Begierde, überall sonst hin Raserei."

Dies schrieb schon Franz Grillparzer (1791–1872; 16; das Wörtchen „selge", sollte man wohl als „selige" lesen) und demonstrierte damit eindrucksvoll die Abhängigkeit der Bedeutung des Kussverhaltens von dessen anatomischer Lokalisation. Tatsächlich kommt der Kuss in der *medizinischen Vorklinik* vor allem in der Anatomie vor, das Neueste aus Biologie, Physiologie und Biochemie wird den Studenten dagegen in der Regel vorenthalten.

Britische Wissenschaftler um den Chirurgen Mc-Grouther fanden Mitte der 1990er-Jahre des letzten Jahrhunderts heraus, dass man zum Küssen 34 Gesichtsmuskeln anspannt und zusätzlich 112 weitere Muskeln des

Körpers zur richtigen Haltung. Damit lässt sich die Frage von Victor Hugo „wie geschah es, dass ihre Lippen zusammenkamen?" klar beantworten: „Exercise all 34 facial muscles – and another 112 postural ones for good measure; engage the ventral intraparietal area; turn the head to the right and move forward in one smooth movement; apply suction. It's easy really" (22)[3].

Im Bereich der klinischen Medizin ist das Küssen eher eine Nebensache, kommt jedoch in zweifacher Hinsicht durchaus vor, einmal als *Kuss des Lebens* und einmal mitunter tödlich. Als *Kiss of Life* wird im englischen die künstliche Beatmung (früher Mund-zu-Mund-Beatmung) bezeichnet.[4] Die Praktik wurde 1745 von dem Arzt John Fothergill den Kollegen in der *Royal Society of London* vorgestellt und 1774 von der *Royal Humane Society* zur Behandlung Ertrunkener in England eingeführt (8). Die Prozedur war jedoch noch nicht mit den Sitten der Zeit konform: Weil kaum jemand sich bereit fand, mit seinen Lippen den Mund einer fremden Person zu berühren, fiel die Mund-zu-Mund-Beatmung erst (ca. 40 Jahre nach ihrer Einführung) in Ungnade und dann in Vergessenheit. Erst Mitte des vergangenen Jahrhunderts wurde sie wiederentdeckt und gehört heute (auch in Form der Mund-zu-Nase-Beatmung) zu den bekanntesten Techniken der Ersten Hilfe.

Bei all den bekannten wunderbaren Konnotationen des Küssens macht man sich nur sehr selten klar, dass Küssen mitunter lebensbedrohlich sein kann. Obwohl ich von mir

---

3 Betätige alle 34 Gesichtsmuskeln – und 112 weitere für die Haltung, damit es auch wirklich reicht; aktiviere das rechte ventrale Parietalhirn; neige den Kopf nach rechts und bewege ihn in einer sanften Bewegung vorwärts; dann saugen. Es ist wirklich ganz einfach".

4 Der Ausdruck wird erst seit den 1960er-Jahren verwendet, vor allem in Großbritannien, weniger in den USA oder Kanada (8).

seit Jahrzehnten weiß, dass ich gegen Walnüsse allergisch bin, wurde mir erst beim Abfassen der vorliegenden Arbeit klar, in welch großer Gefahr ich vor allem während meiner Sturm-und-Drang-Zeit schwebte. Allergische Reaktionen auf Küsse traten nach einer von Rosemary Hallett und Mitarbeitern (19) im *New England Journal of Medicine* publizierten Übersicht bei 20 von 379 Patienten (5,3%) mit Allergien auf Nüsse auf. „Alle 20 Personen (vier Männer und 16 Frauen) berichteten von lebensbedrohlichen Nahrungsmittelallergien" (S. 1833), nachdem sie eine Person geküsst hatten bzw. von einer Person geküsst wurden, die zuvor Nüsse gegessen hatte. Selbst wenn sich diese Person zwischen Kuss und Nuss-Genuss die Zähne geputzt hatte, traten manche dieser Reaktionen auf, alle übrigens innerhalb einer Minute nach dem Kuss. In nicht wenigen Fällen bedurfte es der medikamentösen Behandlung des allergischen Geschehens, in manchen Fällen auf der Intensivstation.

Kuss-Psychologie

Außerhalb des Bereichs der Heilkunst gehört das Küssen für den aufgeklärten Zeitgenossen der westlichen Welt – ähnlich wie Essen, Trinken, Atmen oder Sex – zunächst einmal ganz einfach zum Leben: Weniger als 0,5% der Menschen verbringt sein oder ihr Leben ungeküsst, wie entsprechende Umfragen ergaben. Männer und Frauen küssen etwa gleich gerne, und berichten auch über etwa die gleiche Anzahl von Kuss-Partnern, messen ihm jedoch unterschiedliche Bedeutung bei und haben entsprechend unterschiedliche Neigungen oder Vorlieben. Kein Unterschied besteht darin, dass zwei Drittel aller Menschen den Kopf zum Küssen nach rechts neigen, weil sonst die Nasen im Wege sind, wie eine im Fachblatt *Nature* publizierte viel beachtete Beobachtungsstudie an 124 küssenden Paaren ergab (17).

Die US-amerikanische Psychologin Susan Hughes und Mitarbeiter führten eine Befragung von insgesamt 1 041 Studenten beiderlei Geschlechts zum Küssen durch. Lediglich fünf Personen gaben an, noch nie (romantisch) geküsst zu haben. Etwa 70% gaben an, mehr als sechs Personen in ihrem Leben (romantisch) geküsst zu haben, 20% gaben mehr als 20 Kuss-Partner an. Hierbei gab es keine Geschlechterunterschiede! Ebenfalls keine Unterschiede gab es im Hinblick auf das Alter beim ersten Kuss.

Im Vergleich zu Frauen verbinden Männer das Küssen eher mit Sex, zugleich ist es ihnen unwichtiger und muss eher nicht sein – vergleichsweise, wohl gemerkt, zu Frauen. Vergleichsweise unwichtig sind den Vertretern beiderlei Geschlechts interessanterweise volle Lippen, und sogar weiche Lippen sind nicht besonders wichtig. Den Frauen sind gesunde Zähne des Partners wichtig (und signifikant wichtiger als Männern), die Männer hingegen legen mehr Wert auf Gesicht und Körper (ist ihnen signifikant wichtiger als Frauen; 24).

Unterschiede gab es auch bei der Einschätzung der Bedeutung eines Kusses für die Beendigung von Streitigkeiten, wie sie in jeder Beziehung vorkommen. Mit 70,1% waren die Männer signifikant häufiger der Auffassung, dass ein Versöhnungskuss funktioniert als die Frauen, die dies nur zu 58,0% annahmen (p = 0,016).

Evolution des Küssens

Ausgehend von keinem Geringeren als Charles Darwin geben manche Anthropologen zu bedenken, dass es das Küssen nicht überall auf der Welt (und schon gar nicht in gleicher Form oder „Manier") gibt, und dass es vor allem in einer überaus großen kulturellen Variationsbreite vorkommt. Dennoch ist man sich einig, dass das Küssen in über 90% der menschlichen Gesellschaften vorkommt (12), und selbst dort, wo es nicht vorzukommen scheint, reiben die Menschen ihre Nasen oder lecken übers Gesicht des Partners. Küssen kommt auch bei Tieren vor: Bonobos sind sogar bekannt für ihre Zungenküsse, wie der Primatologe Frans de Waal (9) in keinem geringeren Fachblatt als *Science* publiziert hat.

Warum aber sind nun gerade die Menschen so versessen auf das Küssen? – Die Antwort „weil es Spaß macht" greift zu kurz, denn sie fordert die Anschlussfrage heraus: „Und warum finden wir an so etwas Eigenartigem Spaß?" Betrachtet man also nicht nur das Gehirn und dessen unmittelbare neurobiologischen Mechanismen („Küssen aktiviert Glückszentren"), sondern die evolutionären Ursachen für die Entstehung des fraglichen Verhaltens und Erlebens (geht man also dessen „ultimativen Ursachen" nach; Kap. 4, S. 68), dann finden sich in der Literatur im Wesentlichen drei Antworten: Küssen ist erstens ein Test zur Qualität des Partners, dient zweitens der Herbeiführung sexueller Erregung und führt drittens zur Verstärkung von Bindungsprozessen. Wie kommt man darauf und welche empirischen Befunde gibt es, um zu entscheiden, ob an diesen drei Überlegungen etwas dran ist?

Küssen als Partner-Test

Ein Kuss lässt uns einen anderen Menschen nicht nur aus der Nähe sehen und hören, sondern auch beschnuppern, schmecken und tasten, mit den äußerst tastempfindlichen Lippen. Nicht nur ein schlechter Atem signalisiert das Fehlen körperlicher Gesundheit, ein schlechter Geschmack auch, wie wissenschaftliche Studien belegen können: Mundgeruch kann auf allerlei Krankheiten hinweisen (23, 29).

Frauen haben bei der Partnerwahl ganz allgemein viel mehr zu verlieren als Männer. Das gilt sogar im Tierreich und hat zur Konsequenz, dass überall die Männchen um die Weibchen buhlen und von kritischen Weibchen nach einer längeren Assessment-Prozedur ausgewählt werden: Wer singt am schönsten, baut das schönste Nest, setzt sich im Kampf gegen andere durch etc. – darauf achten die Weibchen und sind wählerisch.

Eine Methode, den Partner genau kennenzulernen und ihn damit auch gut auswählen zu können, besteht darin, ihn zu küssen. Im Vergleich zu Männern haben Frauen einen feineren Geruchssinn und sind damit für die Auswahl eines gesunden Mannes gut gerüstet. Hinzu kommt, dass der Geruchssinn der Frauen während der Ovulation nochmals gesteigert ist (28), also genau zu der Zeit, zu der sie guten Grund hat, besonders wählerisch zu sein! In der Tat zeigten die Ergebnisse der Befragung von Hughes und Mitarbeitern, dass Frauen bei ihrer Entscheidung, jemanden zu küssen bzw. einen Kuss fortzusetzen, signifikant mehr auf Mundgeruch und Geschmack achten als Männer.

Für die Rolle des Küssens bei der Auswahl des Partners spricht, dass Frauen (die ja wählerischer sein müssen als Männer) sich Sex ohne Küssen deutlich weniger vorstellen können als Männer (Abb. 7-4).

Umgekehrt könnte es sein, dass der Mann beim Küssen bestimmte geruchlose chemische Lockstoffe – die Pheromone – von der Frau aufnimmt, die ihm deren Fruchtbarkeit signalisieren und sein Unbewusstes entsprechend steuern (13). Dass es auch beim Menschen solche Stoffe gibt, legen gerade neuere Studien aus dem Bereich der funktionellen Bildgebung nahe (15). Hughes und Mitarbeiter berichten die Ergebnisse einer weiteren Befragung, bei der gewissermaßen nach dem Resultat bzw. der Konsequenz des Küssens gefragt wurde: „Kam es bei Ihnen schon einmal vor, das Sie sich von jemanden angezogen gefühlt ha-

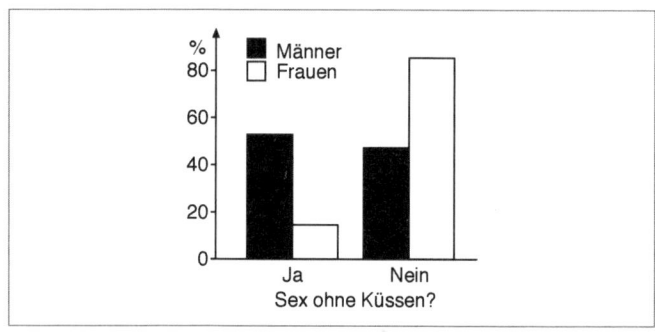

Abb. 7-4 Bereitschaft zum Sex ohne den Partner zu küssen bei 144 Männern und 302 Frauen (Angaben in Prozent der Befragten; nach 24).

ben, dann aber nach dem ersten Kuss festgestellt haben, das Sie nicht länger interessiert waren?" 59% der Männer und 66% der befragten Frauen beantworteten diese Frage mit Ja. Es kommt also durchaus vor, dass jemand den *Kuss-Test* nicht besteht!

Küssen und Sex

Die Lippen des Menschen sind, im Gegensatz zu den Lippen bei anderen Primaten, nach außen vorgewölbt, sodass man das Rot der Schleimhaut deutlicher als bei anderen Arten sehen kann. Schimpansen beispielsweise sind deutlich schmallippiger als wir Menschen. Seit unsere Vorfahren das trichromate Sehen entwickelten, werden wir auf rote Früchte besonders rasch aufmerksam, die für uns belohnend wirken. So könnte man verstehen, warum rote Lippen für sich genommen bereits für Menschen zum Objekt der Begierde wurden, was wiederum durch die Tatsache gespiegelt wird, dass nach Schwarz und Weiß von vie-

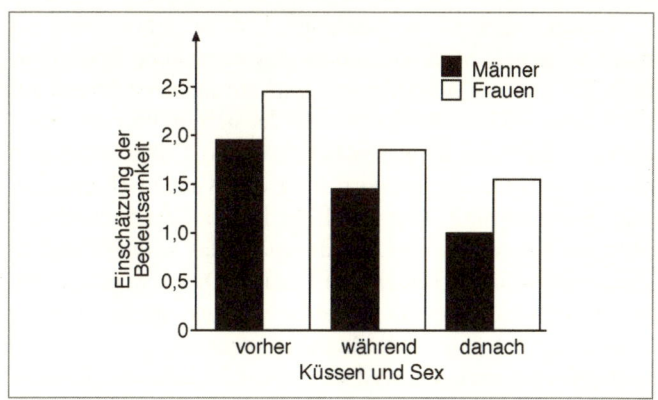

Abb. 7-5 Die Bedeutung vom Küssen vor, während und nach dem Sex bei Männern und Frauen auf einer Skala von 0: unwichtig, über 1: wenig wichtig, 2: durchaus bedeutsam, 3: sehr wichtig bis 4: extrem wichtig (nach 24). Beide Geschlechter betrachten übrigens das Küssen „danach" als für eine langfristige (Paar-)Bindung besonders bedeutsam.

len Kulturen die Farbe Rot als erste mit einem eigenen Wort belegt wird (siehe auch Kap. 6, S. 110).

Dass Küssen zum Sex führen kann und in vielen Kulturen eng mit Sex verknüpft wird, dürfte niemanden überraschen. Männer und Frauen sehen die Sache dabei jedoch etwas anders: Fragt man beide Geschlechter nach der Bedeutung des Küssens vor, während oder nach dem Geschlechtsverkehr (auf einer Skala von 0: keinerlei Bedeutung bis 4: extrem wichtig) so zeigt sich, dass den Frauen das Küssen insgesamt wichtiger ist und dass dessen Bedeutung abnimmt (Abb. 7-5). Dies kann man durchaus als empirischen Beleg dafür werten, dass das Küssen von beiden Geschlechtern vor allem als Vorbereitung bzw. Anbahnung von Sex gesehen wird.

Damit liegen sie wahrscheinlich auch neurobiologisch nicht verkehrt. Man weiß, dass das männliche Sexualhormon Testosteron bei Männern *und* Frauen verstärkend auf die Libido wirkt. Das Hormon findet sich im Blut und Speichel des Mannes in wesentlich höheren Konzentrationen als bei der Frau und es wird über die Wangenschleimhaut und damit ohne First-pass-Effekt in der Leber resorbiert. Heftiges Küssen könnte also durchaus das sexuelle Verlangen steigern, insbesondere bei Frauen. Dies scheinen Männer intuitiv zu ahnen, denn sie bevorzugen vergleichsweise „feuchteres" Küssen. Ob Männer feuchtere Küsse zudem deswegen bevorzugen, weil sie einen schwächeren Geruchssinn haben und daher mehr „Stoff" benötigen, um die Gesundheit bzw. Passung der Partnerin gut „erriechen" und „erschmecken" zu können, wie von manchen evolutionären Psychologen behauptet wird, weiß ich nicht. Die Tatsache, dass Männer beim Küssen eher auf Gesicht und Figur achten, lässt sich dagegen evolutionsbiologisch unschwer mit der männlichen Präferenz für Anzeichen von Fruchtbarkeit in Verbindung bringen und braucht an dieser Stelle nicht weiter diskutiert zu werden.

Küssen und Bindung

Körperliche Berührung führt zur Ausschüttung des Peptidhormons Oxytocin, das bekanntermaßen psychologische Bindungsprozesse in Gang bringt bzw. verstärkt (30). Das Neugeborene saugt an der Brust der Mutter, setzt damit in ihr Oxytocin frei, was einerseits zur Kontraktion der Gebärmutter und damit zur Blutstillung nach der Geburt führt und andererseits dafür sorgt, dass sich die Mutter unsterblich in ihr Kind verliebt. Oxytocin wirkt jedoch nicht nur bei der Mutter. Auch beim Kind sorgt körperliche Berührung für Gefühle der Geborgenheit und des Eingebundenseins.

Betrachtet man einmal den Penfield'schen Homunculus des Tastsinns genauer, so fällt die überdimensionale Größe nicht nur der Hand, sondern vor allem auch der Lippen und der Zunge auf. Wenn Menschen also etwas für ihren Tastsinn tun wollen, d.h. taktile Stimulation suchen, dann können sie kaum etwas Effektiveres tun als sich küssen! Und wenn der Tastsinn für die Ausschüttung von Oxytocin sorgt, dann sollte Küssen ein probates Mittel zur Herstellung und Aufrechterhaltung von Bindungsprozessen sein.

Hierzu passen Gesten wie der Versöhnungskuss nach einem Streit sowie der Befund aus einer Umfrage an 295 College-Studenten (100 männlich), dass sich von den sieben untersuchten Formen der körperlichen Berührungen („backrubs/massages, caressing/stroking, cuddling/holding, holding hands, hugging, kissing on the lips, and kissing on the face, not lips") das Küssen der größten Beliebtheit erfreut und als die intimste Form der Berührung unter den Genannten gilt (18). Auch wenn die Frauen hier etwas zurückhaltender sind, ist das Küssen dennoch eine der effektivsten Formen der Versöhnung.

Interessanterweise folgt aus der Tatsache, dass Küssen eng mit Prozessen der Bindung zusammenhängt, dass umgekehrt dort, wo es nur um Sex und gerade nicht um Bindung geht, nicht geküsst wird: bei der käuflichen Liebe. Und ganz allgemein haben Männer bei kurzfristigen Beziehungen nur geringes Interesse am Küssen. Sie möchten sich eben gerade nicht binden und vermeiden daher intuitiv alles, was dazu führt.

In diesem Zusammenhang ist weiterhin von Bedeutung, dass Sozialpädagogen mit Recht über die sexuelle Verwahrlosung der Jugendlichen klagen, die sich zwar zum Gruppensex treffen, jedoch keine Zärtlichkeiten austauschen und sich vor allem nicht mehr küssen: „Wenn die mit jemandem gehen, dann küssen sie sich nicht," wird der Sozialpädagoge Thomas Rüth zitiert. „Sie sind 12, 13 oder 14

Jahre alt und halten nicht Händchen und streicheln sich nicht. Dabei sind sie nicht schüchtern. Im Gegenteil. Viele dieser Kinder haben selbstverständlich Sex miteinander" (34). Wenn aber das Küssen mit langfristiger Bindung in Verbindung steht, darf es uns nicht egal sein, wenn Jugendliche damit aufhören.

Und abschließend noch, was jeden interessiert: *Kusswoche* nennt man die erste Woche nach der Hochzeit, *Kussmonat* die Flitterwochen, und *Kussjahr* das erste Jahr nach der Hochzeit. Bedeutet dies, dass es nach längerer Beziehung mit dem Küssen notwendig bergab geht?

Betrachtet man die Dinge erneut unter dem Gesichtspunkt der geschlechtsspezifischen Fortpflanzungsrisiken und -strategien, dann sollten Frauen mehr Wert auf langfristige Bindung und damit auf das Küssen auch bei bereits länger bestehender Beziehung legen als Männer. Genau dies ist der Fall, wie Abbildung 7-6 zeigt. Die Neurobiologin Wendy Hill schließlich untersuchte die Konzentrationen der Hormone Cortisol und Oxytocin bei 15 heterosexuellen jungen Paaren, die unter Laborbedingungen sich entweder 15 Minuten küssen sollten oder nur „Händchen halten" durften (31). Hierbei fand sie: Küssen ist gesund, denn es senkt bei Frauen und Männern die Konzentration des Stresshormons Cortisol. Händchenhalten macht das auch, aber etwas weniger. Zärtliches Beisammensein ist also – dies die vielleicht wichtigste Botschaft dieses Beitrags – in jedem Fall gesund!

Bei Männern führt das Küssen zudem zu einem deutlichen Anstieg des Bindungshormons Oxytocin, bei Frauen hingegen zeigte sich eher ein Abfall der Konzentration dieses Hormons. Vielleicht braucht es bei ihnen mehr Stimulation (eine Hochzeit statt nur eines längeren Kusses?, 30), vielleicht waren ihnen auch die Laborbedingungen zu wenig romantisch. Männer jedenfalls reagieren auf das Küssen wie die Verhaltensstudien und Befragungen nahe legen,

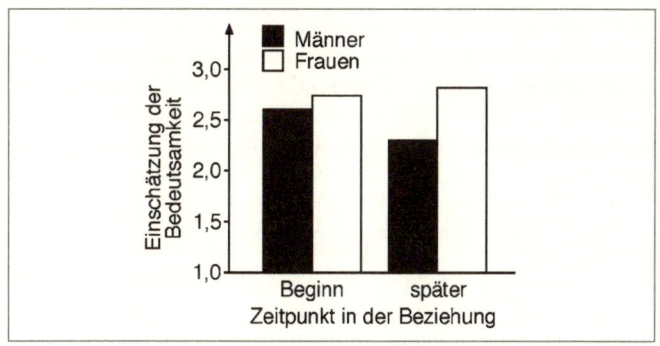

Abb. 7-6   Bedeutsamkeit des Küssens zu Beginn einer Beziehung und in deren späteren Verlauf bei Männern und Frauen auf einer Skala von 0: unwichtig, über 1: wenig wichtig, 2: durchaus bedeutsam, 3: sehr wichtig bis 4: extrem wichtig (nach 24). Bei Männern nimmt die Bedeutung des Küssens im Verlauf einer Beziehung signifikant ab (p = 0,001), wohingegen sie bei den Frauen eher leicht (nicht signifikant) zunimmt.

mit mehr Vertrauen und Bindung. Vielleicht können deswegen weder Männer noch Frauen sich eine langfristige Beziehung ohne Küssen vorstellen (24).

„Does he love me I wanna know. How can I tell if he loves me so?" fragt die Pop-Sängerin *Cher* in ihrem bekannten *Shoop Shoop Song* (*It's in his kiss*) und gibt sich später im Text selbst die Antwort: „Oh, oh, oh, hug him. Squeeze him tight. To find out what you want to know. If it's love, if it really is, it's there in his kiss." Der Paradigmenwechsel in der Philematologie vom rein philologischen zu einem empirisch-naturwissenschaftlich – sagen wir vorsichtig – zumindest angereicherten Verständnis der vielfältigen Phänomene um das Küssen herum gibt ihr Recht! Und mehr noch: Es folgt auch eine Handlungsanweisung: Mädels, wenn ihr wollt, dass ER bleibt ...

Literatur

1. Anonymus. Editorial: What's in a kiss? New Scientist 2009; 2695.

2. Berlin B, Kay P. Color Terms: Their Universality and Evolution. The David Hume Press, CSLI (Center for the Study of Language and Information). Stanford, CA: Publications 1969/1999.

3. Best O. Die Sprache der Küsse. München, Berlin: Koeher & Amelang 2001.

4. Best O. Vom Küssen. Leipzig: Reclam 2003.

5. Blue A. On Kissing. From the Metaphysical to the Erotic. London: Victor Gollancz 1996.

6. Buckle L, Gallup GG Jr, Zachary AR. Marriage as a reproductive contract: Patterns of marriage, divorce, and remarriage. Ethology and Sociology 1996; 17: 363–77.

7. Citron L. A Compendium of Kisses. London, UK: Beautiful Books 2010.

8. Davidson L. The kiss of life in the eighteenth century: The fate of an ambiguous kiss. In: Harvey K (Hrsg.). The Kiss in History. Manchester, UK: Manchester University Press 2005, 98–119.

9. de Waal F. Primates: A natural heritage of conflict resolution. Science 2000; 289: 586–90.

10. Eibl-Eibesfeldt I. Liebe und Hass. München: Piper 1982.

11. Enfield J. Am Anfang war der Kuss (engl. Original: Kiss and Tell 2004, dt. Übersetzung Susanne Lötscher). Frankfurt am Main: mvg Verlag 2004.

12. Fisher H. Anatomy of Love: A Natural History of Monogamy, Adultery, and Divorce. New York, NY: Norton 1992.

13. Fullagar R. Kiss me. Nature Australia 2003; 27: 74–5.

14. Furthwangler B. Chemical attraction: The science of kissing. Medill Reports Chicago 14.2.2009, http://news.medill.northwestern.edu/chicago/news.aspx?id= 116267.

15. Gelstein S, Yeshurun Y, Rozenkrantz L, Shushan S, Frumin I, Roth Y, Sobel N. Human tears contain a chemosignal. Science 2011; 331: 226–30.

16. Grillparzer F. Kuss. In: Kraus H-P, Schmitt W (Hrsg.). Den Mond wollt' ich Dir schenken. Norderstedt: Books on Demand 2009, 59.

17. Güntürkün O. Adult persistence of head-turning asymmetry. Nature 2003; 421: 711.

18. Gulledge AK, Gulledge, MH, Stahmann RF. Romantic physical affection types and relationship satisfaction. The American Journal of Family Therapy 2003; 31: 233–42.

19. Hallett R, Haapanen LA, Teuber SS. Food allergies and kissing. New England Journal of Medicine 2002; 346: 1833–4.

20. Harvey K (Hrsg.). The Kiss in History. Manchester: University Press 2005.

21. Herrmann S. Wissenschaft vom Küssen: „Obsessiv auf weibliche Münder fixiert". Süddeutsche Zeitung 16.2.2009, http://www.sueddeutsche.de/wissen/wissenschaft-vom-kuessen-obsessiv-auf-weibliche-muender-fixiert-1.490729.

22. Highfield R. Sealed with a kiss ... oh, and 146 muscles. Independent.ie 27.10.2006, http://www.independent.ie/unsorted/features/sealed-with-a-kiss-oh-and-146-muscles-75530.html.

23. Hoshi K, Yamano Y, Mitsunaga A, Shimizu S, Kagawa J, Ogiuchi H. Gastrointestinal diseases and halitosis: association of gastric Helicobacter pylori infection. International Dental Journal 2002; 52: 207–11.

24. Hughes SM, Harrison MA, Gallup GG. Sex differences in romantic kissing among college students: an evolutionary perspective. Evolutionary Psychology 2007; 5: 612–31.

25. Kierkegaard S. Entweder – Oder. München: dtv 1843/2005.

26. Kirshenbaum S. The Science of Kissing. What Our Lips Are Telling Us. New York, Boston: Grand Central Publishing 2011.

27. Montandon A. Der Kuß. Eine kleine Kulturgeschichte. (Frz. Original: Le Baiser, 2005, dt. Übers.: Sonja Finck) Berlin: Wagenbach 2006.

28. Pause BM, Sojka B, Krauel K, Fehm-Wolfsdorf G, Ferstl R. Olfactory information processing during the course of the menstrual cycle. Biological Psychology 1996; 44: 31–54.

29. Rosenberg M. The science of bad breath. Scientific American 2002; 286: 72–8.

30. Spitzer M. Hormone zur Hochzeit. In: Dopamin und Käsekuchen. Stuttgart: Schattauer 2011; 32–43.

31. Walter C. Affairs of the lips: Why we kiss. Scientific American Mind. 31. Januar 2008.

32. Watzlawick P, Beavin JH, Jackson DD. Menschliche Kommunikation. Bern: Huber 1969.
33. Wedekind C, Seebeck T, Bettens F, Paepke AJ. MHC-dependent mate preferences in humans. Proceedings: Biological Sciences 1995; 260: 245–9.
34. Wüllenweber W. Sexuelle Verwahrlosung: Voll Porno. Stern, 5.2.2007, http://www.stern.de/politik/deutschland/sexuelle-verwahrlosung-voll-porno-581936.html.

8 Das Gehirn einer Mutter

Fragt man frisch gebackene Mütter danach, wie es ihnen mental so geht, dann hört man in aller Regel, dass man seinen Geist nach der Geburt erst einmal an den Nagel hängen kann: Zusammen mit der Anstrengung und dem Blutverlust unter der Geburt bewirkt vor allem der Schlafentzug zumindest rein subjektiv den Eindruck, dass dort, wo sich einmal das eigene Gehirn befand, jetzt nur noch eine Art Kartoffelbrei vorhanden ist. Man fühlt sich permanent abgeschlagen und müde, kann nicht richtig denken, leidet unter Konzentrationsstörungen und Desinteresse. Gäbe es Wochenbettdepressionen nicht auch bei Vätern (19), wäre man geneigt, sie samt und sonders auf das Konto „Kartoffelbrei im Kopf" zu schieben.[1]

Bekanntermaßen „verliert sich" der Kartoffelbrei in den Monaten nach der Geburt allmählich wieder, natürlich nicht zuletzt in Abhängigkeit vom Temperament des kleinen Erdenbürgers. Man nahm bislang an, dass sich die neue Mutter schlicht an ihre Aufgaben *gewöhnt* bzw. ihre neuen *„Mutterinstinkte"* zum Tragen kommen. Tierexperimentelle Studien und neuerdings auch Untersuchungen am Menschen zeigen jedoch, dass hier mehr im Spiel ist als das

---

1 Man kann das auch wissenschaftlicher formulieren: Eine reine kognitiv-defizitäre Verursachung maternaler postpartaler affektiver Störungen aufgrund einer durch postpartale Anämie, Erschöpfung und belastende Umweltfaktoren bedingten Verminderung motivationaler und attentionaler Ressourcen ist im Lichte der Tatsache, dass postpartale subdepressive Zustände auch beim männlichen Geschlecht zu verzeichnen sind, eher unwahrscheinlich. Ebenfalls unwahrscheinlich sind aus meiner Sicht die Ergebnisse mancher Studien, die überhaupt keine Veränderungen kognitiver Fähigkeiten während Schwangerschaft und Stillzeit beim Menschen nachweisen konnten (4, 5).

sprichwörtliche Gewohnheitstier: Vieles spricht dafür, dass im Gehirn einer Frau, die gerade Mutter geworden ist, *aktive Neu- und Umbauprozesse* stattfinden, die als eine Art neurobiologische Antwort des Frauengehirns auf die neue Existenzweise als Mutter verstanden werden können.

Seit den 70er-Jahren ist bekannt, dass die hormonellen Schwankungen während des weiblichen Zyklus auch zu Schwankungen psychologischer Leistungen führen und dass Östrogene und Progesteron letztlich die geistige Leistungsfähigkeit verbessern können. Tierversuche hatten damals zudem schon gezeigt, dass nicht nur eine ereignisreiche Umgebung zum Wachstum des Gehirns (mehr synapstische Verbindungen, das heißt, eine größere Dichte der Dendriten und mehr dendritische Dornen) führt, sondern auch eine Periode der Trächtigkeit (6, 20).

Mittels standardisierter Tests wurde später bei Ratten gefunden, dass Trächtigkeit und Mutterschaft Lern- und Gedächtnisprozesse *verbessern* (10, 13, 14, 17). Verglichen wurden hierbei Tiere, die zwei Perioden der Trächtigkeit und zwei Würfe hinter sich hatten, mit nulliparen weiblichen Ratten gleichen Alters. Dass es nicht „die Hormone" allein sind, die diesen Effekt verursachen, zeigten weitere Experimente, die eine dritte Gruppe mit weiblichen Ratten enthielten, die Jungtiere aus dem Wurf einer anderen Ratte aufzogen. Diese „Adoptivmütter" wiesen im Gedächtnistest nahezu die gleichen und statistisch nicht signifikant von den biologischen Müttern verschiedenen Verbesserungen auf.

Mütterliches Verhalten setzt bei Nagern zudem die Intaktheit des Hypothalamus (genauer: des medialen präoptischen Areals im Hypothalamus) voraus, da dessen Zerstörung praktisch jegliches mütterliches Verhalten zum Erliegen bringt. Umgekehrt führt das Einbringen der Schwangerschaftshormone Östrogen und Progesteron zu einem vermehrten Auftreten mütterlichen Verhaltens (15, 16).

Kinsley und Mitarbeiter schreiben als Schlussbemerkung ihrer im Fachblatt *Nature* publizierten Studie an Ratten das Folgende (11, Übersetzung durch den Autor): „Der mit der Reproduktion einhergehenden beachtlichen Neuroplastizität, die den nachfolgenden Verhaltensänderungen zugrunde liegt, wurde bislang wenig Aufmerksamkeit geschenkt, insbesondere was die Zeiträume der späten Schwangerschaft und des Wochenbetts anbelangt. Betrachtet man die Beziehung zwischen einer Mutter, die sich um ihre Nachkommen kümmert, nur in einer Richtung, vernachlässigt man die potenziell reiche Menge an sensorischen Reizen, die in die andere Richtung gehen und die Umwelt der Mutter erheblich bereichern können. Indem sie die Mutter mit entsprechenden Reizen versorgen, sichern die Kleinen Entwicklung und Überleben sowohl ihrer selbst als auch ihrer Mütter."[2]

Wie im Folgenden dargestellt wird, zeigen neue Studien, dass man auch uns Menschen in die Liste der Spezies aufnehmen kann, für die das gilt. Eine Gruppe amerikanischer Wissenschaftler von der Yale University sowie der University of Michigan (9) untersuchte insgesamt 19 Mütter im durchschnittlichen Alter von 33 Jahren zu zwei Zeitpunkten im Magnetresonanztomografen: ein erstes Mal 2 bis 4 Wochen nach der Geburt und ein zweites Mal 3 bis 4 Monate nach der Geburt. Der zeitliche Abstand der beiden Scans betrug im Mittel 77 Tage. Alle Frauen waren verhei-

---

2 „Little attention has been paid to the remarkable neural plasticity that is inherent in reproduction itself and that underlies the subsequent behavioural changes, particularly those unique to late pregnancy and the postpartum period. To consider the relationship of a mother caring for her young as unidirectional disregards the potentially rich set of sensory cues in the opposite direction that can enrich the mother's environment. By providing such stimuli, the pups may ensure both their own and their mother's development and survival."

ratet oder fest gebunden, gebildet (mittlere Ausbildungszeit 18,5 Jahre), entstammten der ansässigen weißen Bevölkerung, hatten gerade ein gesundes Kind geboren (10 Jungen, 9 Mädchen; in 11 Fällen war es das erste Kind) und stillten es. Zum Zeitpunkt der ersten MR-Untersuchung wurde ferner ein halbstrukturiertes Interview zum subjektiven Erleben der Elternschaft und des Säuglings (*Yale Inventory of Parental Thoughts and Actions – Revised; YIPTA-R*) durchgeführt.

Die strukturellen Daten aus dem MR-Scanner – hoch auflösende anatomische Gehirnbilder – wurden mittels voxelbasierter Morphometrie, einem Verfahren zum computerisierten Vergleich von Bildstrukturen, analysiert und statistisch aufgearbeitet. Das wesentliche Ergebnis der Studie bestand darin, dass in verschiedenen Bereichen des Gehirns eine Zunahme des Volumens der grauen Substanz nachgewiesen werden konnte. Das Gehirn junger Mütter wächst also nach der Geburt!

Umgekehrt zeigte sich bei keiner einzigen Gehirnstruktur eine Abnahme der Größe. Betrachtete man das Wachstum im einzelnen, so zeigte sich die größte Zunahme des Volumens, jeweils beidseits, im superioren und inferioren Parietallappen, Präcuneus, medialen frontalen Gyrus, Gyrus cinguli sowie im Gyrus postcentralis ($p < 0,001$). Ebenfalls beidseits wuchs das Volumen weiterhin hoch signifikant im Hypothalamus, Substantia nigra, Nucleus caudatus und den Corpora mamillaria ($p < 0,001$), sowie im superioren, mittleren und inferioren präfrontalen Kortex, dem Gyrus präcentralis (links $p < 0,001$; rechts $p < 0,005$) sowie der Insel (links $p < 0,005$; rechts $p < 0,05$). Jeweils rechts kam es im Thalamus ($p < 0,001$) und Parahippocampus ($p < 0,05$) zu einer Volumenzunahme (Tab. 8-1, S. 144).

Mit anderen Worten: Das Arbeitsgedächtnis und die exekutive Kontrolle nehmen ebenso zu wie die Fähigkeit zur Selbstkontrolle und zur Fehlerkorrektur sowie zur Regulation eigener Emotionen. Das Baby ist für die Mutter ein nahezu unerschöpflicher Quell taktiler Sinnesreize (nicht nur umgekehrt!) und daher wächst auch der Bereich des Gehirns, der diese verarbeitet (Gyrus postcentralis). Der Umgang mit dem Baby ist ein sehr körperbetonter, weswegen auch die Insel, der Bereich für Körpergefühle, beidseits an Größe zunimmt. Vom wohligen Glucksen bis unsäglich lautem Schreien macht ein Baby jede Menge Geräusche, was zum Wachstum der entsprechenden Bereiche führt, und nicht zuletzt bleiben die neuen Erfahrungen der Mutter im Gedächtnis, was wiederum den Gyrus parahippocampalis wachsen lässt.

Alle Mütter halten praktisch überall ihr Baby auf dem linken Arm. Dann liegt das Köpfchen in der Nähe des Herzens und das Kind hört den Herzschlag der Mutter am besten. Weil es diesen schon seit einigen Monaten vor der Geburt gehört hat und kennt, wirkt dies beruhigend, was Mütter ganz offensichtlich intuitiv (bzw. durch implizites Lernen) erfassen und ihr Kind links tragen. Visuelle, akustische und taktile Signale von der linken Körperseite werden im rechten Thalamus vorverarbeitet und an den Cortex weitergeleitet, was das gefundene Wachstums des rechten Thalamus unschwer erklärt.

Von besonderem Interesse ist die Tatsache, dass eine signifikante Korrelation ($p < 0{,}01$) zwischen den positiven kindbezogenen mütterlichen Gedanken einerseits und dem Wachstum von Gehirnbereichen, die für die Kontrolle von Emotionen, Motivation und Motorik zuständig sind (Hypothalamus, Amygdala, Substantia nigra) besteht. Mit anderen Worten: Je verliebter die jungen Mütter drei Wochen nach der Geburt in ihr Baby waren, desto mehr Wachstum zeigte sich in emotional-motivationalen Strukturen ihres Gehirns etwa zweieinhalb Monate später. Man hatte ja mittels des Fragebogens von den Müttern in der 3. oder 4. Woche nach der Geburt wissen wollen, wie sie ihr Kind

Tab. 8-1 Gehirnwachstum bei Müttern im Zeitraum von 2 bis 4 Wochen bis 3 bis 4 Monaten nach der Geburt (nach Daten aus 9, Table 1).

Seite	Region	Größen-zu-nahme (Voxel)	p (korri-giert)	Interpretation
L, R	Lobus parietalis sup. & inf., Präcuneus, Gyrus frontalis med., Gyrus cinguli, Gyrus postcentralis	154783	< 0,001	Arbeitsgedächt-nis, sensorische Integration, Feh-lerkorrektur und Affektregulati-on, Verarbeitung taktiler Sinnes-reize
L, R	Hypothalamus, Substantia nigra, Nucleus caudatus, Corpora mamillaria	12822	< 0,001	hormonelle Regulation, Motivation und Bewegungs-steuerung, Gedächtnispro-zesse
R	Amygdala, Putamen, Globus pallidus med. & lat., ant. Gyrus cinguli, Gyrus parahippo-campalis, Insula			Emotionen, Belohnungs-system und Bewegungs-steuerung, kognitive Kontrolle, Gedächtnis-prozesse, Körpergefühle

Tab. 8-1   Fortsetzung

Seite	Region	Größen-zu-nahme (Voxel)	p (korri-giert)	Interpretation
R	Gyrus frontalis med., Gyrus präcentralis	2166	< 0,005	Arbeitsgedächt-nis, exekutive Funktionen, Motorik
R	Gyrus frontalis sup. & med.	6192	< 0,005	Arbeitsge-dächtnis, exekutive Funktionen
R	Thalamus	5778	< 0,001	Vorverarbeitung linksseitiger taktiler, visueller und akustischer Sinnesreize
L	Gyrus temporalis sup., Insula	2859	< 0,005	akustische Wahrnehmung, Körpergefühle
R	Insula	1036	< 0,05	Körpergefühle
R	Gyrus parahippocampalis	178	< 0,05	Gedächtnis-prozesse

sehen. Diejenigen, die ihr Kind z. B. für „ganz besonders", „wunderschön", „perfekt" hielten, wiesen ein besonders starkes Wachstum derjenigen Areale auf, die mit mütterlicher Motivation, Belohnung und Emotionsregulation in Verbindung gebracht werden. Positive Gedanken zur Elternschaft hatten demgegenüber keinen Einfluss auf das Gehirnwachstum.

Diese Ergebnisse lassen sich durchaus mit denen funktioneller Bildgebungsstudien zu romantischer und mütterlicher Liebe in Verbindung bringen (2, 3, 12). In einer Übersicht beschreibt Bartels deren Versuchsaufbau wie folgt: „Den Probanden und Probandinnen wurden Passbilder ihrer Partner sowie dreier guter Bekannter präsentiert, während ihre Hirnaktivität gemessen wurde. Die Bekannten waren so ausgewählt, dass sie den Probanden eng vertraut und mindestens ebenso lange bekannt waren wie ihr Liebespartner. [...] Die Studie über mütterliche Liebe war ähnlich aufgebaut. Die jungen Mütter betrachteten die Bilder ihrer eigenen Kinder sowie die der gleichaltrigen Kinder ihrer besten Freundinnen" (1).

Beim Betrachten des eigenen Kindes kam es zu einer Aktivierung des Belohnungssystems – also des ventralen Striatums, des Nucleus accumbens und der Substantia nigra –, dessen Aktivierung mit Erlebnissen des Glücks und mit hoher Motivation zur Nähe einhergeht. Zudem wurde eine Aktivierung im Bereich der Insel beidseits verzeichnet und mit angenehmen Körpergefühlen in Verbindung gebracht.

Man braucht zur Erforschung der Reaktion des Gehirns von Müttern auf ihre Kinder übrigens nicht unbedingt Passfotos. Ganz ähnliche Ergebnisse wurden auch gewonnen, als man frisch gebackenen Müttern Babygeschrei im Scanner vorspielte (12).

Dass diese Ergebnisse aus Bildgebungsstudien auch mit entsprechenden Verhaltensänderungen einhergehen, zeigt beispielsweise eine Studie zum Erkennen von Emotionen in

Gesichtern an 101 Frauen in der Frühschwangerschaft, von denen 76 kurz vor der Geburt nochmals untersucht werden konnten. Es zeigte sich eine *Verbesserung* der Erkennensleistung für Bedrohung signalisierende (das heißt, Angst, Wut oder Ekel ausdrückende) Gesichter in der späten Schwangerschaft, was als evolutionärer Anpassungsvorgang interpretiert wird (18).

Mütter sind besondere Wesen. Sie lieben ihr Kind bedingungslos (7), opfern sich in vielfacher Hinsicht für es auf, geben ihr Letztes, damit es dem Kind gut geht. Bartels und Zeki beschreiben die mütterliche Liebe wie folgt (3, Übersetzung durch den Autor): „Die zarte Intimität und Selbstlosigkeit der Liebe einer Mutter für ihr Kind nimmt eine einzigartige und erhabene Stellung im menschlichen Verhaltensrepertoire ein. Ähnlich wie romantische Liebe, mit der sie eng zusammenhängt, stellt sie eine der stärksten Motivationen für menschliche Handlungen dar und wurde über die Jahrhunderte in der Literatur, Kunst und Musik als eine der schönsten und inspirierendsten Manifestationen menschlichen Verhaltens gefeiert."[3]

Evolutionsbiologisch ist die mütterliche Liebe einfach zu verstehen: Von Müttern, die sich nicht so verhalten haben, stammen wir nicht ab! Aber abgesehen von dieser ultimativen Verursachung (*ultimate cause*) kann man auch die Frage stellen, welche Mechanismen im einzelnen (*proximate causes*) dafür verantwortlich sind, dass ein entsprechendes Verhalten an den Tag gelegt wird. Hier war man bislang nicht weit über den „Mutterinstinkt" hinausge-

---

3 „The tender intimacy and selflessness of a mother's love for her infant occupies a unique and exalted position in human conduct. Like romantic love, to which it is closely linked, it provides one of the most powerful motivations for human action, and has been celebrated throughout the ages – in literature, art and music – as one of the most beautiful and inspiring manifestations of human behavior."

kommen, der wissenschaftlich etwa so gut belegt ist wie der „Mannschaftsgeist" im Fußball: Man weiß so etwa, wovon die Rede ist, aber man fragt nicht, wie viele Tore er geschossen hat.

Die moderne Gehirnforschung hat erst damit begonnen, sich dieses Problems anzunehmen. Selbstverständlich braucht es Replikationsstudien, Studien an größeren und unterschiedlichen Gruppen, nicht nur die üblichen rechtshändigen gebildeten jungen Vertreter der weißen Mittelschicht. Wie auch immer, zusammen mit den bereits vorliegenden Ergebnissen bei anderen Spezies legen diese Befunde nahe, dass die tiefgreifenden Veränderungen im Leben einer Mutter werdenden Frau von ebenso tiefgreifenden Veränderungen in deren Gehirn begleitet werden, die von manchen Autoren als *Konstruktion eines mütterlichen Gehirns* bezeichnet werden (11). Ein solcher Gehirnumbau würde auch die unklare Datenlage im Hinblick auf die geistigen Leistungen von Frauen nach der Geburt ihres ersten Kindes erklären: Wird vor oder nach dem Umbau gemessen, zeigen sich keine Effekte oder Verbesserungen in den Leistungen. *Während* des Umbaus jedoch ist die Funktion (wie beim Umbau eines Hauses auch) eingeschränkt. Jede Frau, die schon einmal geboren hat, weiß um den eingangs erwähnten „Kartoffelbrei" im Kopf, in einer Reihe von Studien zeigte er sich jedoch nicht, wie eine Metaanalyse von 14 diesbezüglichen Studien gezeigt hat (8). Diese Studie ergab zudem einen weiteren Hinweis auf die Ursache der Inkonsistenz zwischen den Studien sowie zwischen den relativ eindeutigen subjektiven Erfahrungen der meisten Mütter und der zweideutigen wissenschaftlichen Datenlage: Nicht alle geistigen Funktionen sind vom Umbau gleichermaßen betroffen. Vielmehr betrifft der Umbau eher frontale Bereiche des Gehirns und damit Funktionen wie Arbeitsgedächtnis, Planung und zielgerichtetes Handeln sowie emotionale Regulationsfähigkeit.

Last but not least gilt Folgendes: Wenn man die Konstruktion von etwas verstanden hat, versteht man auch besser, was dabei alles schief gehen kann und worauf man achten muss, damit dies nicht passiert. Damit wird die Bedeutung der angeführten Studien für unser Fachgebiet klar, denn diese Erkenntnisse könnten zu neuen Strategien führen, dysfunktionale Mutterschaft (und alles dadurch verursachte Leid beim Kind) wirksam zu behandeln. Entzaubert werden durch diese Forschung weder die Mütter noch das Phänomen der Mutterschaft. Ganz im Gegenteil: Je besser man die Natur kennt, desto mehr gerät man über deren Einfallsreichtum ins Staunen!

Literatur

1. Bartels A. Die Liebe im Kopf. Über Partnerwahl, Bindung und Blindheit. In: Spitzer M, Bertram W (Hrsg.). Hirnforschung für Neu(ro)gierige. Stuttgart: Schattauer 2010, 76–106.

2. Bartels A, Zeki S. The neural basis of romantic love. NeuroReport 2000; 11: 3829–3834.

3. Bartels A, Zeki S. The neural correlates of maternal and romantic love. NeuroImage 2004; 21: 1155–1166.

4. Christensen H, Leach LS, Mackinnon A. Cognition in pregnancy and motherhood: prospective cohort study. British Journal of Psychiatry 2010; 196: 126–132.

5. Crawley RA, Dennison K, Carter C. Cognition in pregnancy and the first year post-partum. Psychol Psychother 2003; 76: 69–84.

6. Diamond MC, Johnson RE, Ingham C. Brain plasticity induced by environment and pregnancy. Int J Neurosci 1971; 2: 171–178.

7. Fromm E. Die Kunst des Liebens. München: DTV 2010.

8. Henry JD, Rendell PG. A review of the impact of pregnancy on memory function. Journal of Clinical and Experimental Neuropsychology 2007; 29: 793–803.

9. Kim P, Leckman JF, Mayes LC, Feldman R, Wang X, Swain JE. The plasticity of human maternal brain: Longitudinal changes in brain anatomy during the early postpartum period. Behavioral Neuroscience 2010; 124: 695–700.

10. Kinsley CH, Madonia L, Gifford GW, Tureski K, Griffin GR, Lowry C, Williams J, Collins J, McLearie H, Lambert KG. Motherhood improves learning and memory: Neural activity in rats is enhanced by pregnancy and the demands of rearing offspring. Nature 1999; 402: 137–138.

11. Kinsley CH, Meyer EA. The construction of the maternal brain: Theoretical comment on Kim et al. Behavioral Neuroscience 2010; 124: 710–714.

12. Lorberbaum JP, Newman JD, Horwitz AR, Dubno JR, Lydiard RB, Hamner MB, Bohning DE, George MS. A potential role for thalamocingulate circuitry in human maternal behavior. Biological Psychiatry 2002; 51: 431–445.

13. Macbeth AH, Gautreauxa C, Luinea VN. Pregnant rats show enhanced spatial memory, decreased anxiety, and altered levels of monoaminergic neurotransmitters. Brain Res 2008; 1241: 136–147.

14. Macbeth AH, Scharfman HE, MacLusky NJ, Gautreaux C, Luine VN. Effects of multiparity on recognition memory, monoaminergic neurotransmitters, and brain-derived neurotrophic factor (BDNF). Horm Behav 2008; 54: 7–17.

15. Numan M. Motivational systems and the neuronal circuitry of maternal behavior in the rat. Developmental Psychobiology 2006; 49: 12–21.

16. Numan M, Stolzenberg DS. Medial preoptic area interactions with dopamine neural systems in the control of the onset and maintenance of maternal behavior in rats. Frontiers in Neuroendocrinology 2009; 30: 46–64.

17. Paris JJ, Frye CA. Estrous cycle, pregnancy, and parity enhance performance of rats in object recognition or object placement tasks. Reproduction 2008; 136: 105–115.

18. Pearson RM, Lightman SL, Evans J. Emotional sensitivity for motherhood: late pregnancy is associated with enhanced accuracy to encode emotional faces. Horm Behav 2009; 56: 557–563.

19. Spitzer M. Der Blues der Väter. In: Dopamin und Käsekuchen. Stuttgart: Schattauer 2011; 122–133.

20. Woolley CS, Gould E, Frankfurt M, McEwen BS. Naturally occurring fluctuations in dendritic spine density on adult hippocampal pyramidal neurons. J Neurosci 1990; 10: 4035–4039.

9 Die soziale Struktur des Menschen

Die Menschheit als Art ist so erfolgreich, dass der ganze Planet von unserer Anwesenheit dominiert wird und bekanntermaßen immer mehr darunter leidet. Dabei sind einzelne Menschen im Grunde relativ schwach und nur zu recht wenig in der Lage. Aber Menschen kooperieren – mehr als jede andere Art – und vollbringen als Gruppe unglaubliche Leistungen: Bauen 700 Meter hohe, an Wolken kratzende Häuser, 300 Meter lange über die Meere fahrenden Schiffe, und 100 Meter hohe Raketen, um damit zum Mond und zurück zu fliegen. Und Menschen haben Kultur, das heißt, verfügen über einen tradierten Schatz von Wissen und Fertigkeiten, sodass keiner bei Null anfangen muss.

Wie kamen wir so weit? Was machte uns zu dem, was wir heute sind? Welche soziale Struktur liegt der Kooperation und Kultur in menschlichen Gesellschaften zugrunde? – Aber gibt es das überhaupt, eine allgemeine soziale Struktur menschlicher Gemeinschaft? Sind menschliche Gesellschaften nicht unglaublich verschieden, sodass schon die Idee, es könnte allgemeine grundlegende Gemeinsamkeiten geben, absurd erscheint?

Biologisch betrachtet gehören Menschen zu den Primaten, und die Wissenschaftler, die Primaten erforschen, Primatologen, haben bei den uns am nächsten stehenden Verwandten durchaus nach Charakteristika von Sozialleben gesucht und diese auch gefunden: Schimpansen (7) leben in anderen sozialen Strukturen als Gorillas (14), Orang-Utans (19) oder Bonobos (4), die der Beschreibung durchaus zugänglich sind. Die allgemeine Struktur einer menschlichen Gesellschaft jedoch scheint jenseits dessen zu liegen, was sich wissenschaftlich aufklären lässt. Zu groß erscheinen die kulturellen Unterschiede.

Hinzu kommt, dass einflussreiche Vertreter der Wissenschaft vom Menschen – Anthropologen – die Möglichkeit der Beantwortung der Frage von vorne herein ausschließen: Gesellschaften und Kulturen seien nur von innen heraus zu untersuchen; wer solche Untersuchungen macht, der habe schon seine eigene (kulturelle) Brille auf und könne daher nicht mehr „objektiv", von außen auf eine andere Gesellschaft/Kultur schauen. Weil es also keine „Objektivität" gebe, die man haben müsste, um ganz allgemeine Aussagen über den Menschen zu machen, könne man solche Aussagen nicht machen. Man bezeichnet diese Position auch als Kulturrelativismus, begründet durch den amerikanischen Kulturanthropologen jüdisch-deutscher Abstammung Franz Boas, und vertreten von vielen bekannten Anthropologen wie beispielsweise Margaret Mead.

Dem gegenüber setzt sich jedoch zunehmend die Auffassung durch, dass Neurobiologie einerseits und Evolutionstheorie andererseits durchaus Angelpunkte außerhalb kultureller Gepflogenheiten darstellen, die eine wissenschaftliche und damit auch verallgemeinerbare Betrachtung allgemeiner kultureller Sachverhalte erlauben.

Es sei an dieser Stelle angemerkt, dass die Sache letztlich seit Aristoteles geklärt ist, seine Einsichten jedoch gerade in intellektuellen Kreisen in Vergessenheit gerieten. In aller Kürze läuft das Argument wie folgt: Wer etwas aussagt, ganz egal was, der behauptet etwas, und kann nicht gleichzeitig das Gegenteil behaupten. Es gibt z.B. vermeintliche Ausnahmen, Ironie, Metaphorik, deren Verständnis aber nur möglich ist, wenn das Grundverständnis von Aussagen vorausgesetzt wird. Vermeintliche Ausnahmen funktionieren also nur „auf dem Rücken" der allgemeinen Gültigkeit dessen, das durch die Ausnahmen infrage gestellt wird. Aristoteles formuliert sehr sorgfältig, um solche „Ausnahmen" auszuschließen: „Dass ein und dasselbe [Prädikat] ein und demselben [Subjekt] nach derselben Hinsicht gleichzeitig zukommt und nicht und nicht zukommt, ist unmöglich" (zit. nach 18, Anmerkungen des Autors in Klammern). Sobald man also etwas sagt, hat man bestimmte Regeln des gegenseitigen Verständnisses bereits akzeptiert. Der Kulturrelativist müsste also behaupten, dass er die andere Kultur überhaupt nicht versteht, zugleich spricht er aber von ihr. Etwas sagen heißt aber, etwas zu verstehen geben. Dem Satz vom Widerspruch (der jeder Behauptung zugrunde liegt) zu widersprechen, wäre also gleichbedeutend damit, gar nichts zu sagen. Und wer nichts sagt, mit dem kann man nicht diskutieren, „denn ein solcher ist insofern nur noch wie eine Pflanze" (22).

Der analytische Philosoph Peter Strawson beschreibt den Gedanken sehr schön so: „Einer der Hauptzwecke, für den wir Sprache verwenden, ist es, Ereignisse zu berichten und Dinge und Personen zu beschreiben. Solche Berichte und Beschreibungen sind wie Antworten auf Fragen der Form ‚Wie war es?', ‚Wie ist es (er, sie)?'. Wir beschreiben etwas, wir sagen, wie es beschaffen ist, indem wir Wörter darauf anwenden, die wir auch auf andere Dinge anzuwenden bereit sind. Jedoch nicht auf alle anderen Dinge. [...] Denn wenn wir sagen, wie ein Ding beschaffen ist, dann vergleichen wir es nicht nur mit anderen Dingen, sondern wir unterscheiden es auch von anderen Dingen. (Das sind nicht zwei Tätigkeiten, sondern zwei Aspekte ein und derselben Tätigkeit.)" (zit. nach 18).

Wenn der Kulturrelativist also meint, dass er gar nichts Objektives sagen kann, dann übersieht er, dass er bei einem solchen Verständnis von Objektivität nicht nur nichts Objektives, sondern gar nichts sagen kann. Sobald er aber redet, hat er die Voraussetzungen seines Redens akzeptiert, und zu diesen gehört die Logik von Aussagen und der Satz vom Widerspruch. Und Kulturen reden miteinander, sonst könnte man ja gar nicht von „Kulturen" sprechen. Damit ist jeder strenge Kulturrelativismus nicht möglich (man könnte auch sagen: nicht sagbar. Wer ihn vertritt, sagt gar nichts, vertritt mithin auch nichts).

Nachdem also geklärt ist, dass Anthropologen und sogar Kulturanthropologen durchaus etwas Allgemeines sagen können, ist interessant, was manche tatsächlich zu sagen haben. Bernard Chapais, Professor für Anthropologie an der University of Montreal/Kanada, unternimmt in seiner Monographie *Primeval Kinship. How Pair-Bonding Gave Birth to Human Society* (1) nichts weniger als den Versuch, allgemeine Strukturmerkmale menschlicher Gesellschaften anhand der vorhandenen Daten aus Primatologie und Anthropologie zu rekonstruieren. Zunächst einmal sind fast alle menschlichen Gemeinschaften aus Familien zusammengesetzt, die durch monogame Paarbeziehungen und Kinder gekennzeichnet sind (3, 15). Diese Familien bilden Gruppen (Horden), die wiederum mit anderen Gruppen Kontakt haben und einen Stamm bilden. Menschliche Gesellschaften haben somit eine geschachtelte Struktur (Familie, Gruppe, Stamm):

1. Eine Gruppe besteht aus Familien und hat Kontakte zu anderen Gruppen, die zu einem Stamm gehören. Andere Primaten dagegen leben einerseits nicht in monogamen Familien, sondern in oft polygynen Gruppen, die ihrerseits nicht Teil einer größeren Gemeinschaft (Stamm) sind (2). Des Weiteren zeigen sich die folgenden sozialen Besonderheiten (Merkmale) beim Menschen: In den großen geschlechtsgemischten Gruppen anderer Primaten wechseln entweder die jungen Männchen oder die jungen Weibchen permanent in eine andere Gruppe (nicht beide Geschlechter; je nach Art verschieden) und verlieren den Kontakt zur ursprünglichen Gruppe. Beim Menschen hingegen ist die Durchmischung zwischen Gruppen nicht geschlechtsabhängig und sehr flexibel.

2. Bei anderen Primaten verliert sich der Kontakt zwischen Geschwistern um die Pubertät herum. Nicht so beim Menschen, wo Geschwister und andere Verwandte lebenslang in Kontakt bleiben.

3. Bei anderen Primaten werden verwandtschaftliche Beziehungen nahezu ausschließlich auf die mütterliche Linie beschränkt gepflegt (13, 20). Beim Menschen hingegen werden weitreichendere und vor allem sowohl mütterliche als auch väterliche Verwandtschaftsbeziehungen gelebt.
4. Verwandtschaftliche Beziehungen zu Verwandten des Partners oder zu Partnern von Verwandten („Schwiegereltern", „-söhne" und „-töchter" sowie „verschwägerte" Personen) gibt es nur beim Menschen.

Die Charakterisierung dieses genuin menschlichen Musters von Gemeinschaft war bislang das Produkt von vergleichenden Betrachtungen von Grenzgängern (wie Chapais) zwischen Primatologie und Anthropologie und weniger von genuiner empirischer Beobachtung. Dies hat sich mit der Publikation einer Arbeit US-amerikanischer Anthropologen zur Struktur von 32 heute noch existierenden (und damit beobachtbaren) menschlichen Gesellschaften, die unter Steinzeitbedingungen als Jäger und Sammler leben, geändert. Hill und Mitarbeiter (10) haben 5 067 Individuen aus Gruppen mit einer Durchschnittsgröße von 28,2 erwachsenen Mitgliedern im Hinblick auf die Art des Zusammenlebens untersucht. Wer ist mit wem verwandt? Wer lebt mit wem in einer Gruppe? Wer kennt wen und wer ist mit wem (mitunter zeitlebens) befreundet? Lassen sich die gerade beschriebenen allgemeinen Strukturmerkmale menschlicher Gesellschaften bei heute lebenden Jägern und Sammlern wiederfinden? – Die Antwort lautet Ja!

In 19 der 32 untersuchten Gesellschaften gab es keinen signifikanten Unterschied zwischen der mittleren Anzahl von Eltern, die mit Sohn oder Tochter in einer Gruppe leben (Merkmale 1, 3). Und wenn man die übrigen Gesellschaften mit solchen Unterschieden betrachtet, dann leben in sieben von ihnen die Eltern eher bei den Söhnen und in sechs eher bei den Töchtern, jeweils aber keineswegs ausschließlich.

Sehr häufig findet man in den Gruppen Geschwister, nicht nur im Kindesalter, sondern über die gesamte Lebensspanne (Merkmal 2). Brüder leben mit Brüdern oder mit Schwestern langfristig in einer Gruppe, lediglich Schwestern jenseits des 30. Lebensjahres leben nicht überzufällig häufig zusammen in einer Gruppe.

Ebenfalls häufig sind in den untersuchten Gesellschaften „entfernte Verwandte", einschließlich verschwägerter Personen (Merkmal 4), die zudem oft mit den gleichen Termini bezeichnet werden wie (bluts-)verwandte Personen. Lassen wir die Autoren selbst sprechen: „Among the individuals genetically unrelated to either spouse or ego, the spouses of ego's primary kin often carry the same kinship term as spouse's primary kin (e.g., brother-in-law, sister-in-law, etc.) and may be treated equally. These make up about 6% of adult bandmembers. Other adults connected through a multiple-linked chain of distant genetic and marriage ties (i.e., ‚distant affines‘ such as cousin's spouse or ‚affines of affines‘ such as spouse's brother's wife's brother) make up about half the co-resident adults members of a band" (9)[1].

---

1 „Man findet unter den Individuen, die entweder mit der Person selbst oder mit deren Partner genetisch nicht verwandt sind, viele, die mit derselben Verwandtschaftsbezeichnung angesprochen werden wie die direkten genetischen Verwandten (z.B. Schwager, Schwägerin) und zum Teil auch genauso behandelt werden. Diese Personen machen etwa 6% der erwachsenen Gruppenmitglieder aus. Andere Erwachsene sind durch eine Kette von weitläufigen Verwandschaftsbeziehungen und ehelichen Verbindungen miteinander verbunden (d.h. ‚weitläufig Verschwägerte‘ wie beispielsweise der Mann der Cousine oder ‚angeheiratete Verwandte von angeheirateter Verwandtschaft‘, z.B. der Bruder der Frau des Schwagers); diese Verbindungen machen etwa die Hälfte der zusammenlebenden Erwachsenen einer Gruppe aus."

Die Autoren sind sich der Bedeutung ihrer Befunde für die Entstehung von Kultur überhaupt durchaus bewusst: Erst eine größere Anzahl von Menschen macht es möglich, dass neue Ideen nicht nur entstehen, sondern auch weitergegeben und tradiert werden, wie mathematische Modelle und auch anekdotische Beobachtungen zeigen. Sie geben hierzu zwei Beispiele:

- Die Ureinwohner von Tasmanien verlernten ganz offensichtlich mit der Zeit das Fischen, nachdem die Insel vor etwa 12 000 Jahren durch den Anstieg des Meeresspiegels nach dem Ende der letzten Eiszeit vom Festland getrennt war und nur noch einige Tausend Menschen die Insel bewohnten. Ihre Kultur war sehr primitiv: kein Ackerbau und keine Viehzucht, keinerlei Technik wie Pfeil, Bogen oder Bumerang, keine Netze oder gar Boote. All dies müssen ihre Vorfahren gehabt haben, es konnte aber „mangels Masse" nicht tradiert werden.

- Beim Stamm der Ache kam es im 19. Jahrhundert zu einer geografischen Trennung in einen kleinen nördlichen und einen südlichen Teil. Als man in den 1970er-Jahren Kontakt zu beiden Gruppen aufnahm, fiel auf, dass der nördliche Teilstamm das Feuermachen verlernt hatte. „Ältere Informanten sagten, dass ihre Eltern und Großeltern ihnen erzählt hatten, dass ihre Vorfahren Feuer machen konnten und hatten die Technik genau beschrieben, obwohl es niemand direkt beobachtet hatte. Im Gegensatz dazu hatten die südlichen Gruppen der Ache ihr Wissen, wie man Feuer macht, bis zum ersten Kontakt im späten 20. Jahrhundert erhalten" (9, Übersetzung durch den Autor).

Halten wir fest: Das Besondere an der sozialen Struktur des Menschen ist einerseits ihre Größe und andererseits die Tatsache, dass gerade diese letztlich auf individueller Paarbindung und Kernfamilienstruktur mit Eltern und Kindern beruht. Überlegungen über Vielmänner- und Vielweiberei in „ursprünglichen" Gesellschaften aus dem vorletzten Jahrhundert wurden längst als reine Spekulationen entlarvt (1).

Archäologische Funde aus der Neusteinzeit sowie genetische Analysen gemeinsam begrabener Individuen bezeugen dies eindrucksvoll. Die vor etwa 5 000 Jahren in Mitteleuropa bis weit in das heutige Russland hinein vorherrschende Kultur der Schnurkeramik zeichnet sich nicht nur durch die eponyme Dekoration von Tongefäßen mit einer eingedrückten gedrehten Schnur, sondern auch durch eine bestimmte Form der Bestattung der Toten in Hockstellung und Ost-West-Richtung aus. Zudem finden sich in dieser Kultur ansonsten eher ungewöhnliche Doppel- bzw. Mehrfachgräber. Der Fund vier solcher Gräber mit insgesamt 13 Skeletten (zwei Männer, drei Frauen, acht Kinder) im Jahr 2005 im sachsen-anhaltinischen Eulau (nahe dem Fundort der berühmten Himmelsscheibe von Nebra, 23) ist hier von besonderem Interesse, von denen eines einen 40- bis 60-jährigen Mann, eine 35- bis 50-jährige Frau und zwei Kinder im Alter von 4 bis 5 bzw. 8 bis 9 Jahren enthielt (Abb. 9-1). Aufgrund der Verletzungen der Individuen in allen vier Gräbern und nicht zuletzt auch aufgrund einer in einem Lendenwirbel steckenden flintsteinernen Pfeilspitze nimmt man an, dass hier eine schutzlose kleine Gruppe überfallen und auf brutale Weise zu Tode gekommen ist (12), dass jedoch nach Rückkehr anderer Gruppenmitglieder eine geordnete Bestattung erfolgte. Genetische Analysen aus den Überresten erlaubten zudem die eindeutige Zuordnung der Individuen in einem der Gräber (Abb. 9-1) als Familie mit Vater, Mutter und zwei Söhnen, was schon deren „berührende" Lage nahegelegt hatte.

In einem weiteren der vier Gräber (mit drei Kindern und einer erwachsenen Frau) waren mindestens zwei der Kinder Geschwister, die Frau jedoch nicht die Mutter, sondern

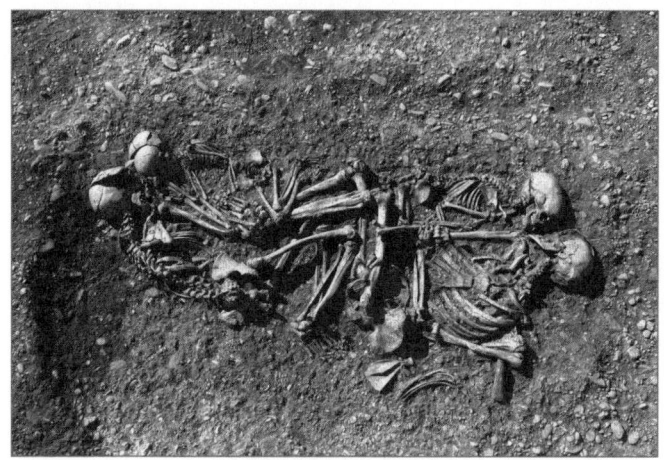

Abb. 9-1 Bestattung einer neolithischen Kleinfamilie (Vater, Mutter, zwei Söhne) aus Eulau im Burgenlandkreis, Sachsen-Anhalt (Vierfach-bestattung Grab 99 in situ, Foto Andrea Hörentrup; Landesamt für Denkmalpflege und Archäologie Sachsen-Anhalt, mit freundlicher Genehmigung). Im sehr besuchenswerten Landesmuseum für Vorgeschichte, Halle, bildet die Dauerausstellung solcher Gräber neben der Himmelsscheibe ein besonderes Highlight. Haak und Kollegen (8) kommentieren die Lage der Toten wie folgt: „Intriguingly, the arrangement of the dead seems to mirror their relations in life. The latter is reflected by the face-to-face arrangement of several pairs of individuals and the positioning of their arms and hands, which are interlinked in several cases."

Tante oder Stiefmutter, wie man nach ihrer Lage vermuten kann. Durch die Analyse von Strontiumisotopen (in den Zähnen) ließ sich ferner zeigen, dass alle Kinder und einer der zwei Männer aus der gleichen lokalen Gegend stammten, die Frauen jedoch aus seiner anderen Gegend (der zweite Mann lag „dazwischen"). Nimmt man alle Daten zusammen, ergibt sich ein Bild der Sozialstruktur von Menschen in Mitteleuropa in der jüngeren Steinzeit, das geprägt war durch Kernfamilie, Verwandtschaftsbeziehungen über Generationen hinweg und patrilokale Exogamie, also Inzestvermeidung durch Paarbindung in eine andere Gruppe, wobei die Männer am Ort bleiben und die Frauen in eine andere Gegend und Gruppe wechseln.

Wie aber konnte eine solche soziale Struktur mit aus Kernfamilien zusammengesetzten Gruppen (Horden), die ihrerseits mit anderen Gruppen (sowohl feindlichen als auch freundlichen) Kontakt gehabt haben müssen, überhaupt entstehen? Im Hinblick auf diese Struktur bildet der Mensch offensichtlich unter allen Primaten die Ausnahme. Und zugleich ist es genau diese Struktur, die das Aufkommen von Kultur überhaupt erst ermöglichte, weil nur durch sie eine genügend große „kritische Masse" entsteht.

Wie auch im Kapitel „Unheimliche Wissenschaft" diskutiert (s. S. 296), bestanden die genetischen Veränderungen bei der Menschwerdung vor allem im Weglassen regulatorischer DNA-Sequenzen. Hierdurch fiel unter anderem eine Wachstumsbremse bei der Gehirnentwicklung weg, was das beim Menschen im Vergleich zu anderen Primaten enorme postnatale Größenwachstum des Gehirns erklärt. Zudem wurde beim Menschen – durch „Korrumpierung" des Bindungsmechanismus von Mutter und Kind für die Paarbindung von Mann und Frau – dafür gesorgt, dass lang andauernde Paarbeziehungen entstehen.

Dies geschah nach McLean und Kollegen (11) dadurch, dass sich durch Wegfall einer Teilfunktion des menschlichen Androgenrezeptors der männliche Penis morphologisch veränderte (Wegfall von Hornhaut-Dornen), was wiederum – wie vergleichende Studien zeigen konnten (5) – zu einer signifikanten Verlängerung des Geschlechtsakts führte. Da während des Geschlechtsakts die für die Paarbindung wesentlichen Peptidhormone Vasopressin und Oxytocin ausgeschüttet werden (17), kommt es also beim Menschen zu einer vermehrten Ausschüttung und damit zur Intensivierung monogamer Paarbildung.

Zusammen mit der langen Gehirnentwicklung ergibt sich somit eine für Primaten außergewöhnlich lange Kindheit und Jugend in einer stabilen Familienstruktur. Dies wiederum erlaubt die Entwicklung und Formung langfristig bestehender Beziehungen zwischen Eltern und Kindern sowie Geschwistern einerseits und zwischen entfernten verwandten und verschwägerten Individuen andererseits. Und hierdurch wird bewirkt, dass nicht alle Begegnungen so ausgehen wie die beschriebene: „We hypothesize that monogamous pair bonding, paternal recognition within cooperatively breeding social units, and bisexual dispersal *facilitate frequent and friendly intergroup relations*[12] and migration and low group genetic relatedness of band co-residents" stellen hierzu McLean und Mitarbeiter fest (11, Hervorhebung durch den Autor).

Trifft also ein Vater in einer anderen Gruppe auf seine Tochter, Enkelin, Nichte oder Cousine (bzw. deren Männer), wird er weniger geneigt sein, mit Gewalt zu reagieren. Und dies ist eine minimale Voraussetzung dafür, dass kulturelle Errungenschaften von einer größeren Anzahl von Menschen geteilt und damit überhaupt erst nachhaltig tra-

---

2 Der genaue zeitliche Ablauf dieser Ereignisse muss gegenwärtig offen bleiben: Die Genetik spricht eher für eine späte Entwicklung der Paarbindung und Kleinfamilie, die nur den Neandertaler und uns betrifft (also letzten *ca. 250 000 Jahre*). Der aufrechte Gang beim *über vier Millionen Jahre* alten *Ardipithecus ramidus* (24) wurde jedoch zusammen mit der bereits zu diesem Zeitpunkt zu verzeichnenden Rückgang der großen Eckzähne (für innerartliche Drohgebärden der Männchen zum Zweck der Monopolisierung der Weibchen) von Lovejoy (25, 26) als Zeichen für bereits vorhandene Paarbindung interpretiert.

diert und weiterentwickelt werden. Der ganze Rest (über die nächsten fünf- bis zehntausend Jahre, bis heute) folgt.

Danksagung

Ich danke Ralf Brockmann und Dr. Bettina Stoll-Tucker vom Landesmuseum für Vorgeschichte in Halle für ihre Unterstützung. Weiterhin danke ich meinen Mitarbeitern Birgit Abler und Georg Grön sowie Friedemann Schrenk, Frankfurt, für wertvolle Hinweise und Kritik.

Literatur

1. Chapais B. Primeval kinship. How Pair-bonding Gave Birth to Human Society. Cambridge: Harvard University Press 2008.
2. Chapais B. The deep social structure of humankind. Science 2011; 331: 1276–1277.
3. Chapais B. In: Salmon C, Shackelford T (eds). Oxford Handbook of Evolutionary Family Psychology. New York: Oxford University Press 2011.
4. De Waal F. Good Natured. Cambridge: Harvard University Press 1996.
5. Dixson AF. Primate Sexuality. Oxford: University Press 1998.
6. Gibbons A. Spear-wielding chimps seen hunting bush babies. Science 2007; 315: 1063.
7. Goodall J. The Chimpanzees of Gombe: Patterns of Behavior. Cambridge: Harvard University Press 1986.
8. Haak W, Brandt G, de Jong HN, Meyer C, Ganslmeier R, Heyd V, Hawkesworth C, Pike AWG, Meller H, Alt KW. Ancient DNA, strontium isotopes, and osteological analyses shed light on social and kinship organization of the later stone age. PNAS 2008; 105: 18226–18231.
9. Hill KR, Hurtado AM. Cooperative breeding in South American hunter-gatherers. Proc Biol Sci 2009; 276: 3863–3870.
10. Hill KR et al. Co-residence patterns in hunter-gatherer societies show unique human social structure. Science 2011; 331: 1286–1289.

11. McLean CY et al. Human-specific loss of regulatory DNA and the evolution of human-specific traits. Nature 2011; 471: 216–219.

12. Meyer C, Brandt G, Haak W, Ganslmeier RA, Meller H, Alt KW. The Eulau eulogy: bioarchaeological interpretation of lethal violence in corded ware multiple burials from Saxony-Anhalt, Germany. Journal of Anthropological Archaeology 2009;28: 412–423.

13. Rendall D. Recognizing kin: Mechanisms, media, minds, modules, and muddles. In: Chapais B, Berman CM (eds): Kinship and behavior in primates. New York: Oxford University Press 2004.

14. Robbins MM, Sicotte P, Stewart KJ. Mountain gorillas. Cambridge: University Press 2001.

15. Rodseth L, Wrangham RW, Harrigan AM, Smuts BB. The human community as a primate society. Curr Anthropol 1991; 32: 221–254.

16. Silk JB. Chimpanzees are indifferent to the welfare of unrelated group members. Nature 2005; 437: 1357–1359.

17. Spitzer M. Hormone zur Hochzeit. In: Dopamin und Käsekuchen. Stuttgart: Schattauer 2011; 32–43.

18. Tugendhat E, Wolf U. Logisch-semantische Propädeutik. Stuttgart: Reclam 1983.

19. Van Schaik C. Among Orangutans. Cambridge: Harvard University Press 2004.

20. Widdig A. Paternal kin discrimination: The evidence and likely mechanisms. Biological Review 2007; 82: 319–334.

21. Kuper A, Marks J. Anthropologists unite! Nature 2011; 470: 166–168.

22. Aristoteles. Metaphysik. Ditzingen: Reclam 1993.

23. Meller H. Der geschmiedete Himmel. Darmstadt: Wissenschaftliche Buchgesellschaft 2004.

24. White TD et al. Ardipithecus ramidus and the Paleobiology of early hominids. Science 2009; 326: 75–86.

25. Lovejoy CO. Reexamining human origins in light of Ardipithecus ramidus. Science 2009; 326: 74.

26. Lovejoy CO et al. The pelvis and femur of Ardipithecus ramidus: the emergence of upright walking. Science 2009; 326: 71.

10 Geld und Glück, Karies und Kriminalität

Selbstkontrolle fürs Leben und Überleben

Im Laufe ihres Lebens müssen Menschen sehr viel lernen: Laufen, Sprechen, sich Benehmen, Mathematik und Naturwissenschaften, Geschichte und Geografie, Fremdsprachen und vieles mehr. Manche tun sich beim Lernen leichter und manche schwerer, manche erfassen Dinge und Situationen rascher und sind insgesamt begabter. Oft ist dann von Intelligenz die Rede und davon, dass diese Begabung sowohl von Erbanlagen als auch von der Umwelt abhängt. Menschen müssen jedoch nicht nur lernen, sich in der Welt zurecht zu finden und die Dinge zu begreifen; sie müssen vor allem lernen, mit sich selbst klarzukommen und sich im Griff zu haben.

Babys funktionieren reflexartig, sie steuern sich noch nicht bewusst selbst. Im Laufe ihrer Entwicklung nimmt dann das Ausmaß der Selbststeuerung zu. Mit 18 bis 24 Monaten sagen kleine Kinder plötzlich „Nein!", haben ihren „eigenen Willen", wie alle Eltern irgendwann einmal mehr oder minder leidvoll erfahren. Sie beginnen, selbst gesteckte Ziele zu verfolgen, selbsttätig zu agieren statt nur reflexartig auf äußere Reize zu reagieren. Nicht jeder Mensch ist im Hinblick auf diese Tätigkeit des Frontalhirnes (14) gleich. Und zudem weiß man seit einigen Jahren, dass man diese Fähigkeit trainieren kann wie einen Muskel. Wie wichtig Selbstkontrolle für unser Leben ist und was genau es bedeutet, wenn ein Mensch über eine vergleichsweise gute Selbstkontrolle verfügt, wird im Folgenden genauer betrachtet.

Eine der bedeutsamsten Untersuchungen, die es hierzu überhaupt gibt, stammt aus Neuseeland. Insgesamt 1 037 in den Jahren 1972 und 1973 geborene Kinder aus der südneuseeländischen Stadt Dunedin wurden in diese Langzeitstudie aufgenommen. Die Kinder und ihre Familien wurden alle zwei bis drei Jahre besucht, befragt (auch die Angehörigen, insbesondere die Eltern) und untersucht, sodass man insgesamt ein sehr gutes Bild dieser Kinder bis ins vierte Lebensjahrzehnt gewinnen konnte. Damit ist diese Studie eine der besten zur Entwicklung des Menschen von der Geburt bis ins Erwachsenenalter hinein (13), deren Ergebnisse zu einer Vielzahl von Fragen immer wieder in den besten wissenschaftlichen Zeitschriften weltweit publiziert wurden (1, 6, 7).

Eine Gruppe neuseeländischer, britischer, amerikanischer und kanadischer Wissenschaftler hat sich nun daran gemacht, die Fülle der erhobenen Daten aus dieser Studie im Hinblick auf die Frage auszuwerten, ob es einen Zusammenhang zwischen Selbstkontrolle in der Kindheit und dem weiteren Verlauf des Lebens der betreffenden Personen gibt (11). Das Ausmaß der Selbstdisziplin wurde bei jedem Kind zeitlich mehrfach und auf verschiedene Weise gemessen: Die Autoren der Studie sprechen von einer „multi-occasion/multi-informant strategy" (Tab. 10-1), die auf Daten aus den ersten elf Lebensjahren zu Impulsivität, Kontrollverlust, aggressiven Durchbrüchen, Hyperaktivität, Durchhaltevermögen und Unaufmerksamkeit beruhte.

Sowohl die Angaben der Eltern als auch die der Erzieher und Lehrer wurden zur Beurteilung herangezogen. Hinzu kamen im Alter von drei und fünf Jahren Tests zu motorischen und kognitiven Leistungen, die von Personen durchgeführt wurden, welche die Kinder nicht kannten, um vorurteilsfreie Ergebnisse zu erhalten. Nach den Tests hatte der Leiter das Ausmaß der während der Testsitzung durch das Kind an den Tag gelegten Selbstkontrolle auf einer Skala einzuschätzen. Schließlich wurde noch im Alter von elf Jahren ein Interview durchgeführt, aus dem Selbsteinschätzungen durch die Teilnehmer gewonnen wurden. All diese unterschiedlichen Daten wurden dann zu einem Maß der Selbstkontrolle zusammengefasst.

Tab. 10-1 Art, Zeitpunkt und Informant der verschiedenen Messungen der Selbstkontrolle (aus 11, Supplement, S. 2; Übersetzung durch den Autor). Die neun erhobenen Maße erwiesen sich als hoch positiv untereinander korreliert, das heißt, man konnte aus deren Statistik schließen, dass sie sich im Wesentlichen auf eine Eigenschaft bezogen, eben die Selbstkontrolle.

Gemessen	Alter (Jahre)	Informationsquelle	Inhalt
Fehlen von Kontrolle	3, 5	Beobachter	labil, geringe Frustrationstoleranz, keine Reserven, Widerstand, unruhig, impulsiv, braucht Zuwendung, bleibt nicht bei der Sache, verfolgt Ziele nicht
impulsive Aggression	5, 7, 9, 11	Elternteil, Lehrer	reißt sich los, in Kämpfe verwickelt
Hyperaktivität	5, 7, 9, 11	Elternteil, Lehrer	rennt und springt herum, kommt nicht zu Ruhe, kurze Aufmerksamkeitsspanne
Hyperaktivität	9, 11 (zusätzliche Fragen)	Elternteil, Lehrer	„immer auf Trab", als ob „von einem Motor angetrieben", kann nicht stillsitzen
fehlendes Durchhaltevermögen	9, 11	Elternteil, Lehrer	macht Dinge nicht zu Ende, leicht ablenkbar, bleibt nicht bei der Sache

Tab. 10-1   Fortsetzung

Gemessen	Alter (Jahre)	Informations-quelle	Inhalt
Impulsi-vität	9, 11	Elternteil, Lehrer	handelt erst und denkt später, kann nicht warten bis man dran ist, macht dauernd etwas anderes
Hyper-aktivität	11	selbst	zappelig, ruhelos
Unauf-merk-samkeit	11	selbst	hat Schwierigkeiten, aufmerksam zu sein, bei der Sache zu bleiben
Impulsi-vität	11	selbst	kann nicht abwarten, fällt anderen ins Wort

Im jungen Erwachsenenalter (26 Jahre) wurde die Selbstkontrolle wiederum gemessen, zum einen durch Befragung der Teilnehmer und zum zweiten durch Befragung einer dem Teilnehmer jeweils nahestehenden Person. Hierbei zeigte sich eine erstaunliche Stabilität dieser Persönlichkeitseigenschaft über die Zeit: Wer in jungen Jahren schon unkontrolliert war, der war es als Erwachsener auch (Abb. 10-1).

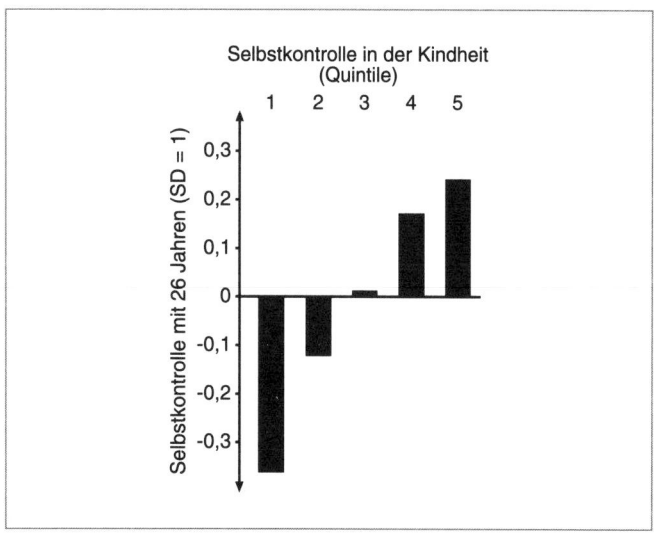

Abb. 10-1   Zusammenhang der Selbstkontrolle in der Kindheit und im jungen Erwachsenenalter. Man teilte alle knapp tausend Versuchsteilnehmer nach dem Ausmaß ihrer Selbstkontrolle in der Kindheit in fünf gleich große Gruppen (Quintile) ein und bestimmte den Mittelwert der Selbstkontrolle im Erwachsenenalter in jeder Gruppe (die Daten wurden zudem auf einen Mittelwert von 0 und eine Standardabweichung von 1 normiert; nach 11, Supplement, S. 3).

Nicht nur die Fähigkeit, sich selber im Griff zu haben, wurde mehrfach gemessen: Auch der Intelligenzquotient (IQ) der Teilnehmer wurde im Alter von sieben, neun und elf Jahren gemessen (und dann der Durchschnitt weiter verwendet) sowie die Lebensverhältnisse, das heißt, der sozioökonomische Status (engl. socio-economic status, abgekürzt SES), anhand des Berufs der Eltern (mehrfach bestimmt, verwendet wurde wiederum der Durchschnitt).

Im Alter von 32 Jahren waren erstaunliche 96% der 1 015 noch lebenden Teilnehmer der Studie für die Wissenschaftler erreichbar und zu untersuchen, also 972 Personen. Ihr Lebensweg war unterschiedlich; manche hatten Glück, Familie, Kinder, ein Ein- und Auskommen und es ging ihnen gut; andere wiederum waren von der Schule geflogen, hatten Drogen genommen und waren auf die schiefe Bahn geraten.

Wie man es bei einer Gruppe von nahezu tausend zufällig ausgewählten Menschen nicht anders erwarten konnte, fanden die Forscher so ziemlich alles, was das Leben zu bieten hatte. Und sie fanden Zusammenhänge – wie man sie erwartet: Wer aus besseren Verhältnissen kommt (höherer sozioökonomischer Status), hat es als Erwachsener besser, und wer intelligenter ist, das weiß man schon lange, kommt ebenfalls im Leben besser durch. Dieses bessere Durchkommen wurde nicht etwa grob über den Daumen abgeschätzt, sondern anhand von Einzelheiten objektiv gemessen. Wollte man beispielsweise wissen, wie gesund die Erwachsenen waren, so beschränkte man sich nicht auf Angaben in Fragebögen („Fühlen Sie sich gesund? – ja/nein"), sondern schaute nach, das heißt, untersuchte die Leute körperlich und führte einige Labortests durch. Körpergewicht, Blutdruck und Cholesterinspiegel dienten zur Erfassung von chronischen Krankheiten wie Stoffwechselstörungen (Zucker- und Fettstoffwechsel), deren Behandlung über das gesamte Leben einer Person extrem teuer ist. Auch Herz-

und Lungenfunktion sowie Geschlechtskrankheiten (Herpes-Infektionen) wurden untersucht, nach chronischen Entzündungen wurde durch Labortests gefahndet und die Zähne der Leute wurden von Fachpersonal genau angesehen.

Nachdem man all dies festgestellt hatte, fasste man sämtliche Indikatoren von Gesundheit zu einem einzigen Index zusammen, um zunächst einmal ganz allgemein nach einem Zusammenhang zur Selbstdisziplin bzw. Selbstkontrolle (S) zu suchen. Man wurde fündig (Abb. 10-2) und konnte zudem zeigen, dass der Zusammenhang etwa so groß ist wie der von geringem IQ bzw. von niedrigem SES und schlechter Gesundheit (Abb. 10-3). Anders ausgedrückt: Wer sich nicht gut kontrollieren kann, wird mit etwa der gleichen Wahrscheinlichkeit eher krank wie jemand aus ärmlichen Verhältnissen oder jemand mit schlechter (Aus-)Bildung. Man könnte nun einwenden, dass der Effekt der Selbstkontrolle genau an diesen beiden anderen Zusammenhängen liegt[1]; dass es also nicht nur die mangelnde Selbstkontrolle, sondern die mangelnden geistigen und finanziellen Ressourcen sind, die sich ungünstig auf die Gesundheit des Betreffenden auswirken. Dies ist seit einigen Jahren bekannt und gut untersucht (2, 3, 5, 9, 12): Armut ist ein Risikofaktor für ungünstige kognitive Entwicklung, und der Effekt wiederum lässt sich teilweise damit erklären, dass Armut einen ungünstigen Effekt auf die Intelligenz und auf das Arbeitsgedächtnis und damit auf die Selbstkontrolle hat. Durch „Herausrechnen" der Effekte

---

1 Da man jeweils signifikante Korrelationen zwischen der Selbstkontrolle und dem IQ von $r = 0,44$ ($p < 0,001$) und dem sozioökonomischen Status von $r = 0,25$ ($p < 0,001$) gefunden hatte, ist dieser Einwand ernst zu nehmen. Zugleich zeigen diese Zahlen jedoch auch, dass es nur um teilweise Abhängigkeiten (Kovarianzen) geht, die durch statistische Verfahren weiter analysiert werden konnten.

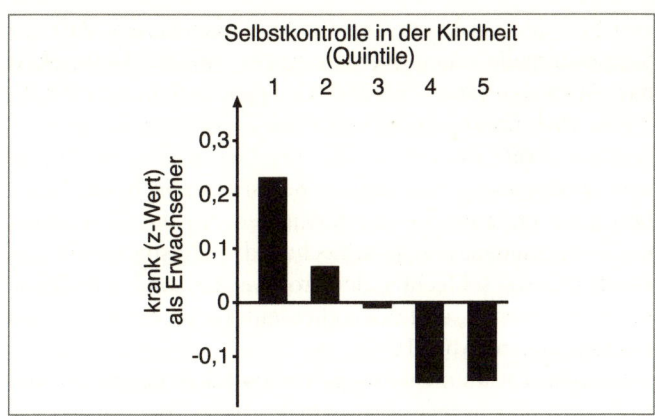

Abb. 10-2 Zusammenhang der Selbstkontrolle in der Kindheit und Gesundheit im jungen Erwachsenenalter von 26 Jahren. Wie in Abbildung 10-1 wurden die Versuchsteilnehmer in Quintile eingeteilt und der zusammengefasste Index für das Vorliegen von Krankheit wurde in jeder dieser fünf Gruppen gemittelt (sowie zuvor auf die Gesamtgruppe mittels z-Transformation normiert). Man sieht deutlich: Je mehr Selbstkontrolle die Teilnehmer als Kind aufwiesen, desto gesünder waren sie als junger Erwachsener (nach 11, S. 2696).

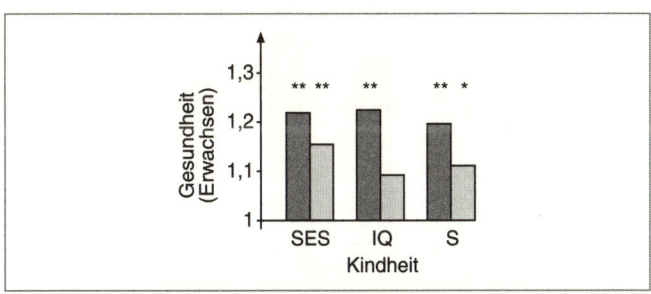

Abb. 10-3 Zusammenhang zwischen Intelligenz (IQ), wirtschaftlichen Lebensumständen (SES) und Selbstkontrolle (S) in der Kindheit (bis elf Jahre) einerseits und Gesundheit im Erwachsenenalter andererseits (dunkelgraue Balken: jeweils für sich; hellgraue Balken: die jeweils anderen herausgerechnet; **: $p < 0,001$; *: $p = 0,016$; nach Daten aus 11).

von SES und IQ konnte man jedoch nachweisen, dass die Selbstkontrolle einen eigenen Effekt auf die Gesundheit hat: Auch wenn man SES und IQ rechnerisch konstant hält, bleibt noch immer ein signifikanter Zusammenhang.

Betrachtete man die Maße der Gesundheit im Einzelnen, so zeigte das Ausmaß der Selbstdisziplin in der Kindheit ganz erstaunliche Auswirkungen auf die Gesundheit im Erwachsenenalter: Je schlechter die Selbstkontrolle des Kindes, desto schlechter der Stoffwechsel und die Zähne des Erwachsenen, und desto eher leidet er an entzündlichen Erkrankungen (Abb. 10-4).

Keinen Zusammenhang gab es zwischen der Selbstkontrolle in der Kindheit und dem Vorliegen von Depressionen, von Geschlechtskrankheiten und von Störungen der Lungenfunktion im Erwachsenenalter. Sehr deutlich hingegen war der Zusammenhang zwischen kindlicher Selbstkontrolle und späterer Suchterkrankung (Abb. 10-5 und 10-6): Je geringer die Selbstkontrolle in der Kindheit, desto

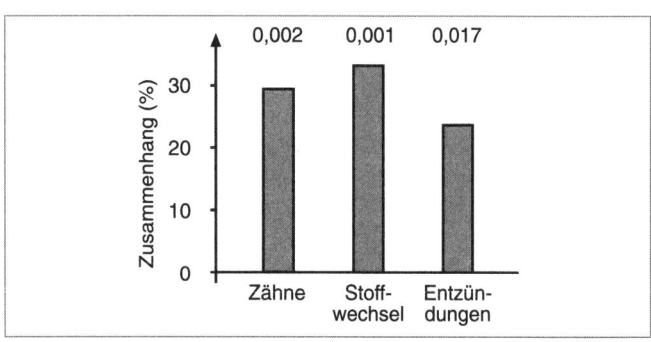

Abb. 10-4 Zusammenhang zwischen Selbstkontrolle in der Kindheit und Gesundheit im Erwachsenenalter im Hinblick auf Zähne, Stoffwechsel und Entzündungszeichen (nach Daten aus 11, Supplement, S. 18).

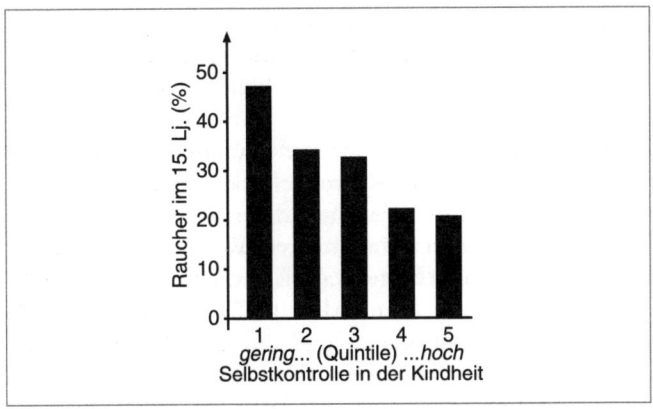

Abb. 10-5 Zusammenhang zwischen Selbstkontrolle in der Kindheit und dem Zigarettenrauchen mit 15 Jahren (nach Daten aus 11, Supplement, S. 17).

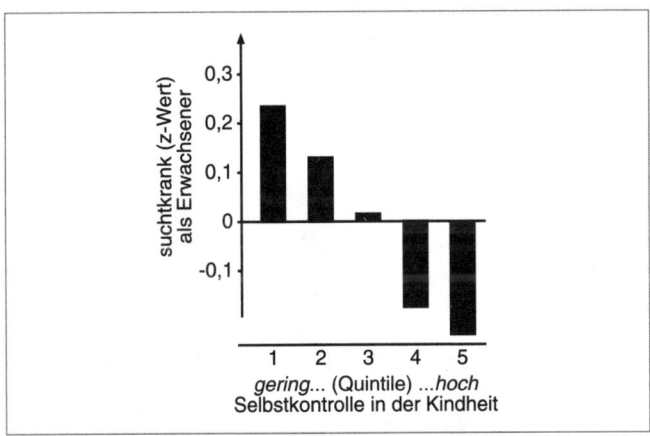

Abb. 10-6 Zusammenhang zwischen Selbstkontrolle in der Kindheit und Suchtproblemen (Alkohol, illegale Drogen) im Alter von 26 Jahren (nach Daten aus 11, S. 2696). Dieser Zusammenhang blieb auch dann signifikant bestehen (p < 0,012), wenn man den IQ und die wirtschaftlichen Verhältnisse (SES) herausrechnete.

größer die Wahrscheinlichkeit, als 15-Jähriger mit dem Rauchen begonnen zu haben sowie als Erwachsener ein Suchtproblem im Hinblick auf Alkohol bzw. illegale Drogen zu haben.

Nicht nur die Gesundheit der erwachsenen Teilnehmer wurde durch das Ausmaß ihrer Selbstkontrolle in der Kindheit vorausgesagt, sondern auch deren wirtschaftliche bzw. finanzielle Situation. Mit anderen Worten: Wer sich als Kind besser im Griff hatte, war als Erwachsener wirtschaftlich deutlich besser dran (Abb. 10-7). Gewiss waren die Intelligenz (IQ) der Kinder und die wirtschaftlichen Verhältnisse im Elternhaus (SES) bedeutsame Einflussgrößen auf das spätere Einkommen im Alter von 32 Jahren. Aber wiederum blieb die Selbstkontrolle bedeutsam, selbst wenn man IQ und SES herausrechnete. Eine niedrige Selbstkontrolle in der Kindheit hat umgekehrt mehr finanzielle Probleme und Schulden im Erwachsenenalter zur Folge. Ganz ähnliche Zusammenhänge fanden sich auch zwischen der

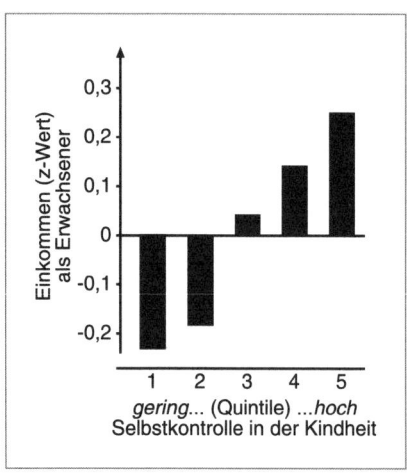

Abb. 10-7 Zusammenhang zwischen Selbstkontrolle in der Kindheit und dem Einkommen im Alter von 32 Jahren (nach Daten aus 11, S. 2696). Wiederum blieb dieser Zusammenhang auch dann hoch signifikant bestehen ($p < 0{,}002$), wenn man den IQ und die wirtschaftlichen Verhältnisse (SES) herausrechnete.

Selbstkontrolle in der Kindheit und dem sozioökonomischen Status dieser Menschen mit 32 Jahren sowie mit deren Fähigkeiten, ihre Finanzen gut zu planen. Im Alter von 32 Jahren hatten 47% der Studienteilnehmer bereits eigene Kinder. Im Normalfall wuchsen diese Kinder dann bei Vater und Mutter auf. Einige weibliche Teilnehmer waren jedoch alleinerziehende Mütter und einige männliche Teilnehmer waren abwesende Väter (das Umgekehrte, alleinerziehende Väter und abwesende Mütter, kam offensichtlich nicht vor). Dies war um so eher der Fall, je weniger Selbstkontrolle die betreffenden Studienteilnehmer als Kind (also mehr als 20 Jahre zuvor!) an den Tag gelegt hatten (Abb. 10-8).

Jugendliche begehen jede Menge „Dummheiten", betrinken sich, rauchen, haben die falschen Bekannten, fliegen von der Schule, probieren mal aus, wie Kleinkriminalität geht und lassen irgendwo etwas mitgehen oder werden plötzlich ungewollt schwanger bzw. verursachen eine

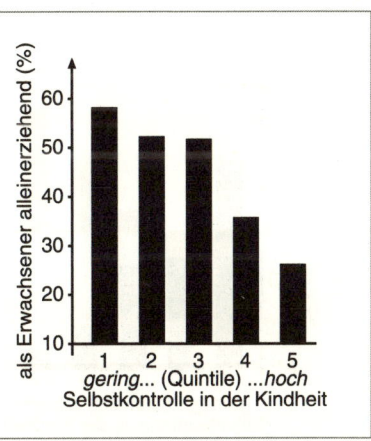

Abb. 10-8 Zusammenhang zwischen Selbstkontrolle in der Kindheit und Single-Elternschaft im Alter von 32 Jahren (nach Daten aus 11, S. 2696). Auch hier blieb dieser Zusammenhang auch dann hoch signifikant bestehen (p < 0,003), wenn man den IQ und die wirtschaftlichen Verhältnisse (SES) herausrechnete.

Schwangerschaft. All diese Dummheiten der Jugend waren mit geringer Selbstkontrolle in der Kindheit assoziiert (Abb. 10-9). Durch geschickte Analysen der Daten konnte man zeigen, dass solche Dummheiten in der Jugend die gesundheitlichen, wirtschaftlichen und psychosozialen Probleme noch verstärken. Umgekehrt konnte man aber auch zeigen, dass selbst derjenige, der keine solchen Dummheiten macht, dennoch als Erwachsener in all den genannten Bereichen schlechter dran ist, wenn er als Kind eine nur geringe Selbstkontrolle hatte.

Schließlich durchkämmten die Wissenschaftler noch die zentralisierten computerisierten Polizeiregister von Neuseeland und Australien, um Verurteilungen wegen kriminellen Verhaltens, die bis zum Alter von 32 Jahren erfolgt waren, als abhängige Variable mit der Selbstkontrolle in der Kindheit in Verbindung zu bringen. Und wieder wurden sie fündig (Abb. 10-10): Je geringer die Selbstkontrolle in der Kindheit, desto größer die Wahrscheinlichkeit, als Erwachsener einmal straffällig geworden zu sein.

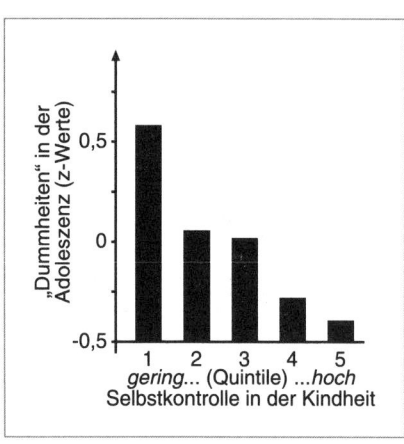

Abb. 10-9 Zusammenhang zwischen Selbstkontrolle in der Kindheit und „Dummheiten" im Jugend- und jungen Erwachsenenalter mit 13, 15, 18 und 21 Jahren, wie Rauchen, die Schule ohne Abschluss verlassen und ungewollte Elternschaft (nach Daten aus 11, Supplement, S. 17).

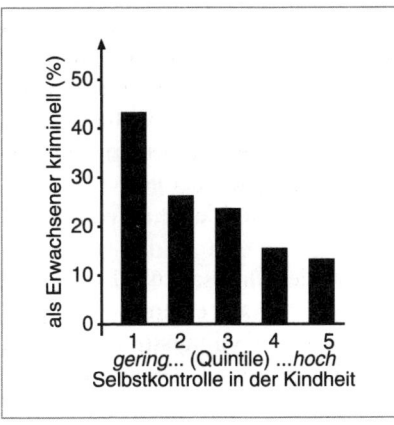

Abb. 10-10 Zusammenhang zwischen Selbstkontrolle in der Kindheit und Straffälligkeit bis zum Alter von 32 Jahren (nach Daten aus 11, S. 2696). Auch hier blieb dieser Zusammenhang auch dann hoch signifikant bestehen (p < 0,003), wenn man den IQ und die wirtschaftlichen Verhältnisse (SES) herausrechnete.

Interessant ist, dass sogar die Selbstkontrolle im Kindergartenalter (festgestellt durch einen Beobachter während der Testungen im Alter von drei und fünf Jahren) bereits Effekte auf Gesundheit, Wohlstand und Kriminalität im Erwachsenenalter zeigt, dass die festgestellten Zusammenhänge also über sehr lange Zeiträume wichtig sind. Man konnte anhand der Daten sogar Hinweise darauf gewinnen, dass eine Verbesserung der Selbstkontrolle von der Kindheit ins junge Erwachsenenalter (wie man sie bei einem Teil der Teilnehmer beobachten konnte) einen positiven Effekt auf Gesundheit, Wohlstand und Kriminalität hat.

Damit ist auch klar: Wenn man in frühen Jahren, in Kindergarten und Grundschule, die Selbstkontrolle trainieren könnte, hätte dies deutliche Auswirkungen auf den gesamten Verlauf des weiteren Lebens gerade derjenigen Menschen, die in dieser Hinsicht Probleme haben. Und eines kommt hinzu: Da man in den Daten eine lineare Beziehung zwischen dem Ausmaß an Selbstkontrolle und praktisch allen gemessenen Größen findet, schadet ein solches Training niemandem. Jeder profitiert, denn auch das Kind mit guter Selbstkontrolle kann durch Training noch besser werden und damit Gesundheit, Bildung und Wohlstand für sich als erwachsenen Menschen weiter verbessern und das Risiko von Dummheiten in der Jugend oder gar von Kriminalität im Erwachsenenalter aktiv verkleinern. Wer wollte das nicht?

Eine Studie ist keine Studie. Das sahen Moffitt und Mitarbeiter auch so, weswegen sie auf einen zweiten großen Datensatz zurückgriffen, eine Zwillingsstudie, die den Titel Environmental-Risk Longitudinal Twin Study (E-Risk) trägt und aus der eine Kohorte von 509 zweieiigen gleichgeschlechtlichen Zwillingen, die in den Jahren 1994 und 1995 in England und Wales geboren worden waren, analysiert wurde. Im Alter von fünf Jahren wurde bei beiden Zwillingen die Selbstkontrolle gemessen (auf gleiche Weise wie in der neuseeländischen Studie). Im Alter von zwölf Jahren wurden von den Teilnehmern Fragen per Kopfhörer und Computer (um Privatheit einerseits und einen geringen Einfluss schlechter Lesefähigkeit auf die Daten andererseits zu gewährleisten) zu Zigarettenkonsum und abweichenden Verhaltensweisen gestellt (Hast du schon einmal ein parkendes Auto beschädigt? Hast du schon einmal jemanden aus Spaß geschlagen? Hast du schon einmal etwas gestohlen?). Zudem wurden die jeweiligen Lehrer in den Fächern Englisch und Mathematik nach den Leistungen der Schüler befragt und ihr IQ gemessen.

Man konnte nun die Zwillinge im Hinblick darauf untersuchen, wie sich Unterschiede ihrer Selbstkontrolle im fünften Lebensjahr auf ihre Situation mit zwölf Jahren auswirkten. Obgleich nur sieben Jahre zwischen beiden Beobachtungen lagen, gelangte man prinzipiell zu den gleichen Ergebnissen wie in der neuseeländischen Studie: Der Zwil-

178

ling, der als Fünfjähriger weniger Selbstkontrolle aufwies, rauchte mit zwölf Jahren eher, war schlechter in der Schule und zeigte eher abweichende, antisoziale Verhaltensweisen. Mit anderen Worten: Weniger Selbstkontrolle war auch mit erhöhten Risiken für Gesundheit, Wohlstand und Kriminalität verbunden. Übrigens blieb dieses Ergebnis wiederum auch dann signifikant, wenn man den Einfluss der Intelligenz herausrechnete.

Lassen wir im Hinblick auf die Bedeutsamkeit der vorgestellten Tatsachen abschließend die Autoren (11, S. 2698, Übersetzung durch den Autor) selbst zu Wort kommen: „Zwei in verschiedenen Ländern zu verschiedenen Zeiten geborene Kohorten stützen die Annahme, dass das individuelle Ausmaß der Selbstkontrolle einen bedeutsamen Einflussfaktor für Gesundheit, Wohlstand und öffentliche Sicherheit darstellt, der zudem durch entsprechende politische Rahmenbedingungen gefördert werden kann. Die Tatsache, dass es bei vielen Teilnehmern der Dunedin-Studie mit geringer Selbstkontrolle ungeplante Babys gab, die jetzt in Haushalten mit nur einem Elternteil und geringem Einkommen aufwachsen, zeigt, dass sich die geringe Selbstkontrolle einer Generation ungünstig auf die Chancen der nächsten Generation auswirkt. In der jüngeren Geschichte verzeichnen wir eine deutliche Zunahme der menschlichen Lebenszeit, die jedem Menschen mehr planerische Aufmerksamkeit in Bezug auf die eigene Gesundheit und finanzielle Absicherung abverlangt, um langfristig Behinderung und Armut im Alter vorzubeugen. In der jüngeren Geschichte verzeichnen wir auch eine markante Steigerung der Verfügbarkeit von Nahrungsmitteln, Berufen mit wenig körperlicher Anstrengung, und schädlichen Suchtstoffen, der Einfachheit von Ehescheidungen, der Selbstverantwortung bei der finanziellen Alterssicherung sowie der Anzahl der Menschen in Gefängnissen. All diese historischen Veränderungen steigern die Bedeutung der Selbstkontrolle für ein modernes Leben, nicht nur für ein gutes Leben, sondern sogar für das Überleben."[2]

Literatur

1. Caspi A, McClay J, Moffitt TE, Mill J, Martin J, Craig IW, Taylor A, Poulton R. Role of genotype in the cycle of violence in maltreated children. Science 2002; 297: 851–4.
2. Evans GW, English K. The environment of poverty: Multiple stressor exposure, psychophysiological stress and socioemotional adjustment. Child Dev 2002; 73: 1238–48.
3. Evans GW, Kim P. Childhood poverty and health: Cumulative risk exposure and stress dysregulation. Psychol Sci 2007; 18: 953–7.
4. Evans GW, Schamberg MA. Childhood poverty, chronic stress, and adult working memory. PNAS 2009; 106: 6545–9.
5. Faraha MJ, Sherab DM, Savagea JH, Betancourta L, Giannettac JM, Brodskyc NL, Malmudc EK, Hurt H. Childhood poverty: Specific associations with neurocognitive development. Brain Research 2006; 1110: 167–74.

---

2 „Two cohorts born in different countries and different areas support the inference that individuals' self-control is a key ingredient in health, wealth, and public safety as well as a sensible policy target. That many Dunedin study members with low self-control had unplanned babies now growing up in low-income single-parent households reveals that one generation's low self-control disadvantages the next generation. Modern history is seeing a marked increase in human longevity, requiring individuals to pay more strategic attention to their health and wealth to avoid disability and poverty in old age (36). Modern history has also seen marked increases in food availability, sedentary occupations, access to harmful addictive substances, ease of divorce, self-management of retirement savings, and imprisonment of law-breakers. These historical shifts are enhancing the value of individual self-control in modern life, not just for well-being but for survival."

6. Hancox RJ, Milne BJ, Poulton R. Association between child and adolescent television viewing and adult health: a longitudinal birth cohort study. Lancet 2004; 364: 257–62.

7. Hancox RJ, Milne BJ, Poulton R. Association of television viewing during childhood with poor educational achievement. Arch Pediatr Adolesc Med 2005; 159: 614–8.

8. Knudsen EI, Heckman JJ, Cameron JL, Shonkoff JP. Economic, neurobiological, and behavioral perspectives on building America's future workforce. Proc Natl Acad Sci USA 2006; 103: 10155–62.

9. Lynch JW, Kaplan GA, Shema SJ. Cumulative impact of sustained economic hardship on physical, cognitive, psychological, and social functioning. N Engl J Med 1997; 337: 1889–95.

10. Mischel W, Shoda Y, Rodriguez MI. Delay of gratification in children. Science 1989; 244: 933–8.

11. Moffitt TE, Arsenault L, Belsky D, Dickson N, Hancox RJ, Harrington H, Houts R, Poulton R, Roberts BW, Ross S, Sears MR, Thomson WM, Caspi A. A gradient of childhood self-control predicts health, wealth, and public safety. PNAS 2011; 108: 2693–8.

12. Noble KG, Norman MF, FarahMJ. Neurocognitive correlates of socioeconomic status in kindergarten children. Developmental Science 2005; 8: 74–87.

13. Silva PA, Stanton WR. From child to adult: The Dunedin multidisciplinary health and development study. Oxford: University Press 1996.

14. Spitzer M. Selbstkontrolle. In: Aufklärung 2.0. Stuttgart: Schattauer 2010; 60–70.

11 Freiheit: Man muss daran glauben und sie sich nehmen

Kaum ein Thema der modernen Neurowissenschaften motivierte in der jüngeren Vergangenheit die gesellschaftliche Diskussion stärker als die mehr oder minder aktuellen Forschungsergebnisse zum freien Willen. Interessanterweise jedoch wird selten die Frage gestellt, welche Auswirkungen eigentlich die subjektiven Überzeugungen und Meinungen zum Vorhandensein oder Nichtvorhandensein des freien Willens auf Verhalten und Handlungstendenzen haben. Darum soll es im Folgenden gehen: Es geht also nicht um die Frage, ob der Mensch frei ist, sondern um die Frage, was geschieht, wenn er daran glaubt, frei zu sein (oder eben nicht). So konnten Vohs und Schuler bereits vor drei Jahren zeigen (10), dass diese Beziehungen offensichtlich existieren. Denn redet man Menschen ihre Freiheit aus, macht ihnen also klar, dass das gesamte Universum und damit auch ihr Gehirn kausal determiniert sind und damit für einen davon völlig unabhängigen freien Willen kein Platz ist, so verhalten diese Menschen sich unmoralischer, das heißt, sie neigen eher dazu, z. B. in einem Mathematiktest zu ihren Gunsten zu täuschen (10).

Ein Jahr später verfolgten Baumeister und Kollegen (2) den gleichen Forschungsgedanken, allerdings in der gegenteiligen Richtung. Denn in einer Serie von Experimenten konnten sie zeigen, dass der Gedanke der Freiheit durchaus auch Gutes bewirken kann. In ihrem ersten Experiment hierzu wurden 70 Studenten (30 weiblich) per Zufall in drei Gruppen eingeteilt und mussten dann zunächst für 15 Minuten Sätze lesen (einen pro Minute) und jeweils über diese nachdenken. Die Sätze hatten entweder den freien Willen oder den Determinismus oder andere Themen (zur Kontrolle) zum Inhalt (Tab. 11-1). Danach lasen die Teilnehmer sechs hypothetische Szenarien, bei denen sie die

Tab. 11-1   Beispielsätze für die drei Experimentalbedingungen (nach 2).

Bedingung	Beispielsätze
Willensfreiheit	Ich demonstriere meinen freien Willen täglich indem ich Entscheidungen fälle.
	Ich kann mich entgegen den genetischen und den Umweltfaktoren, die manchmal mein Verhalten beeinflussen, anders entscheiden.
	Nach schlechten Entscheidungen fühle ich Bedauern, weil ich weiß, dass ich letztlich für meine Handlungen verantwortlich bin.
Determinismus	Die Wissenschaft hat gezeigt, dass der freie Wille eine Illusion ist.
	Wie alles andere im Universum folgen alle menschlichen Aktionen aus früheren Ereignissen und können letztlich als Bewegungen von Molekülen verstanden werden.
	Jegliches Verhalten ist durch Gehirnaktivität bestimmt, die wiederum durch eine Kombination von genetischen und Umweltfaktoren determiniert ist.
Kontrolle	Die Ozeane machen 71 % der Erdoberfläche aus.
	Lithium-Batterien halten länger als übliche Batterien.
	Taschenrechner fanden in den 1970er-Jahren weite Verbreitung.

Gelegenheit hatten, anderen zu helfen (z. B. einem Obdachlosen etwas Geld geben; einen Kommilitonen das eigene Handy benutzen lassen) und sollten ihre gerade vorhandene Neigung zur Hilfeleistung auf einer Skala von 1 (gar nicht) bis 9 (sehr wahrscheinlich) angeben. Die Angaben zu allen sechs Szenarien wurden dann gemittelt und dienten als Maß für Hilfsbereitschaft.

Weil sechs Probanden bei der Nachbesprechung des Experiments Vermutungen über den Zweck des Experiments äußerten, wurden deren Daten von der weiteren Analyse ausgeschlossen, sodass sich die im Folgenden berichteten Ergebnisse auf 64 Datensätze beziehen. Es zeigte sich ein signifikanter Einfluss der Experimentalbedingungen (Satzinhalte) auf die Hilfsbereitschaft, denn diese war in der Bedingung „Determinismus" bedeutsam geringer ausgeprägt (Abb. 11-1).

Die Effekte ließen sich nicht über eine Beeinflussung der Stimmung der Probanden erklären (keine Unterschiede in einem entsprechenden Fragebogen sowohl bei allgemeinem Arousal als auch bei der Valenz). Und zwei weitere Kon-

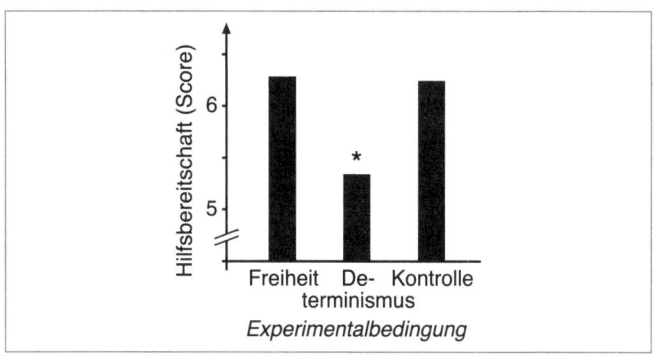

Abb. 11-1   Redet man Probanden ein, dass ihre Handlungen determiniert sind, neigen sie weniger zu Hilfsbereitschaft (nach Daten aus 2). Die Tatsache, dass die Bestärkung des freien Willens (im Vergleich zur Kontrollgruppe) keinen Effekt hat, lässt vermuten, dass die meisten Menschen unter normalen Umständen der Auffassung sind, dass ihr freier Wille existiert.

trollexperimente an jeweils über 50 Probanden zeigten überdies, dass die Beeinflussung nicht über einen veränderten „Aufforderungscharakter" (die Person, die diese Sätze schrieb, wollte, dass ich mich nett verhalte), sondern über eine Veränderung der Einstellung zur Willensfreiheit erfolgte (soweit man dies experimentell durch Befragung überhaupt klären kann).

Das zweite Experiment war so angelegt, dass es erstens den Glauben an Determinismus bzw. Willensfreiheit nicht beeinflusste, sondern einfach die vorhandenen unterschiedlichen Auffassungen der Probanden erfasste. Hierzu diente ein Fragebogen, die Free Will and Determinism Scale (FAD). Sie umfasst vier Dimensionen (Subskalen):

● den Glauben an das Schicksal,
● den Glauben an wissenschaftlich erfassbare Kausalität,
● den Glauben an den Zufall und
● den Glauben an den freien Willen.

Zweitens wurde in diesem Experiment die Bereitschaft zur Hilfeleistung nicht erfragt, sondern direkt gemessen. Man ging mit jedem der 52 Probanden (20 männlich) folgendermaßen vor: Ihnen wurde gesagt, dass es sich um eine Studie zum Zusammenhang zwischen Sprachverstehen und Persönlichkeit handele, und dass sie zunächst zwei Fragebögen (FAD sowie den Stimmungsfragebogen PANAS) ausfüllen müssten. Danach mussten die Patienten würfeln, um vermeintlich eines von sechs Radiointerviews auszuwählen, das sie dann zu hören bekamen. In Wahrheit hörten alle Probanden das gleiche Interview, das von einer Studentin (Katie Banks) handelte, deren Eltern gerade bei einem Autounfall ums Leben gekommen waren und die beschrieb, wie sie sich jetzt um ihre Geschwister kümmern und daher ihr Studium aufgeben müsse, es sei denn sie finde hilfsbereite Menschen, die sie in diesen Aufgaben unterstützten. Danach wurden die emotionalen und kognitiven Reaktionen der Probanden auf das Interview erfasst. Dann war die Studie vermeintlich vorbei. Bevor jedoch die Probanden das Labor verließen, wurde ihnen mitgeteilt, dass der für das Experiment Fakultätsverantwortliche darum gebeten habe, dass man denjenigen Studenten, die das Interview mit Katie Banks gehört hatten, die Möglichkeit einräume, ihr Hilfe zukommen zu lassen. Hierzu erhielten sie einen entsprechenden Brief des Professors sowie einen von Frau Banks, der unter anderen verschiedene Tätigkeiten beschrieb, bei denen sie Hilfe brauchte, und ein „Freiwilligen-Formblatt", auf dem sie angeben konnten, wie viele Stunden (von 0 bis 9 und mehr) sie bereit wären, Hilfe zu leisten. Nur 29% der Studenten waren hierzu bereit, 71% hingegen waren zu keinerlei Hilfeleistung bereit. Wie sich zeigte, gab es einen Zusammenhang zwischen dem Glauben an den freien Willen und der Hilfsbereitschaft: Je weniger die Probanden an den freien Willen glaubten, desto weniger wahrscheinlich war es, dass sie Hilfe leisteten und desto weniger Stunden Hilfe waren sie zu leisten bereit (p jeweils < 0,03). Der Affekt hingegen spielte bei der Entscheidung keine Rolle.

In einem dritten Experiment an 49 Studenten (überwiegend weiblich) wurde erneut wie beim ersten vorgegangen, allerdings ohne neutrale Kontrollbedingung. Dann wurde untersucht, ob sich beide Gruppen – die einen beschäftigten sich mit Willensfreiheit, die anderen mit dem Determinismus – im Hinblick auf Aggressivität unterscheiden. Diese wurde dadurch gemessen, dass man der Versuchsperson die Aufgabe übertrug, für eine andere Versuchsperson, von der bekannt war, dass sie scharfes Essen nicht mag, drei Tortilla-Chips mit scharfer Salsa-Soße anzurichten, welche der Partner im Experiment essen musste. Gemessen wurde die Menge an scharfer Soße als Index für vorhandene Aggressivität. „Aggression is defined as providing aversive stimulation to someone who does not want it and is motivated to avoid it, and the hot sauce procedure was explicitly designed to satisfy those requirements," kommentieren die Autoren dieses Vorgehen (2). Das Ergebnis war eindeutig: Wer sich mit Determinismus beschäftigt hatte, gab dem Partner signifikant mehr scharfe Soße ($p < 0{,}01$), nämlich fast doppelt soviel wie diejenigen, die sich zuvor mit dem freien Willen beschäftigt hatten. Kurz: Der Gedanke an Determinismus macht aggressiv.

Dieses Ergebnis schließt auch eine alternative Erklärung der ersten beiden Experimente aus, die dahingehend lauten könnte, dass Menschen, denen die Willensfreiheit ausgeredet wird, mit Passivität und Schwunglosigkeit reagieren, nicht aber speziell mit einer Reduktion prosozialen Verhaltens. Wenn dem so wäre, dann hätte in Experiment 3 die Aggressivität abnehmen sollen. Da sie jedoch zunahm, erscheint diese Interpretation der Daten nicht mehr plausibel.

Insgesamt sprechen die drei Experimente also dafür, dass die Idee des freien Willens in der Tat eine gute Idee ist, denn sie fördert prosoziales Verhalten wie Hilfsbereitschaft und dämpft zugleich aggressive Impulse. Die Gesellschaft insgesamt profitiert also davon, dass die Menschen daran glauben, dass sie einen freien Willen haben. Daher ist es durchaus sinnvoll, wenn eine Gesellschaft sich die Idee der Freiheit zu einem ihrer Leitmotive (Frankreich) oder zu dem Leitmotiv (USA) macht. Entsprechend meinen die Autoren: „Indeed, we suspect that most cultures will have found beliefs in free will to be socially beneficial and hence tend to favor and promote those beliefs" (2).

Natürlich stellt sich in diesem Zusammenhang auch die Frage, ob der Glaube an den eigenen freien Willen nur dem jeweils anderen hilft, oder aber man selbst hiervon profitiert. Vergegenwärtigen wir uns hierzu die Studien zu den Auswirkungen von Selbstkontrolle und Selbstwirksamkeit, so ist ein ausschließlicher Fremdnutzen kaum zu erwarten. Ganz im Gegenteil: Je mehr jemand an sich glaubt, desto eher wird er versuchen, seine Pläne, Ziele und Visionen in die Tat umzusetzen. Und wer dies erfolgreich tut, ist erwiesenermaßen glücklicher (und leistungsfähiger) als andere Menschen (12). Die Ergebnisse passen auch zu Befunden, denen zufolge die Anstrengung der Selbstkontrolle eine begrenzte Ressource ist (1, 6), die nicht zuletzt mit der Blutglukosekonzentration zusammenhängt: Wer sich im Griff hat bzw. haben will, braucht dafür ein gut funktionierendes Frontalhirn und dafür wiederum braucht er diese Energie in Form von Zucker (3-5, 7, 11).

Aber der Glaube an die eigene Freiheit hat auch Auswirkungen, die über den Mechanismus der Selbstbestimmung hinausgehen. Eine Studie an 143 Studenten (113 davon weiblich; Durchschnittsalter 20 Jahre) konnte zeigen, dass die persönliche Überzeugung vom eigenen freien Willen mit der selbst eingeschätzten Leistungsfähigkeit bei der Arbeit signifikant korreliert ($r = 0{,}33$, $p < 0{,}001$). Wer an seinen freien Willen glaubt, könnte jedoch auch aus vielerlei anderen Gründen leistungsfähiger sein: Vielleicht kann er besser seinen „inneren Schweinehund" überwinden, hat sich und sein Tun unter Kontrolle, oder ist vielleicht auch ganz einfach klüger. Man bestimmte daher nicht nur den Glauben an den freien Willen, sondern auch Persönlichkeitsvariablen (die Big Five)[1], das Ausmaß der internen Selbstkontrolle[2]

---

1 Es handelt sich um das bekannteste und zugleich robusteste Persönlichkeitsmodell der Psychologie mit den fünf Faktoren Neurotizismus, Extraversion, Offenheit (für neue Erfahrungen), Verträglichkeit und Gewissenhaftigkeit.

2 Man unterscheidet in der Psychologie Menschen unter anderem danach, wo sie die Kontrolle ihrer Verhaltensweise ansiedeln, intern oder extern. Menschen mit einer hohen internen Kontrollüberzeugung gehen davon aus, dass ihr eigenes Verhalten über Belohnung und Bestrafung im Leben entscheidet, wohingegen Menschen mit externer Kontrollüberzeugung Belohnung oder Bestrafung als eher unabhängig von ihrem Verhalten erachten.

sowie die Intelligenz[3]. Hierdurch war es möglich, durch statistische Verfahren (hierarchische multiple Regression) festzustellen, dass in der Tat vor allem der Glaube an den freien Willen für die Leistungsfähigkeit verantwortlich war.

Eine zweite Studie an 65 erwachsenen Tagelöhnern (53 männlich; Durchschnittsalter knapp 38 Jahre) bestätigte und erweiterte die Erkenntnisse aus der ersten Studie. Neben der persönlichen Auffassung zur Willensfreiheit, wurden auch Vitalität[4], protestantische Werte[5] (work ethic) und Lebenszufriedenheit[6] erfasst. Als abhängige Variable wurde nicht die selbst eingeschätzte Leistungsbereitschaft, sondern die vom Vorgesetzten eingeschätzte tatsächliche Leistung erfasst. Wiederum zeigte sich eine signifikante Korrelation zwischen dem Glauben an die Willensfreiheit und der Arbeitsleistung ($r = 0{,}3$, $p = 0{,}014$), jedoch keine signifikanten Korrelationen zu den anderen gemessenen Variablen. Dennoch wurde erneut eine schrittweise multiple Regression gerechnet, die jedoch keinen Effekt der

---

3 Statt eines IQ-Tests wurden die Ergebnisse der in den USA üblichen landesweiten Schul-Testuntersuchungen (Student Aptitude Test, SAT) verwendet.

4 Verwendet wurde die Vitality Scale mit Items wie „meistens fühle ich mich wach und aufmerksam" oder „ich habe Energie und guten Mut", die auf einer Skala von 1 (stimmt gar nicht) bis 7 (stimmt vollkommen) zu bewerten waren.

5 Auch hierfür gibt es einen Fragebogen, die Protestant Ethic Scale, mit Items wie „es gibt wenig, was so befriedigend ist wie sein Bestes zu geben" oder „jeder, der hart arbeiten will und kann, hat eine Chance auf Erfolg", die ebenfalls von 1 bis 7 zu bewerten sind.

6 Die Satisfaction with Life Scale umfasst Items wie „meine Lebensbedingungen sind exzellent" oder „wenn ich mein Leben nochmals leben könnte, würde ich kaum etwas ändern", wieder von 1 bis 7 zu bewerten.

Lebenszufriedenheit, der Vitalität oder der protestantischen Ethik zeigte, der jeweils über den der Einstellung zur Willensfreiheit hinausgeht. Die Autoren fassen ihre Ergebnisse wie folgt zusammen: „Laypersons differ in the extent to which they perceive themselves as having freedom of action. These differences in personal philosophy have implications: Those who believe in free will demonstrate better workplace performance than those who do not" (8).

Für den ganz normalen „Menschen von der Straße" ist damit der eigene philosophische Standpunkt durchaus verhaltensrelevant: Wer an seine Freiheit glaubt, handelt besser und leistet mehr. Und die aktuelle Diskussion zum Thema Willensfreiheit tut gut daran, diese Ergebnisse zu berücksichtigen.

Literatur

1. Baumeister RF, Bratslavsk E, Muraven M, Tice DM. Ego depletion: Is the active self a limited resource? Journal of Personality and Social Psychology 1998; 74: 1252–1265.
2. Baumeister RF, Masicampo EJ, DaWall N. Prosocial benefits of feeling free: Disbelief in free will increases aggression and reduces helpfulness. Pers Soc Psychol Bull 2009; 35: 260–268.
3. Baumeister RF, Vohs KD, Tice DM. The strength model of self-control. Current Directions in Psychological Science 2007; 16: 396–403.
4. Gailliot MT, Baumeister RF, DeWall CN, Maner JK, Plant EA, Tice DM. Self-control relies on glucose as a limited energy source: Willpower is more than a metaphor. Journal of Personality and Social Psychology 2007; 92: 325–336.
5. Masicampo EJ, Baumeister RF. Toward a physiology of dual-process reasoning and judgment: Lemonade, willpower, and expensive rule-based analysis. Psychological Science 2008; 19: 255–260.
6. Spitzer M. Das neue Unbewusste. Nervenheilkunde 2006; 25: 615–622.

7. Spitzer M. Zucker und Zukunft. In: Dopamin und Käsekuchen. Stuttgart: Schattauer 2011; 134–142.

8. Stillman TF, Baumeister RF, Vohs KD, Lambert NM, Fincham FD, Brewer LE. Personal philosophy and personnel achievement: belief in free will predicts better job performance. Social Psychological and Personality Science 2010; 1: 43–50.

9. Vohs KD, Baumeister RF, Schmeichel BJ, Twenge JM, Nelson NM, Tice DM. Making choices impairs subsequent self-control: a limited resource account of decision making, self-regulation, and active initiative. Journal of Personality and Social Psychology 2008; 94: 883–898.

10. Vohs KD, Schooler JW. The value of believing in free will. Psychological Science 2008; 19: 49–54.

11. Wang XT, Dvorak RD. Sweet future: fluctuating blood glucose levels affect future discounting. Psychological Science 2010; 20: 1–6.

12. Moffitt T et al. A gradient of childhood self-control predicts health, wealth, and public safety. doi: 10.1073/pnas.1010076108; PNAS January 24, 2011.

12 Auslagern ins Wolkengedächtnis?

Auswirkungen des Gebrauchs elektronischer Medien auf unser Gehirn

Was immer wir mit unserem Gehirn tun, hinterlässt in ihm Spuren, und so geht auch die Benutzung elektronischer Medien nicht spurlos an uns vorbei. Dies zeigt sich nicht nur am Einfluss der Fernsehwerbung (14), beim Umgang mit Gewalt (s. Kap. 13, S. 209) oder beim Multitasking (12), sondern auch auf ganz subtile Weise beim Umgang mit den neuesten Errungenschaften der digitalen Welt, den Smartphones und der „Wolke", in der wir demnächst, geht es nach den Protagonisten, alle unsere Daten ablegen werden. Es handelt sich bei dieser Wolke eigentlich um mit Computern und vor allem Speichern voll gestopfte, hässliche, fensterlose, riesige Hochsicherheitsbetonbauten irgendwo in den Wüsten der USA. Weil das jedoch nicht gut klingt, spricht man von Wolke und vernebelt damit die Natur der Hardware-Realität ziemlich heftig. Was aber ist mit der Software? Wie verändern sich unsere Gedanken und Erinnerungen durch unsere 24/7-online Existenz?

Schon lange ist bekannt, dass wir unbemerkt und automatisch Aktionen bzw. Eindrücke miteinander verknüpfen, physikalische Wärme mit emotionaler Wärme, Freiheit mit Hilfsbereitschaft (s. Kap. 11, S. 182), Gott mit „oben" und den Teufel mit „unten" (s. Kap. 17, S. 256). Letztlich geht dies alles auf die Netzwerkeigenschaften unseres Gehirns zurück: Wenn zwei Nervenzellen gleichzeitig feuern, nimmt der Kontakt zwischen ihnen zu. Wer also oft Kurznachrichten versendet, ist es gewohnt, auf einer winzigen Tastatur, die eigentlich nur Zahlen enthält, Wörter zu schreiben (Abb. 12-1). Dies funktioniert, weil es eine weltweit ein-

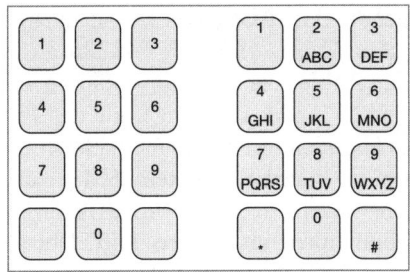

Abb. 12-1 Handy-Tastatur ohne (links) und mit (rechts) den Buchstaben, die den jeweiligen Ziffern entsprechen.

heitliche Tastenbelegung gibt, und weil Sprache und Schrift ein gutes Maß an Redundanz aufweisen. Wer also beispielsweise seiner oder seinem Liebsten eine SMS sendet, tippt „424 54323 3424". Tut er oder sie das oft, wird sich in seinem/ihren Gehirn eine Spur von der Zahlenkombination 54323 zu „LIEBE" bilden bzw. von „LIEBE"zu 54323. Ist dies „Gehirnmythologie" oder gibt es diese Spur wirklich? Und wenn ja, lässt sie sich nachweisen?

Drei Experimente des deutschen Sozialpsychologen Sascha Topolinski (16) zeigen, dass diese Fragen mit „Ja" zu beantworten sind. Insgesamt 105 Studenten (68 davon weiblich) erhielten je zwei Euro für die Teilnahme an einem relativ einfachen Experiment. Sie mussten 27 Wörtern (Länge: fünf bis neun Buchstaben) entsprechenden Ziffern (z. B. „72528" für „SALAT" oder „54323" für „LIEBE") entweder auf einer Computertastatur oder einer Handy-Tastatur (auf der nur Zahlen zu sehen waren) eingeben und direkt danach eine Wortentscheidungsaufgabe am Computer ausführen. Hierzu wurden sie mit einem Ton vorgewarnt, wonach eine Buchstabenfolge auf dem Computerbildschirm erschien, von der sie mittels Tastendruck angeben sollten, ob es sich dabei um ein deutsches Wort handelt oder nicht. Falls es sich bei der Buchstabenkombination tatsächlich um ein Wort handelte, war es entweder genau das Wort, das der Zahlenkombination entspricht (also 72528 – SALAT; 54323 – LIEBE) oder ein Wort, das der Zahlenkombination nicht entspricht (72528 – LIEBE; 54323 – SALAT). Am Ende des Experiments mussten die Probanden noch auf einer zehnstufigen Skala angeben, wie oft sie Textnachrichten (SMS) schreiben, von null (nie) über zwei (einmal im Monat) oder fünf (einmal am Tag) bis neun (mehr als 25 pro Tag). Der Mittelwert betrug 5,77, wobei die Angaben von zwei bis neun reichten. Auch die Anzahl der Jahre, die die Probanden SMS schrieben, wurde erfragt und betrug im Mittel 7,1 Jahre (Bereich null bis elf Jahre).

Auf entsprechende Nachfrage nach der gesamten Prozedur ergab sich, dass keiner der Probanden einen Zusammenhang zwischen beiden Aufgaben (erst Zahlen auf dem Telefon eingeben und dann entscheiden, ob es sich bei einer Buchstabenfolge um ein Wort handelte) vermutete. Da eine Zahlenkombination mehreren Wörtern entsprechen konnte und die Aufgaben in rascher Folge dargeboten wurden, war zudem deren bewusste Lösung durch die Probanden praktisch ausgeschlossen. Es zeigte sich dennoch ein Effekt der auf der Handy-Tastatur getippten Zahlen auf die Reaktionszeit in der nachfolgenden Wortentscheidungsaufgabe: Entsprach die Zahlenkombination (z. B. 54323) dem nachfolgend gezeigten Wort (LIEBE), wurde dieses 13 Millisekunden rascher als Wort erkannt. Dieser Bahnungseffekt war signifikant und umso stärker ausgeprägt, je mehr Jahre die Versuchsperson bereits Textnachrichten schrieb ($r = 0,26$, $p < 0,04$) und je mehr SMS sie pro Zeiteinheit schrieb ($r = 0,27$, $p < 0,03$). Auch die (von zehn unabhängigen Personen) eingeschätzte Häufigkeit der Stimuluswörter in typischen SMS-Nachrichten korrelierte positiv mit dem Bahnungseffekt ($r = 0,31$, $p < 0,11$). Beim Tippen auf der Computer-Tastatur traten diese Bahnungseffekte nicht auf, was als Hinweis darauf gewertet werden kann, dass sie vom Handlungskontext (Tippen auf dem Handy) abhängig sind.

In einem zweiten Experiment an 38 Probanden (20 weiblich) wurde untersucht, ob auch die emotionale Valenz eines Wortes (und nicht nur das Wort selber) durch das Tippen der entsprechenden Zahlenkombination auf dem Handy vorgebahnt wird. Hierzu mussten die Probanden im Rahmen eines vermeintlichen Experiments zur Ergonomie von Mobiltelefonen, in dem sie als vermeintliche Kontrollgruppe fungierten, auf einer Computer-Tastatur angeben, wie angenehm oder unangenehm sie das Wählen einer Nummer auf dem Handy empfanden (von null: ich mochte es überhaupt nicht bis zehn: ich mochte es sehr). Diese Nummer entsprach einem von 16 Wörtern, von denen acht positiv (Chance, Charme, Freund, Liebe, Strand, Traum, Treue, Wiese) und acht negativ (Angst, Chaos, Druck, Elend, Krise, Leiche, Schleim, Verlust) konnotiert sind. Es zeigte sich, dass die Probanden das Wählen der Zahlenfolgen, die positiv konnotierten Wörtern entsprachen, signifikant positiver bewerteten ($p < 0{,}031$) als das Wählen von Zahlenfolgen, die negativ konnotierten Wörtern entsprachen. Bewusst war dies jedoch (dies wurde nach dem Experiment genau erfragt) niemandem.

Wenn das alles so ist, dann sollte es nicht egal sein, ob meine Telefonnummer 35363-76743 oder 373833-96663 lautet! Denn diese Zahlenkombinationen passen zu den Wörtern ELEND-SORGE und FREUDE-WONNE. Um dies herauszufinden, wurde ein drittes Experiment an 55 Probanden (25 weiblich) durchgeführt, die (ebenso wie die Probanden aus Experiment 2) jeweils einen Euro für ihre Teilnahme erhielten. Die Probanden sollten jeweils die Nummer einer Firma wählen, die entweder zur Art des Geschäfts „passte" (25863 – BLUME, bei einem Blumenladen, Tab. 12-1) oder nicht. Dann wurden sie von einem Anrufbeantworter begrüßt und sollten danach die Attrakti-

Tab. 12-1 Telefonnummern, entsprechende Wörter und Geschäfte, wie in Experiment 3 verwendet (nach 16).

Nummer	Entsprechendes Wort	Geschäft/Branche
25863	BLUME	Blumenladen
54323	LIEBE	Partnervermittlung
43724365	GESCHENK	Geschenkladen
534243	LEICHE	Bestattungsunternehmen
7246825	SCHMUCK	Juwelier
9646864	WOHNUNG	Makler
964578263	WOHLSTAND	Vermögensberatung
242623	CHANCE	Wettbüro

vität der Firma auf einer Skala von null (sehr unattraktiv) bis zehn (sehr attraktiv) einschätzen. Jede Versuchsperson hatte acht solcher Telefonate zu führen, jeweils vier mit „passenden" Telefonnummern und vier mit nicht passenden. Wieder zeigte sich, dass die Probanden Firmen mit Telefonnummern, die in Buchstaben umgesetzt ein Wort ergeben, das zu ihrem Geschäft passte, signifikant ($p < 0,03$) besser beurteilten als Firmen, für deren Telefonnummer diese Passung nicht existierte. Diese Befunde reihen sich in ein ganzes Arsenal von Studien ein, die zeigen, dass motorische Komponenten einer Tätigkeit (z. B. beim Sport, beim Umgang mit Werkzeugen oder beim Maschineschreiben) einen Einfluss auf deren „rein geistige" Konnotationen haben können (1, 2, 8, 17).

Eine schöne Studie hierzu wurde schon vor 21 Jahren publiziert (18). Menschen, die auf der Schreibmaschine schnell tippen konnten, wurden gefragt, welche von zwei

Buchstabenkombinationen (beispielsweise FV oder FJ) ihnen spontan besser gefällt. Es zeigte sich, dass Buchstabenpaare bevorzugt wurden, die sich mit zwei unterschiedlichen Fingern tippen lassen (beispielsweise FJ), im Vergleich zu Buchstabenkombinationen, bei denen man mit einem Finger beide Buchstaben schreiben muss (z.B. FV), was beim Maschineschreiben schwieriger geht. Anfänger im Maschineschreiben zeigten im gleichen Test keine entsprechenden Vorlieben. Alle Versuchspersonen wurden hinterher gefragt und konnten sich ihre Vorlieben für bestimmte Buchstabenkombinationen nicht erklären. Geht man aber davon aus, dass die Wahrnehmung von zwei Buchstaben bei erfahrenen Schreibmaschinenschreibern die jeweiligen Motorprogramme zum Tippen der Buchstaben auf der Schreibmaschine aktiviert, und dass es Interferenzen zwischen den Motorprogrammen für Buchstaben gibt, die mit dem gleichen Finger zu tippen sind, so erklärt sich die Bevorzugung von Buchstabenpaaren, deren Ausführung gewissermaßen „keine Umstände" macht (zu keiner Interferenz führt), von selbst (11). Man braucht zur Erklärung all dessen aus meiner Sicht keine neuen Entitäten im Kopf schaffen, wie zuweilen vorgeschlagen wurde (event-files, also Ereignis-Dateien, 7). Nimmt man den Kortex als System hierarchisch und bidirektional verknüpfter Zwischenschichten eines neuronalen Netzwerks (10), dann ergeben sich diese Konsequenzen zwanglos aus den Eigenschaften eines solchen Systems.

Auch die Umkehrung der eingangs getroffenen Feststellung gilt: Wenn wir unser Gehirn nicht gebrauchen, dann entstehen dort keine Spuren. Wer beispielsweise beim Autofahren das Navigieren dem „Navi" überlässt, wird irgendwann – wenn das Navi mal seinen Dienst verweigert – verwundert feststellen, dass er nicht weiß, wo er ist und wie er die letzten Male sein Ziel gefunden hat. Das passive Befolgen der Navi-Befehle hinterlässt im Gegensatz zum aktiv bemühten Orientieren und Finden kaum Spuren.

Nicht anders steht es um den Gebrauch von Computern im Unterricht: Informationstechnik (IT) nimmt uns geistige Arbeit ab, und genau deswegen haben Computer in die Welt des geistigen Arbeiters flächendeckend Einzug gehalten. Lernen jedoch setzt selbst getätigte Geistesarbeit voraus: Je mehr und vor allem je tiefer man einen Sachverhalt geistig bearbeitet, desto besser wird er gelernt.

Beispielsweise lässt man Versuchspersonen Wörter einzeln betrachten. Zuvor werden sie per Zufall in drei Gruppen aufgeteilt. Gruppe I soll jeweils entscheiden, ob die Wörter in Klein- oder Großbuchstaben geschrieben sind, Gruppe II soll entscheiden, ob es sich bei den Wörtern um Substantive oder Verben handelt, und Gruppe III soll entscheiden, ob die Wörter etwas Belebtes oder etwas Unbelebtes bezeichnen (Abb. 12-2). Die Gruppen unterscheiden sich also nicht darin, was sie sehen (auch die Darbietungszeit der Wörter ist jeweils die gleiche), sondern darin, was sie mit dem Gesehenen im Kopf anstellen. Hinterher werden die Probanden gefragt, an welche Wörter sie sich erinnern können. Die Behaltensleistung (s. Abb. 12-2) erweist sich dabei als abhängig davon, was man mit den Wörtern „im Kopf" anstellen musste. Je heftiger man über sie nachdenken muss (gar nicht bei „Groß- oder Kleinbuchstaben?", ein bisschen bei „Substantiv oder Verb?" und so richtig bei „belebt oder unbelebt?"), desto mehr bleibt hängen (5, 6).

Die auf der diesjährigen Didacta in Stuttgart zahlreich ausgestellten und angepriesenen Laptops und Smartboards für Schule und Unterricht führen also zunächst immer zwangsläufig zu schlechterem Lernen: Wenn ich einen Inhalt per Mausklick bearbeite, das heißt, kopiere oder von A nach B ziehe, dann ist dies so ziemlich das Ober-

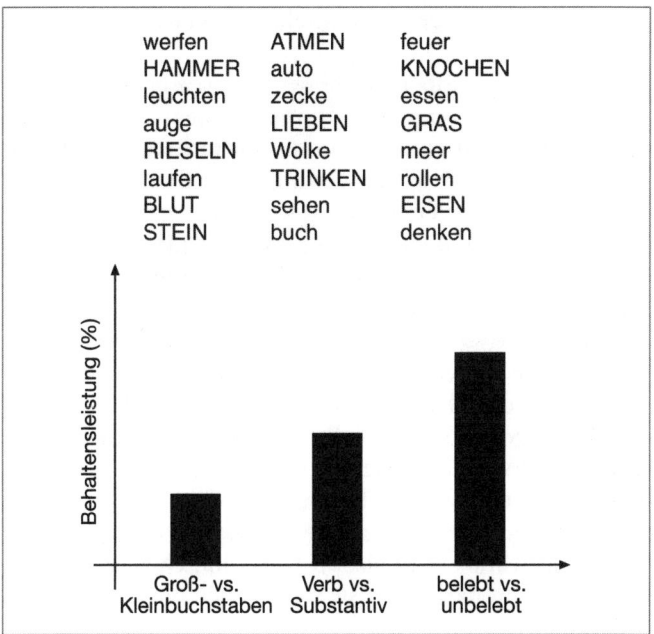

Abb. 12-2 Schematische Darstellung des Einflusses der Verarbeitungstiefe auf die Behaltensleistung. Oben ein Beispiel für das in entsprechenden Experimenten verwendete Stimulusmaterial, unten eine schematische Darstellung des immer wieder gefundenen Ergebnisses: Je tiefer die Verarbeitung, desto besser die Behaltensleistung.

flächlichste, was ich mit diesem Inhalt machen kann. Einen Satz zu lesen oder gar abzuschreiben, um dabei über ihn nachzudenken (selber, ganz allein und still, ohne irgendetwas anzuklicken), wären tiefe Verarbeitungsschritte, die durch elektronische Medien be- oder gänzlich verhindert werden. Daher gibt es auch bis heute keine Studie, die nachgewiesen hätte, dass Lernen allein durch die Einführung von Computern und Bildschirmen in Klassenzimmern effektiver wird.[1]

Erst jüngst wurde im Rahmen von insgesamt vier Experimenten gezeigt, was es für unser Denken und unser Gedächtnis bedeutet, dass wir uns in zunehmendem Maße auf elektronische Medien und vor allem auf das Internet bzw. World Wide Web verlassen (9).

In einem ersten Experiment an 46 Studenten der Harvard Universität (28 davon weiblich) wurden ihnen zweimal je 16 Fragen gestellt, die entweder recht einfach (Sind Dinosaurier ausgestorben? Ist Sauerstoff ein Metall?) oder eher schwer zu beantworten waren (Ist Dänemark größer als Costa Rica? Hat Krypton die Ordnungszahl 26?) Nach den 16 Fragen mussten die Probanden jeweils einen modifizierten Stroop-Test durchführen, bei dem die Farbe von Wörtern zu nennen war. Es handelte sich um acht Wörter, die mit Computern und der Suche im Internet semantisch verwandt waren (Google, Yahoo, Bildschirm, Browser,

---

1 Dabei wäre dies so einfach: Man fragt viele Schulen, wer mitmachen möchte, wählt die Hälfte der Freiwilligen per Los (also per Zufall) aus und beglückt sie mit elektronischen Medien; den anderen sagt man, dass nur begrenzte Mittel zur Verfügung stehen und sie noch zwei Jahre warten müssen (dieses Wartegruppendesign wird im Bereich der Medizin beispielsweise in der Psychotherapieforschung seit Jahrzehnten verwendet). Dann werden die Mittelwerte der Zeugnisnoten der Schulen mit und ohne IT verglichen. Und wenn (und nur dann, wenn!) der Zeugnisdurchschnitt nachher einen signifikanten Unterschied zugunsten der Schulen mit IT aufweist, werden Laptops und Smartboards angeschafft. Die Kosten einer solchen Studie würden sich auf einige hunderttausend Euro belaufen – das ist gar nichts gegenüber den Dutzenden von Millionen Euro, die bereits ausgegeben wurden, ohne dass man weiß, ob die Maßnahme nützt. Dass sie zumindest bei kleineren Kindern im KiTa- und Grundschulbereich mit großer Wahrscheinlichkeit schadet, ist viel wahrscheinlicher und durch vorhandene Studien gut belegt.

Modem, Tasten, Internet, Computer) und um 16 weitere (Kontroll-)Wörter, die in keiner entsprechenden semantischen Verbindung standen (z. B. Tisch, Hammer, Radiergummi, Klavier). Die Wörter kamen in zufälliger Reihenfolge und waren entweder in blauer oder roter Farbe geschrieben, die jeweils zu benennen war.

Die Idee hinter einem solchen Arrangement ist einfach: Sofern jemand nach dem Grübeln über Fragen an Google oder das Internet denkt, braucht er beim Benennen der Farbe entsprechender Wörter mehr Zeit. Genau so war es (Abb. 12-3 und 12-4): Computer-assoziierte Wörter waren verstärkt aktiviert (das heißt, produzierten eine langsamere Reaktionszeit beim Benennen ihrer Farbe, also einen Stroop-Effekt), wenn die Personen zuvor mit einer Reihe von Fragen konfrontiert waren, deren Antworten sie nicht wussten. „Es scheint als würden wir vorgebahnt sein, uns dem Computer zuzuwenden, wenn wir mit Wissenslücken konfrontiert werden", kommentieren die Autoren diesen Befund (9, Übersetzung durch den Autor). Auch nach einfachen Fragen kommt es zu einer (wenn auch deutlich geringeren) Aktivierung von Computer-assoziierten Wörtern, was die Autoren dahingehend interpretieren, dass das Abfragen von, und damit die Beschäftigung mit, Wissen überhaupt zu einer Aktivierung von Bedeutungen wie „Computer" führt.

In einem zweiten Experiment an 60 Studenten (37 davon weiblich) wurden die Probanden mit 40 Aussagen von der Art konfrontiert, wie man sie heute von Quizsendungen her kennt (z. B. Das Auge des Vogels Strauß ist größer als dessen Gehirn. Das Space-Shuttle Columbia brach beim Wiedereintritt über Texas im Februar 2003 auseinander). Sie mussten diese Aussagen lesen und in den Computer eingeben. Die Hälfte der Versuchspersonen glaubte dabei (weil die Instruktionen entsprechend lauteten), dass der Computer alles speichern würde, der anderen Hälfte wurde gesagt,

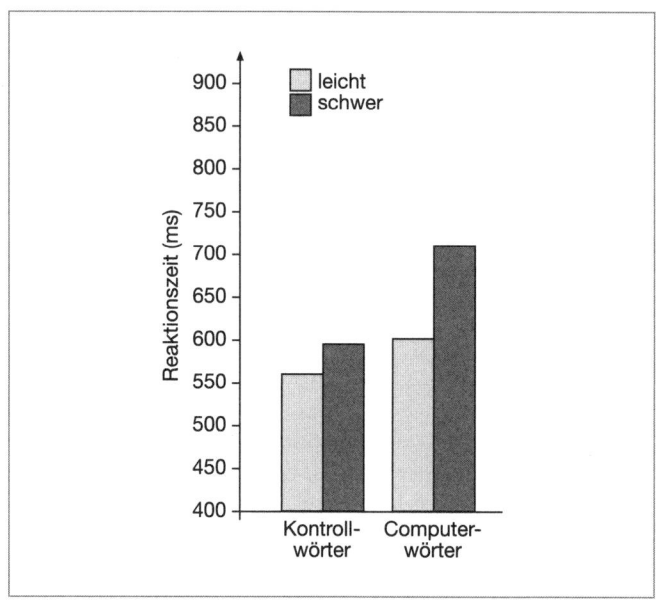

Abb. 12-3 Ergebnisse des ersten Experiments von Sparrow und Mitarbeitern (9, nach Daten von S. 1). Nach den schwer lösbaren Aufgaben (dunkle Säulen) zeigt sich eine hoch signifikante (p < 0,003) Stroop-Interferenz (längere Reaktionszeit bei der Benennung der Farbe von Wörtern) für Computer-assoziierte Wörter im Vergleich zu Kontrollwörtern. Nach den leicht lösbaren Aufgaben (helle Säulen) ist dieser Effekt dagegen nur gering ausgeprägt.

dass der Computer die Aussagen nach dem Eingeben wieder löschen würde. Zusätzlich wurde jeweils der Hälfte der Probanden in jeder der beiden Gruppen (Eingaben gesichert vs. Eingaben gelöscht) gesagt, dass sie sich die Aussagen merken sollten. Es handelte sich also um ein typisches 2x2-Design, mit den Variablen „Eingaben gesichert vs. gelöscht" und „bitte merken vs. keine Aufforderung zum Merken", das entsprechend vier Bedingungen enthielt:

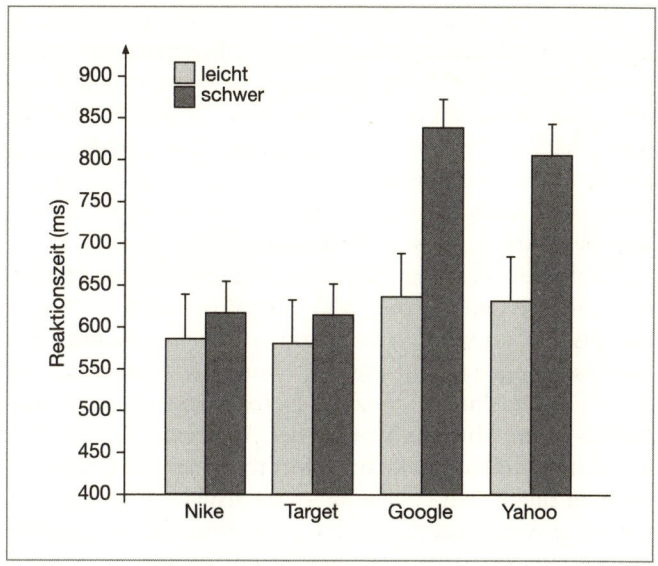

Abb. 12-4 Detailanalyse zu einzelnen Markennamen beim ersten Experiment von Sparrow und Mitarbeitern (9, nach Daten von S. 4). Man sieht den deutlichen Stroop-Effekt (die Verlängerung der Reaktionszeit) für die Wörter „Google" und „Yahoo" im Vergleich zu den Markennamen „Nike" und „Target" nach den schwer lösbaren Aufgaben (dunkle Säulen; mit $p < 0{,}03$ signifikante Interaktion zwischen der Variable „Namen der Suchmaschinen vs. andere Markennamen" einerseits und der Variable „leichte vs. schwere Aufgabe" andererseits).

- Daten gesichert,
- Daten gesichert/erinnern,
- Daten gelöscht und
- Daten gelöscht/erinnern.

Nach dem Tippen erhielten die Probanden ein Blatt Papier und sollten innerhalb von zehn Minuten möglichst viele der zuvor getippten Aussagen aufschreiben, also aktiv erinnern.

Es zeigte sich, dass die Instruktion „erinnern" kaum einen Effekt auf das spätere tatsächliche Erinnern hatte, dass jedoch diejenigen, die glaubten, der Computer würde die getippten Aussagen gleich nach dem Tippen wieder löschen, sich am meisten gemerkt hatten. Dies passt wieder gut zu alten experimentellen Befunden zum „willentlichen Vergessen" (directed forgetting), wonach Studenten, die gesagt bekommen, dass sie bestimmte Inhalte nicht für eine nachfolgende Prüfung brauchen, sich an diese hinterher auch nicht erinnern können (3). Die Probanden verhielten sich also so, als würden sie davon ausgehen, dass man sich all diese Dinge ja nicht merken braucht, weil man das bei Bedarf ja ohnehin im Netz der Netze jederzeit suchen und finden kann. Mit den Worten der Autoren: „Participants apparently did not make the effort to remember when they thought they could later look up the trivia statements they had read. Since search engines are continually available to us, we may often be in a state of not feeling we need to encode the information internally. When we need it, we will look it up" (9)[2].

In einem dritten Experiment an 28 Studenten (20 davon weiblich) mussten 30 Aussagen wie beschrieben in den Computer eingegeben werden. Bei zehn der Aussagen wurde den Probanden nach dem Eintippen des Satzes die Nachricht angezeigt: „Ihr Eintrag wurde gesichert", bei weiteren zehn Aussagen erschien die Nachricht „Ihr Eintrag wurde im Ordner FAKTEN gesichert", wobei der Name des Ordners wechselte (er konnte auch DATEN, INFO, NAMEN,

---

2 „Die Teilnehmer machten offenbar keine Anstrengungen sich zu erinnern, wenn sie dachten, sie könnten später die Aussagen nachschlagen. Da uns Suchmaschinen dauernd zur Verfügung stehen, könnte es sein, dass wir oft in einer Verfassung sind, die uns das Gefühl gibt, wir bräuchten die Informationen nicht einzuspeichern. Wenn wir sie brauchen, schauen wir das nach" (9, Übersetzung durch den Autor).

SACHEN oder PUNKTE heißen). Bei weiteren zehn Aussagen erschien nach deren Eintippen die Nachricht „Ihr Eintrag wurde gelöscht". Für jede Versuchsperson ergaben sich also jeweils zehn zufallsverteilte Durchgänge mit eingetippten Aussagen, die hinterher gesichert, in bestimmten Ordnern gesichert oder gelöscht wurden. Daran schloss sich eine Wiedererkennungsaufgabe (recognition) an, die darin bestand, dass die Probanden alle 30 Aussagen erneut sahen, von denen jedoch jeweils 15 leicht abgeändert waren. Die Probanden sollten angeben, ob es sich um genau die gleiche Aussage wie die zuvor eingegebene handelte, ob die Aussage nach dem Eintippen gesichert oder gelöscht worden war, und in welchem Ordner die Aussage gesichert worden war, falls dies erfolgte (sie hatten hierzu die Namen der Ordner zur Auswahl, sowie die Wahlmöglichkeiten „kein bestimmter Ordner" und „gelöscht"). Wieder zeigte sich, dass die Probanden bei der Wiedererkennungsaufgabe dann am besten abschnitten, wenn sie nach dem Eintippen der Aussage angezeigt bekamen, dass der Eintrag gelöscht worden war ($p < 0{,}03$).

Im vierten Experiment an 34 Studenten (16 davon weiblich) wurde letztlich ganz ähnlich vorgegangen: Die Probanden lasen und tippten 30 Aussagen, die danach jeweils in einem von sechs verschiedenen Ordnern gesichert wurden: „Ihr Eintrag wurde im Ordner FAKTEN gesichert" erschien beispielsweise nach dem Eintippen auf dem Computerbildschirm. Dann sollten die Probanden für zehn Minuten alle erinnerten Aussagen aufschreiben, das heißt, aktiv erinnern und danach wurden sie für jede Aussage befragt, in welchem Ordner sie gesichert worden war.

Bei der genauen Analyse dessen, was behalten wurde, zeigte sich ein interessantes Muster (Abb. 12-5). Aussage und Ort der Speicherung wurden in 17% der Fälle behalten, nur die Aussage in 11%, gar nichts in 38% der Fälle

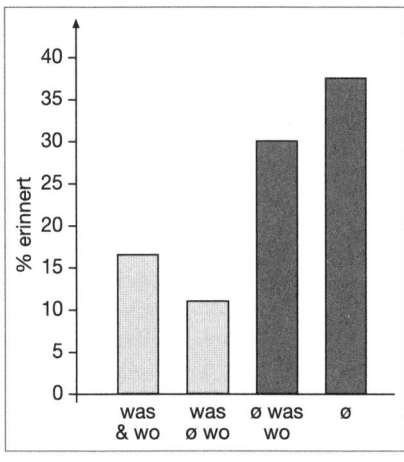

Abb. 12-5 Gedächt-
nisleistung (% Recall)
für Inhalt (was) und
Ort der Speicherung
(wo) in Experiment 4
(nach 9, Fig. 2).

(signifikant häufiger) und nur der Ort der Speicherung in
30% der Fälle (ebenfalls signifikant häufiger).

Die Autoren kommentieren dieses Ergebnis wie folgt: „It
would seem from this pattern that people don't remember
where when they know what, but do remember where to
find it when they don't recall the information. This is pre-
liminary evidence that when people expect information to
remain continuously available (such as we expect with Internet access), we are more likely to remember where to find
it than we are to remember the details of the item" (9)[3].

---

3 „Dieses Antwortmuster legt nahe, dass die Leute nicht erinnern
wo, wenn sie wissen was, sich aber sehr wohl an das Wo erinnern,
wenn sie die betreffende Information nicht erinnern können. Dies
liefert einen ersten Hinweis darauf, dass Menschen mit größerer
Wahrscheinlichkeit erinnern, wo etwas zu finden ist als die Details
der Sache selber, wenn sie davon ausgehen, dass die Information kon-
tinuierlich vorhanden ist, wie wir dies bei Internetzugang tun" (9,
Übersetzung durch den Autor).

206

Ob man dies als Anpassungsprozess[4] verstehen soll, wie die Autoren vorschlagen, oder ganz einfach (wie beim Navi) als Ausdruck unserer mentalen Bequemlichkeit, überlasse ich dem Urteil des Lesers. Man kann natürlich immer online sein und davon ausgehen, dass wir diesen Service auch immer zur Verfügung haben, ähnlich wie Wasser und Strom. Wenn aber das Wasser abgedreht und der Strom ausfällt, dann habe ich erstens einen Kasten Sprudel im Keller und zweitens ein paar Kerzen parat. Und ich weiß, was sonst noch zu tun ist. Wenn mir jedoch das Wissen abgedreht wird, was dann? Welche Bücher muss ich dann parat haben? Und wenn alles in die Wolke ausgelagert ist und die verflüchtigt sich? – Vielleicht bin ich einfach schon zu alt, aber ich male mir das nicht gerne aus!

Literatur

1. Beilock SL, Holt LE. Embodied preference judgments: Can likeability be driven by the motor system? Psychological Science 2007; 18: 51–57.
2. Beilock SL et al. Sports experience changes the neural processing of action language. PNAS 2008; 105: 13269–13273.
3. Bjork RA. Theoretical implications of directed forgetting. In: Melton AW, Martin E (Hrsg.). Coding processes in human memory. Washington DC: Winston 1972, 217–235.
4. Bohannon J. Searching for the Google effect on people's memory. Science 2011; 333: 277.

---

4 Wieder in den Worten der Autoren: „These results suggest that processes of human memory are adapting to the advent of new computing and communication technology" (9). „Diese Ergebnisse sprechen dafür, dass sich das menschliche Gedächtnis den neuen Datenverarbeitungs- und Kommunikationstechniken anpasst."

5. Craik FIM, Lockhart RS. Levels of processing: a framework for memory research. Journal of Verbal Learning and Verbal Behavior1972; 11: 671–684.

6. Craik FIM, Tulving E. Depth of processing and the retention of words in episodic memory. Journal of Experimental Psychology, General 1975; 104: 268–294.

7. Hommel B. Event files: feature binding in and across perception and action. Trends in Cognitive Sciences 2004; 8: 494–500.

8. Kiefer M et al. Experience-dependent plasticity of conceptual representations in human sensory-motor areas. J CognNeurosci 2007; 19: 525–542.

9. Sparrow B, Liu J, Wegner DM. Google effects on memory: cognitive consequences of having information at our Fingertips. Science Express 2011; DOI: 10.1126/science.1207745.

10. Spitzer M. Geist im Netz. Heidelberg: Spektrum Akademischer Verlag 2000.

11. Spitzer M. Gemeinschaft wärmt. Metaphern und Körperlichkeit (I). In: Das Wahre, Schöne, Gute. Stuttgart: Schattauer 2009; 89–98.

12. Spitzer M. Multitasking – Nein danke! In: Aufklärung 2.0. Stuttgart: Schattauer 2010; 164–174.

13. Spitzer M. Geist in Bewegung. In: Aufklärung 2.0. Stuttgart: Schattauer 2010; 83–88.

14. Spitzer M. Einfach verbieten! Kinder-TV-Werbung für ungesunde Nahrungsmittel. In: Dopamin und Käsekuchen. Stuttgart: Schattauer 2011; 16–25.

15. Spitzer M. Generation Google. Wie verändern digitale Medien unsere Bildung, Moral und personale Identität? In: Dopamin und Käsekuchen. Stuttgart: Schattauer 2011; 169–183.

16. Topolinski S. I 5683 You: dialing phone numbers on cell phones activates key-concordant concepts. Psychological Science 2011; 22: 355–360.

17. Umiltà MA et al. When pliers become fingers in the monkey motor system. PNAS 2008; 105: 2209–2213.

18. Van den Bergh O, Vrana S, Eelen P. Letters from the heart: Affective categorization of letter combinations in typists and non-typists. Journal of Experimental Psychology: Learning, Memory, and Cognition 1990; 16: 1153–1161.

13 Showdown im Kampf:
Terminator gegen Schwarzenegger

Manchmal spielt die Realität viel spannender und verrückter als Hollywood & Co. es jemals vermöchten. So auch im Falle des österreichischen Bodybuilders und Schauspielers Arnold Alois Schwarzenegger, der von November 2003 bis Ende 2010 das Amt des Gouverneurs des US-Bundesstaates Kalifornien inne hatte. Er erlangte als Schauspieler weltweite Bekanntheit durch seine Rolle in drei Kultfilmen als Gewalt ausübender *Terminator*, vor dessen unbarmherzigen Aktionen niemand geschützt schien. In diesen Filmen aus den Jahren 1984, 1991 und 2003 hatte Schwarzenegger wenig zu sagen, dafür umso mehr Gewalt auszuüben. Ein vierter Terminator-Film wurde gar die Grundlage eines entsprechenden Ego-Shooter-Spiels, bei dem es wie in den Filmen um Gewaltverherrlichung im Kampf von Menschen und Maschinen ging.

Gegen Ende 2005, also nur zwei Jahre nach dem dritten Film, begann ein Kampf völlig anderer Art: In der ganz realen Welt wandten sich die Macher des Terminators, das heißt, die Film- und Computerspiele-Industrie, gegen Herrn Schwarzenegger als Gouverneur von Kalifornien. Und wer nun glaubt, dieser Kampf müsse doch längst terminiert sein, der irrt. Beide Seiten erweisen sich vielmehr als stahlhart! Und der Showdown wird voraussichtlich im Juni 2011 stattfinden. Kein neuer Film und kein neuer Ego-Shooter werden dann erscheinen, dafür aber die kämpfenden Parteien selbst – vor dem US Supreme Court, dem obersten amerikanischen Gericht. Gerichtsakten werden dann zu spannenden Dokumenten des menschlichen Geistes in seinem Streben nach Freiheit einerseits und nach dem Wahren, Schönen und Guten für die Kinder andererseits. Aber greifen wir der historischen Abfolge der Ereignisse nicht vor.

Im Jahre 2005 verabschiedete der Kongress des Staates Kalifornien das Gesetz AB 1179, das den Verkauf von gewalthaltigen Videospielen an Personen unter 18 Jahren unter Strafe stellte, die pro Vergehen maximal 1 000 US-Dollar betragen sollte. Im Oktober 2005 wurde das Gesetz vom Gouverneur Schwarzenegger unterzeichnet, und es hätte im Januar 2006 in Kraft treten sollen. Bereits zuvor hatte man vergeblich versucht, Gewaltspiele ähnlich wie Videos „nur für Erwachsene" in den entsprechenden Läden in spezielle Sektionen zu verbannen. Etwa um die gleiche Zeit wurden zudem in den US-Staaten Michigan und Illinois entsprechende Gesetze auf den Weg gebracht, jedoch durch den Verband der Unterhaltungssoftware erfolgreich hintertrieben: Man argumentierte, dass ein solches Verbot gegen die amerikanische Verfassung verstoße, deren erster Zusatzartikel (first amendment) aus dem Jahr 1791 die Freiheit der Rede garantiert. In Kalifornien kam der Widerstand von der Vereinigung der Händler für Unterhaltungssoftware (Entertainment Merchants Association; EMA), die eine Beeinträchtigung ihrer Geschäfte durch ein entsprechendes Verbot befürchtete.

Der Einspruch gegen das neue Gesetz hatte Erfolg. Der zuständige Richter Ronald M. Whyte schrieb in seiner Begründung unter anderem: „Die Kläger haben zumindest gezeigt, dass es wichtige Fragen im Hinblick auf die Fähigkeit des Staates gibt, die im ersten Anhang der Verfassung gewährten Rechte (auf freie Meinungsäußerung) von Minderjährigen in Verbindung mit deren Konsum von Gewaltvideospielen einzuschränken, einschließlich der Frage, ob es eine kausale Verbindung zwischen dem Zugang zu solchen Spielen und psychologischen oder anderen Beeinträchtigungen für die Kinder gibt" (3)[1].

---

1 „The plaintiffs have shown at least that serious questions are raised concerning the States' ability to restrict minors' First Amendment rights in connection with exposure to violent video games, including the question of whether there is a causal connection between access to such games and psychological or other harm to children."

Die endgültige, im August 2007 vorliegende Urteilsbegründung bestätigte noch einmal die klagende Partei (EMA) dahingehend, dass ein Verbot von Videospielen das verfassungsmäßig garantierte Recht auf freie Meinungsäußerung verletze und dass es keinen Beweis dafür gebe,

- dass Videospiele anders als andere Medien zu beurteilen seien bzw.
- dass ein kausaler Zusammenhang zwischen Videospielen und gewalttätigem Verhalten existiere.

Gouverneur Schwarzenegger erhob daraufhin im September 2007 erneut Einspruch, der abermals abgewiesen wurde. Daraufhin wandte sich Schwarzenegger an das oberste Gericht der USA, den Supreme Court, der im Frühjahr 2010 zunächst entschied, sich mit dem Fall zu beschäftigen. Daraufhin wurde wiederum die Spielesoftware-Industrie aktiv, die in Briefen an das oberste Gericht Videospiele mit Cartoons verglich (die ja auch nicht schaden würden). Mächtige industrielle Verbände der Musikbranche, der Filmbranche, der Fernsehsender sowie des Kabelfernsehens meldeten sich ebenfalls zu Wort, um die „freie Rede" zu verteidigen.

Liest man diese Dokumente einmal im Original, fällt sofort auf, wie ein verfilztes Konglomerat aus Halbwahrheiten, eindeutigen Lügen sowie ideologischen (patriotischen) und ökonomischen Behauptungen verwendet wird, um unter dem Vorwand des Schutzes der freien Rede die ungehinderte Vermüllung der Köpfe von Kindern und Jugendlichen zu rechtfertigen. Aber auch die andere politische Seite formierte sich, um endlich einmal einen Pflock in den Boden zu rammen. Wenn in Amerika, dem „Land of the Free", wie viele US-amerikanische Bürger ihr Land nennen, das Argument der Freiheit verwendet wird, geht es den Menschen um sehr viel: Ihre Vorfahren wanderten aus und nahmen viel Unbill in Kauf, um Repressalien, sei es von Staat oder Kirche, zu entgehen und in Freiheit zu leben. Deswegen tun sich

Amerikaner weitaus schwerer als Europäer, Bürgerrechte in irgendeiner Form zu beschneiden. Dies bedeutet keineswegs, dass in Amerika der Durchschnittsmensch freier wäre als hierzulande. Im Gegenteil: Wenn es keine allgemein verbindliche Krankenversicherung gibt (wie in den USA bis vor wenigen Monaten), dann hat man im Krankheitsfall nicht nur seine Gesundheit verloren, sondern eben auch seine Freiheit. Freiheit besteht gerade nicht, wie man zunächst denken könnte, darin, dass man tun kann, was man will. Vielmehr besteht sie vor allem in der „Einsicht in die Notwendigkeit", wie dies Immanuel Kant, der Philosoph der Aufklärung, einmal formuliert hat. Auf die Gedanken der Aufklärung wiederum geht letztlich die Gründung des amerikanischen Staates zurück. Daher gibt es auch in den USA durchaus Einschränkungen der Freiheit der Rede. Sie beziehen sich jedoch bislang ausschließlich auf das Gebiet der Sexualität und sind in dieser Hinsicht stärker ausgeprägt als in vielen europäischen Staaten. Dies geht auf ein Gerichtsurteil aus dem Jahre 1968 zurück, in dem das oberste Gericht Einschnitte in die Freiheit der Meinungsäußerung dann erlaubt, wenn es um sexuelle Inhalte und insbesondere um Nacktheit geht. Man verbietet dabei relativ harmlose Darstellungen, denn „Nacktheit" schließt Bilder ein, die hierzulande als eher harmlos gelten, wie etwa ein entblößter Busen oder Po[2].

In dem damals sehr bekannt gewordenen Fall Ginsberg versus New York, 1968 (5) ging es um den Verkauf eines „Girly-Magazins" an einen 16 Jahre alten Jungen. Das Magazin wurde als „nicht obszön für Erwachsene" beschrie-

---

2   „... female 'nudity' [...] that is, the showing of [...] female [...] buttocks with less than a fully opaque covering, or the showing of the female breast with less than a fully opaque covering of any portion thereof below the top of the nipple ..." lautet die Passage im entsprechenden Urteil wörtlich (Ginsberg v. New York 1968).

ben, was insofern wichtig war, als der Verkauf von obszönem Material an Minderjährige hier nicht zur Disposition
stand. Es ging damit nicht um explizite Sexualität, also beispielsweise um Darstellung des Geschlechtsaktes. Dennoch
wurde damals entschieden, dass der Staat die Macht hat,
die Definition von Obszönität in Bezug auf Minderjährige
so zu erweitern, dass sich daraus eine Einschränkung der
Freiheit der Meinungsäußerung ergibt. „Die Macht des
Staates, das Verhalten Minderjähriger zu kontrollieren,
reicht über seine Macht gegenüber Erwachsenen hinaus"[3]
hatte der oberste Gerichtshof geurteilt (Ginsberg versus
New York, 1968). Ebenso findet sich in der Urteilsbegründung der wichtige Satz: „Die Interpretation unserer Verfassung hat das Recht der Eltern auf ihre Autorität bei der
Kindererziehung als eine der Grundlagen unserer Gesellschaft konsistent anerkannt, sodass der Gesetzgeber
zurecht schlussfolgert, dass diejenigen, die für das Wohlbe-
finden der Kinder primär verantwortlich sind, der Unterstützung durch entsprechende Gesetze, die dem Wahrnehmen dieser Verantwortung dienen, würdig sind"[4].
Ausdrücklich wurde festgehalten, dass diese Auffassung
durch eine möglicherweise bestehende Vagheit des Materials im Hinblick auf die Definition von „beeinträchtigend
für Minderjährige" nicht nichtig wird. Worum es den
Schreibern der Verfassung wirklich ging: den freien Austausch von Ideen.

---

3 „... the power of the state to control the conduct of children
reaches beyond the scope of its authority over adults."

4 „Constitutional interpretation has consistently recognized that
the parents' claim to authority in the rearing of their children is basic
in our society, and the legislature could properly conclude that those
primarily responsible for children's wellbeing are entitled to the support of laws designed to aid discharge of that responsibility."

Im Verlauf der weiteren Urteilsbegründung findet sich das folgende Argument, das für die Beurteilung des Falles Schwarzenegger gegen Terminator sehr wichtig werden könnte: Eine doktrinäre, reflexartige Anwendung des ersten Anhangs der Verfassung auf alle Fälle sei schon deswegen ausgeschlossen, da man zu bedenken habe, worum es den Schreibern der Verfassung wirklich ging: den freien Austausch von Ideen. Dieser setze jedoch die Freiheit der Auswahl, was man lesen oder sehen wolle, voraus, und genau diese Freiheit werde durch den ersten Anhang der Verfassung geschützt. Eine Gesellschaft von in diesem Sinne wahlfreien Bürgern setzt jedoch die Fähigkeit zur Auswahl voraus, und wenn diese fehle, sei auch die Freiheit der Rede nicht zu schützen. Als Beispiel nennen die Richter dann den Fall von Leuten, die ihre Redefreiheit missbrauchten, indem sie ihre Meinung per auf Lastwagen montierte Lautsprecher den Mitbürgern kundtun und diese dadurch belästigen. Die Wahlfreiheit der Bürger sei hier gerade dadurch zu schützen, dass man die freie Rede (über Lautsprecher) einschränkt.[5]

---

5 „A doctrinaire, knee-jerk application of the First Amendment would, of course, dictate the nullification of [any protection of minors]. ... But that result is not required, I think, if we bear in mind what it is that the First Amendment protects", kommentierte Richter Stewart das Urteil (Ginsberg v. New York 1968). The First Amendment guarantees liberty of human expression in order to preserve in our Nation [...] a 'free trade in ideas'. To that end, the Constitution protects more than just a man's freedom to say or write or publish what he wants. It secures as well the liberty of each man to decide for himself what he will read and to what he will listen. The Constitution guarantees, in short, *a society of free choice. Such a society presupposes the capacity of its members to choose.* When expression occurs in a setting where the capacity to make a choice is absent, government regulation of that expression may co-exist with and even implement First Amendment guarantees. So it was that this Court sustained a city ordinance prohibiting people from imposing their opinions on others, by way of sound trucks with loud and raucous noises on city streets." (Ginsberg v. New York 1968).

Halten wir fest: Schon vor mehreren Jahrzehnten hatte man sich in den USA dazu entschlossen, die „Redefreiheit" von Kindern und Jugendlichen – entgegen der geltenden Verfassung – dahingehend einzuschränken, dass sie keinen ungehinderten Zugang zu obszönem Material haben[6]. Man sah damals auch, dass der Staat die Eltern in ihren Erziehungsbemühungen unterstützen muss[7]. Man distanzierte sich von reflexhaften, doktrinären Auslegungen der Verfassung, sah also die Notwendigkeit, jeweils herauszufinden, was der Sinn einer bestimmten Formulierung war und was die Väter der Verfassung wohl gemeint haben. Das amerikanische Rechtssystem ist grundlegend anders als das deutsche: Es gibt wenig allgemeine Gesetze (Universal Law) dafür aber grundlegende Gerichtsurteile, an denen sich die Rechtsprechung orientiert, das Common Law (gemeines Recht, das im Gegensatz steht zum Universal Law, dem allgemeinen Recht, also den Gesetzen). Daher wundert es auch nicht, dass es im Kampf von Herrn Schwarzenegger gegen den Terminator letztlich darum ging, wie Verfassung einerseits (Garantie der freien Rede) und die Verbreitung

---

6 Dem geneigten Leser dürfte an dieser Stelle nicht entgangen sein, dass auch die englische Sprache so etwas wie Juristendeutsch durchaus erlaubt – nur eben auf englisch. So lautet denn auch der entsprechende Passus im Original: „It is not constitutionally impermissible for New York, under this statute, to accord minors under 17 years of age a more restricted right than that assured to adults to judge and determine for themselves what sex material they may read and see" (Ginsberg v. New York 1968).

7 „Constitutional interpretation has consistently recognized that the parents' claim to authority in the rearing of their children is basic in our society, and the legislature could properly conclude that those primarily responsible for children's wellbeing are entitled to the support of laws designed to aid discharge of that responsibility" (Ginsberg v. New York 1968).

jugendgefährdenden Materials (analog zu Sex) zu vereinbaren sind.

Am 2. November 2010 fällte das oberste Gericht der Vereinigten Staaten von Amerika im Falle Schwarzenegger versus EMA ein möglicherweise folgenschweres Urteil: Es ließ den Fall zur Hauptverhandlung (deren Ergebnis man für den Sommer 2011 mit Spannung erwarten darf) zu. Die Behandlung dieses Falls, die genau eine Stunde (von 10.04 bis 11.04 Uhr) dauerte und als Audio-Datei im Netz frei zugänglich ist (6), liest bzw. hört sich an wie ein guter Krimi[8].

Zunächst wundert nicht, dass sich einer der Vertreter von Schwarzenegger auf den oben erwähnten Fall (Ginsberg versus New York 1968) beruft. Schließlich geht es ja um nichts anderes: Man will die Jugend vor dem Ausgesetztsein gegenüber Material schützen, das ihr schadet. Lauschen wir einmal in die Verhandlung hinein:

Anwalt des Gouverneurs Schwarzenegger: „Das kalifornische Gesetz, um das es heute hier in diesem Gericht geht, unterscheidet sich vom New Yorker Gesetz im Ginsberg-Fall in einer einzigen Hinsicht. Während es im Fall New York um den Zugang Minderjähriger zu schädigendem sexuellen Material außerhalb der Aufsicht eines Elternteils ging, geht es in kalifornischen Gesetz um nicht weniger als um den Zugang Minderjähriger zum kriminellen[9] Niveau von Gewalt, die in einer bestimmten Kategorie von Videospielen vorkommt und für die Entwicklung Minderjähriger nicht weniger schädlich sein kann. Als dieses Gericht [der

---

8   Wer es nicht glaubt, dem empfehle ich, die Audio-Datei herunterzuladen, auf eine CD zu brennen und als „Hörbuch" für eine längere Autofahrt zu verwenden: Sie werden sehen, Sie sind ganz schnell am Ziel!

9   Im Original ist hier von „deviant" die Rede, gemeint ist „kriminell".

oberste Gerichtshof] im Falle Ginsberg der Rechtsprechung erlaubte, den Zugang Minderjähriger zu solchem Material in Abwesenheit der Eltern zu reglementieren, tat es dies aus zweierlei Gründen, die gleichermaßen auch heute morgen in diesem Fall zutreffen. Zum einen gewährt diese Rechtsprechung den Eltern die Autorität in ihrem eigenen Haushalt über die Erziehung und Entwicklung ihrer Kinder selbst zu bestimmen. Und zum zweiten verfolgt diese Rechtsprechung das unabhängige Interesse des Staates, den Eltern beim Schutz des Wohlbefindens der Kinder zu helfen, wenn diese nicht gegenwärtig sein können. Aus diesem Grund bittet an diesem Morgen der Staat Kalifornien dieses Gericht, die gesetzliche Regelung einzuführen, die es Staaten erlaubt, die Möglichkeiten Minderjähriger zum Kauf krimineller gewalttätiger Videospiele, von denen der Gesetzgeber festgestellt hat, dass sie die Entwicklung beeinträchtigen können, einzuschränken ..."

Richter Scalia: „Was ist kriminell – ein kriminelles, gewalthaltiges Videospiel? Im Gegensatz zu was? Einem normalen gewalthaltigen Videospiel?"

Anwalt des Gouverneurs Schwarzenegger: „Ja, Euer Ehren. Kriminell bedeutet, dass es von den etablierten Normen abweicht."

Richter Scalia: „Es gibt also Normen für Gewalt?"

Anwalt des Gouverneurs Schwarzenegger: „Nun, ich denke wenn wir zurück schauen ..."

Richter Scalia: „Einige von Grimms Märchen sind recht brutal[10], um Ihnen die Wahrheit zu sagen."

Anwalt des Gouverneurs Schwarzenegger: „Da stimme ich zu, Euer Ehren. Aber das Ausmaß der Gewalt ..."

---

10 „Some of the Grimm's fairy tales are quite grim, to tell you the truth."

Richter Scalia: „Sind die dann ok? Oder wollen Sie die auch verbieten?"

Anwalt des Gouverneurs Schwarzenegger: „Nein, gewiss nicht, Euer Ehren."

Richter Scalia: „Wo liegt der Unterschied? Ich meine, wenn sie eine Kategorie von Gewaltmaterial für gefährlich für Kinder halten, warum dann gerade nur die Videospiele? Wie ist es mit Filmen? Comic-Büchern? Grimms Märchen? Warum sind Videospiele so besonders? Oder sollen ihre Grundsätze auf jegliches kriminelle gewalthaltige Material angewendet werden?"

Und so geht es weiter: Schlag auf Schlag – für genau eine geschlagene Stunde!

Danach ist jedem klar, dass das Problem durchaus kompliziert ist, und dass sehr leicht die Gemüter sehr heiß werden können. Dennoch hat er Vorsitzende (Richter Roberts) am Ende entschieden: Klage zugelassen!

Dies war eine kleine Sensation. Denn dass die obersten US-Richter bei Gewalt wenig zimperlich sind, hatte sich erst im Frühjahr 2010 gezeigt, als sie ein Gesetz zum Verbot zur Darstellung von Gewalt gegenüber Tieren („in which a living animal is intentionally maimed, mutilated, tortured, wounded, or killed"; 7) als verfassungswidrig ablehnten. Mit anderen Worten: Tierquälerei Kindern und Jugendlichen zu zeigen, ist ok, eine entblößte weibliche Brust zu zeigen, nicht.

Man würde sich also auch nicht wundern, wenn das oberste Gericht der USA mit Gewalt gegenüber Menschen ähnlich verfährt. In einem Land, wo solche Gewalt an der Tagesordnung ist, wo es in jeder größeren Stadt Ambulanzen für die Opfer von Schießereien und Messerstechereien gibt, wo man sich nachts nicht alleine aus dem Haus traut und wo jeder Bürger (mindestens) einen kennt, der ermordet wurde, ist das Betrachten von Mord und Totschlag durch Jugendliche nach Meinung von Richtern vielleicht wirklich einfach nur ganz normal. Vielleicht aber auch nicht. Vielleicht bezog sich Schwarzenegger mit „Hasta la Vista, Baby" (2) seherisch auf den Judgement Day – nicht im Film, sondern in der Wirklichkeit des späten Frühlings 2011. Jedenfalls freut es mich, das er mit „I'll be back" (1) auf jeden Fall Recht behielt. Vielleicht wird ja das höchste US-Gericht die realen Folgen virtueller Gewalt als real gefährlich einstufen, und Herr Schwarzenegger und sein Nachfolger hätten die Auswirkungen von Terminator und Co. zwar nicht terminiert, aber wenigstens begrenzt. Drücken wir ihm die Daumen, für den wirklichen Showdown, der erst noch kommt. Einen kleinen Vorgeschmack davon hatten wir am 2.11.2010 aber schon. Und der verspricht – wie könnte es beim Kampf Schwarzenegger gegen Terminator sein? – viel Spannung und Action!

Literatur

1. Cameron J. The Terminator. USA 1984.
2. Cameron J. Terminator 2: Judgement Day. USA 1991.
3. Fisher K. California game law blocked. Ars technica 22.12.2005 (http://arstechnica.com/old/content/2005/12/5825.ars).
4. Liptak A. Justices debate video game ban. The New York Times november 2, 2010 (www.nytimes.com/2010/11/03/us/03scotus. html?_r=1).
5. http://supreme.justia.com/us/390/629/
6. www.supremecourt.gov/oral_arguments/argument_audio_detail. aspx?argument=08–144
7. www.supremecourt.gov/opinions/09pdf/08–769.pd

14 Musik will gelernt sein

Musiker sind Menschen, die oft ein langes Training hinter sich haben und daher bestimmte Bewegungsabläufe einerseits und bestimmte sensorische Erfahrungen andererseits sehr häufig produziert haben: Ein Profi-Geiger hat mit 20 Jahren mindestens 10 000 Stunden Geige geübt, sonst wäre er keiner, Begabung hin oder her. So wundert es nicht, dass Studien zu den Auswirkungen der durch Lernprozesse ausgelösten Vorgängen der Neuroplastizität im menschlichen Gehirn von Anfang an auch bei Musikern durchgeführt wurden, wobei man sich zunächst auf das sensorische und motorische System beschränkte (4).

Mittlerweile wurde jedoch klar, dass auch höherstufige geistige Repräsentationen letztlich in Sensorik und Motorik begründet sind (10, 11, 14, 18, 19, 20), was zuweilen unter dem Stichwort Embodiment diskutiert wird: Wir lernen Objekte besser, in dem wir sie mit der Hand „begreifen" als wenn wir nur auf sie zeigen. Beim Verstehen sprachlicher Aktionswörter werden sensomotorische Areale im menschlichen Gehirn aktiv, die zur Aktion passen, also beispielsweise das Handareal beim Lesen des Wortes „greifen", oder das Fußareal beim Lesen des Wortes „treten" (14). Zahlen werden über das Zählen mit den Fingern gelernt, weswegen sich eine Art Schatten der Repräsentation von Zahlen durch die Finger auch noch bei Erwachsenen nachweisen lässt (20). Eine ganze Reihe von Untersuchungen konnten weiterhin zeigen, dass auch die metaphorische Anwendung von Sprache letztlich körperlich begründet ist, sodass sich Wärme und Kälte nicht nur auf die Physik, sondern auch auf soziale Phänomene beziehen, Höhe und Tiefe nicht nur auf den Raum, sondern auch auf die Moral, ebenso wie sich Sauberkeit und Schmutz nicht nur auf Materie, sondern auch auf Moral beziehen können (s. Kap. 17, S. 256).

Wenn aufgrund der im Gehirn überall anzutreffenden ausgesprochen starken Vernetztheit unterschiedlicher Module die Repräsentation von Objekten nicht durch die Aktivierung einzelner neuronaler Verbände in einem Modul, sondern durch das „Konzert" von Aktivierungen in etwa einem Dutzend[1] Modulen bewirkt wird, so ist anzunehmen, dass sich auch diese Repräsentationen durch die Erfahrung entsprechend ändern. Musiker sollten also nicht nur mehr sensomotorische „neuronale Maschinerie" für die speziellen Bewegungen und Tastempfindungen, die mit dem Spielen des Instruments einhergehen, aufweisen, sondern auch, beispielsweise Musikinstrumente ganz allgemein viel stärker sensorisch repräsentiert haben als Nichtmusiker. Um genau dies zu prüfen, führte Klaus Hoenig aus der Arbeitsgruppe um Markus Kiefer an der Ulmer Klinik eine funktionelle Bildgebungsstudie an 20 professionellen Musikern des Ulmer Philharmonischen Orchesters (14 männlich, mittleres Alter: 37 Jahre) sowie an 20 musikalischen Laien (13 männlich, mittleres Alter: 36 Jahre) durch. Alle Versuchspersonen waren Rechtshänder und hatten Deutsch als Muttersprache. Die Musiker hatten im Durchschnitt mit sechs Jahren das Spielen eines Instruments begonnen, hatten also zum Zeitpunkt der Studie intensive musikalische Erfahrung hinter sich. Sie spielten oft zwei (75%) oder gar drei oder mehr Instrumente (50%). Die Aufgabe im MR-Scanner war relativ einfach: Es wurden 92 Bild-Wortpaare als Stimuli gezeigt. Die Hälfte davon waren Musikinstrumente, die andere Hälfte Kontrollobjekte, bei denen darauf geachtet wurde, dass sie keine wesentlichen akustischen Ei-

---

1 Diese Größenordnung stellt eine grobe, nach den vorliegenden Daten plausible Annahme dar. Sicherlich unterliegt die genaue Zahl auch der Plastizität durch Lernprozesse (dies zeigt nicht zuletzt die hier beschriebene Studie).

genschaften hatten. Die Wort-Bildpaare wurden zur Hälfte so arrangiert, dass das Wort, das auf dem Bild gezeigte Objekt bezeichnete, in der anderen Hälfte der Fälle war dies nicht der Fall. Die Versuchspersonen hatten die einfache Aufgabe, mittels Tastendruck auf zwei unterschiedlichen Antworttasten anzugeben, ob Wort und Bild übereinstimmten oder nicht. In Abbildung 14-1 sind Beispiele für die Art der Stimuli sowie schematisch ein Durchgang wiedergegeben. Mittels zuvor durchgeführter Befragungen und Pilotstudien wurde sichergestellt, dass das Stimulusmaterial von vergleichbarer Worthäufigkeit, Bildkomplexität, Bekanntheit, emotionaler Valenz und Wortlänge war.

In einem zweiten Experiment wurden 20 Klänge von natürlichen und künstlichen Objekten als Stimuli verwendet. Die Klänge dauerten eine halbe Sekunde und wurden mittels Kopfhörer im Scanner dargeboten. Ziel dieses zweiten Experimentes war, herauszufinden in welchen Gehirnarealen bei den gleichen Versuchspersonen, die zuvor die

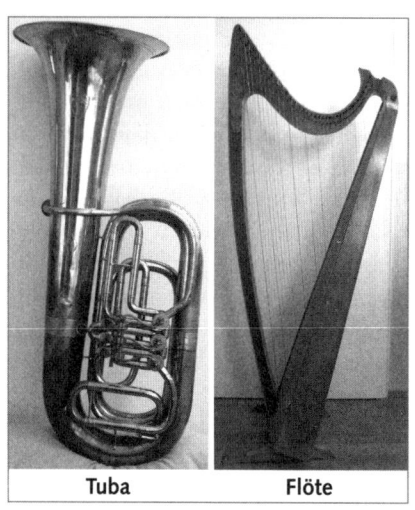

Tuba **Flöte**

Abb. 14-1 Beispiele des verwendeten Stimulationsmaterials (nach 8).

Wort-Bildvergleichsaufgabe durchgeführt hatten, reale akustische Klänge verarbeitet werden. Das wesentliche Ergebnis der Studie bestand darin, dass es einen signifikanten Unterschied in der Gehirnaktivierung durch Musikinstrumente (in Bild und Wort) im Vergleich zu Kontrollobjekten bei den Musikern gab, nicht jedoch bei den musikalischen Laien. Die Wort-Bildvergleichsaufgabe wurde im Hinblick auf die Musikinstrumente von den Musikern schneller und mit weniger Fehlern durchgeführt als von den musikalischen Laien. Es zeigte sich also die größere Expertise der Musiker schon auf der Verhaltensebene. Im Hinblick auf die Kontrollobjekte gab es keine Unterschiede zwischen den Musikern und den musikalischen Laien, weder bei der Reaktionszeit noch bei den Fehlern (Abb. 14-2).

Im Hinblick auf die funktionellen MR-Bilder zeigte sich Folgendes: Bei Musikern kam es allein durch das Betrachten von und Nachdenken über Instrumente zu einer vermehrten Aktivierung von Hirnrindenarealen, die für die Weiterverarbeitung akustischer Signale zuständig sind (höherstufiger akustischer Assoziationskortex, Brodmann Areale BA 22 und BA 21; Abb. 14-3). Durch das zweite Wahrnehmungsexperiment (Klänge) konnte gezeigt werden, dass die im ersten Experiment bei den Musikern stärker aktivierten Areale auch diejenigen sind, die bei der Verarbeitung von Klängen aktiv sind. Das Nachdenken über Musikinstrumente führte also bei Musikern zur Aktivierung von Arealen des Gehirns, die auch bei der Wahrnehmung von Klängen aktiviert werden. Damit konnte gezeigt werden, dass die erfahrungsabhängige Neuroplastizität in Musikergehirnen nicht auf rein perzeptuelle und motorische Areale beschränkt bleibt, sondern auch höherstufige akustische Assoziationsareale betrifft.

Es ist keineswegs so, dass sich die musikalischen Laien mit Musikinstrumenten nicht auskennen. Ihr Wissen ist lediglich in geringerem Ausmaß von höheren, sensorischen

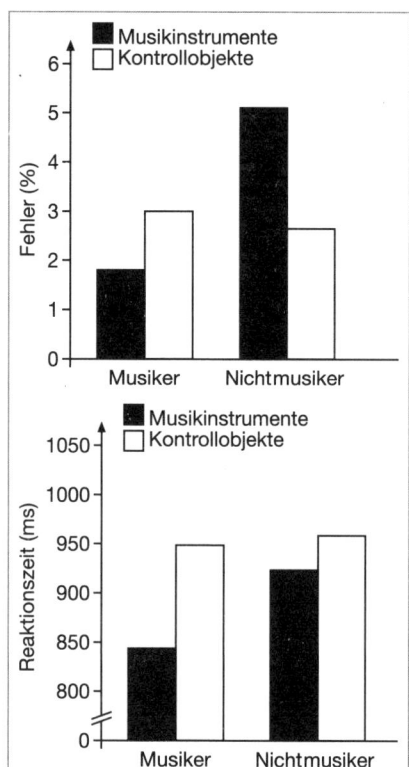

Abb. 14-2 Verhaltenseffekte (Reaktionszeiten und Fehler) im Experiment: Musiker erkannten Musikinstrumente signifikant schneller und machten dabei signifikant weniger Fehler (nach 8).

Arealen mitgetragen und damit vor allem sprachlicher, semantischer (linkshemisphärischer) Natur. Die Gedächtnisspuren der Musiker hingegen gehen weit über das Sprachlich-Semantische hinaus und beziehen weitreichende, indirekte Assoziationen mit ein, bis hin zu neuronalen Repräsentationen von Klängen in klangverarbeitenden Arealen. Intensives Musizieren ändert also das Gehirn, nicht

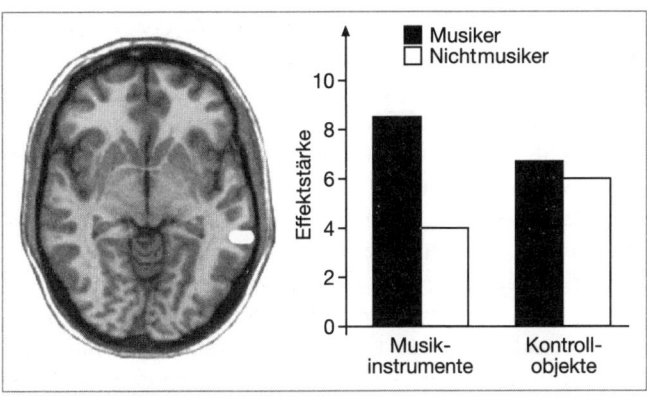

Abb. 14-3 Funktionelle Gehirnaktivierung durch den geistigen Umgang mit Musikinstrumenten (betrachten und nachdenken) im rechten akustischen Assoziationskortex (Gyrus tempuralis superior, Sulcus temporalis superior, oberer Teil des Gyrus temporalis medius; entsprechend BA 22 und BA 21) und Höhe der Aktivierung bei Musikern und Kontrollpersonen bei der Präsentation von Musikinstrumenten und Kontrollobjekten (nach 8). Man sieht deutlich, dass es bei den Kontrollobjekten zu keiner unterschiedlichen Aktivierung in beiden Gruppen kam, wohl aber bei den Musikinstrumenten: Musikinstrumente regen akustische, höherstufige Assoziationsareale bei Musikern in wesentlich stärkerem Maße an, als bei Nichtmusikern.

nur im Hinblick auf Sensorik und Motorik, sondern auch im Hinblick auf Kognition.

Vor diesem Hintergrund ist eine Studie an 500 sechsjährigen Kindern von Bedeutung, die der Soziologe Thomas Blank gemeinsam mit Medizinern der Universität Münster durchführte (3). Erfragt wurde von den Eltern (Rücklauf: n = 317), ob die Kinder zuhause viel singen oder ob sie gar nicht oder nur gelegentlich singen. Erfasst wurde zudem die Beurteilung der Schulfähigkeit dieser Kinder (n = 464) sowie deren Gesundheit (n = 455), sozialer Hintergrund und sportliche Aktivitäten. Für insgesamt 278 der 500 Kinder lagen Informationen zum häuslichen Singen, der Gesundheit und der Schulfähigkeit vor. Das Ergebnis der Studie war sehr klar: Unter den Kindern, die zuhause viel singen, erwiesen sich 88 % als regelschulfähig, bei den Wenigsingern hingegen waren es nur 44 % (Abb. 14-4). Der Unterschied blieb auch dann bestehen, wenn man die soziale Schicht oder die sportlichen Aktivitäten der Kinder statistisch berücksichtigte. Vor diesem Hintergrund fragt man sich, warum das Singen in den Kindergärten so wenig gepflegt wird. Gewiss gab es eine Reaktion gegen die nationalsozialistische musikalische Deutschtümelei, die im Ausspruch Theodor W. Adornos „Singen tut nicht not" in seiner Ideologie- und Singekri-

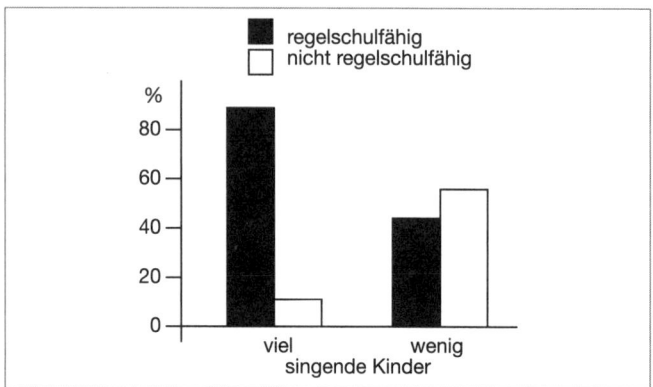

Abb. 14-4 Anteil der schulfähigen und nicht schulfähigen Kinder (Einschätzung durch das Gesundheitsamt; 3, Tab. 66, S. 80). Verglichen wurden diejenigen Kinder, die von allen drei Gutachtern entweder als „geübte Stimme" (27 Fälle) oder als „ungeübte Stimme" (35 Fälle) klassifiziert wurden. Für diese 62 Kinder gilt die Abbildung, der Unterschied ist nach dem Chi-Quadrat-Test mit $p < 0,001$ hoch signifikant. Eine Replikation dieser wichtigen Ergebnisse erscheint dringend geboten.

tik von 1954 gipfelte (1). „Nirgends steht geschrieben, dass Singen Not sei" schreibt Adorno in seiner *Kritik des Musikanten*. In seinen Thesen gegen die „musikpädagogische Musik" ergänzt er: „Nichts gegen Etüden; alles gegen Chorlieder, welche die krampfhafte Unbefangenheit des Singens zur Weltanschauung aufplustern" (1, S. 112). Und weiter: „Gemeinschaft um der Gemeinschaft willen ist kein Ideal. [...] Der Kultus der Gemeinschaft als Selbstzweck gehört den Nationalsozialisten und den Volksdemokratien russischen Stils an" (1, S. 112). So lässt Adorno an nichts von alledem ein gutes Haar, was nicht zuletzt ich selbst als Hobbymusiker („Musikant") mein Leben lang mit großer Freude betrieben habe: Spontanes gemeinsames Musizieren, meist mit Freunden, oft improvisiert und zuweilen auch mit wildfremden Leuten, gehörte für mich immer „zum Aufregendsten und Schönsten, was es im Bereich menschlicher Begegnung überhaupt gibt", wie ich in meiner an ideologisch gesellschaftspolitischer Naivität wohl kaum zu überbietenden Monografie über Musik und Gehirnforschung (17, S. 347) feststellte. Für Adorno ist diese „ästhetische Regression" (1, S. 112) nichts weiter als „Ersatzbefriedigung [...] , die hinwegtäuscht über reale Versagungen" (1, S. 75), ein Beweis der „Entfremdung der Menschen voneinander" (1, S. 111), denn „Jugend- und Gemeinschaftsmusik schraubt die künstlerischen Produktivkräfte willkürlich zurück" (1, S. 111). Wie gut, dass Adorno mir während meiner Jugend verborgen geblieben war! Zusätzlich besteht möglicherweise ein negativer Zusammenhang zwischen Wohlstand in den Familien und Häufigkeit gemeinsamen Singens, der auch in anderen europäischen Ländern beobachtet werden kann (13). So setzte in den 1950er-Jahren eine Degeneration der deutschen Gesangskultur ein, Gesangvereine überalterten und in vielen Schulen spielte das Singen im Unterricht kaum noch eine Rolle. Glücklicherweise kehrt sich dieser Trend seit einigen Jahren um, und gerade das Singen mit Kindern wird wieder neu entdeckt. Weil dies entgegen vielen anderen Zeitströmungen geschehen muss, handelt es sich um ein gebrechliches Pflänzchen: Man singt heute kaum noch in Familien; Musik wird heute per Ohrstöpsel überall und mehr denn je rezipiert, dieses Setting lädt aber nicht zum Singen ein; Eltern sind beruflich stärker belastet als früher – und singen weniger; schließlich führt der Musikunterricht vielerorts ein Schattendasein: spielt in der Lehrplänen eine immer untergeordnetere Rolle, wird von Lehrern ohne entsprechende Ausbildung erteilt und fällt sehr oft aus (9). „Heute besteht die Herausforderung darin, das klassische Volkslied wieder neu zu entdecken. Zwar muss man sehr wohl kritisch durchleuchten, welche Texte und Melodien eingänglich und gut sind. Aufgrund der vielen Vorteile zahlt sich diese Suche jedoch aus", kommentiert Thomas Blank diese Initiativen (3).

Eine ganze Reihe von Studien legen nahe, dass die Beschäftigung mit Musik und insbesondere das Lernen eines Instrumentes oder auch das Singen einen positiven Einfluss auf die geistige Leistungsfähigkeit besitzt. Wie genau dieser Einfluss aussieht, ob es sich um einen unspezifischen Effekt handelt, der auf vermehrter Selbstkontrolle und Selbstwirksamkeit sowie auf der (durch Vorspiele) trainierten besseren Fähigkeit, Prüfungen zu absolvieren, beruht, ist nicht geklärt (15, 16). Es könnte auch sein, dass Musik sich positiv auf den Intelligenzquotienten auswirkt oder dass Musik ganz spezifische Effekte hat, wie beispielsweise auf mathematische oder sprachliche Leistungen. Um hier mehr Klarheit zu erhalten, haben wir im Rahmen einer eigenen Untersuchung 194 Schüler der Klasse 3 untersucht (7). Zum einen wurden Lese- und Buchstabierfähigkeit gemessen und ein nicht verbaler Intelligenztest durchgeführt. Darüber hinaus wurden die Eltern über die musikalischen Aktivitäten seit dem Kindergartenalter befragt, wobei sich zeigte, dass 53% der Jungen ein Instrument zu spielen gelernt hatten. In dieser Gruppe war der IQ signifikant höher als in der Gruppe der Nichtinstrumentalisten (Abb. 14-5). Selbst wenn man bei der Vergleichsgruppe der Nichtmusiker die

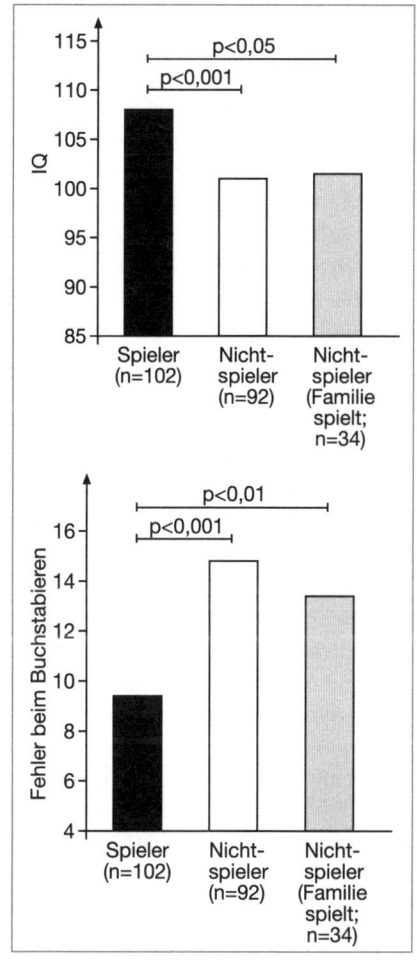

Abb. 14-5 Ergebnisse (nach 7).

Familien ausschließt, in denen es überhaupt keine Instrumente gibt, bleibt der Unterschied signifikant. Zudem waren die Instrumentalisten auch im Buchstabieren besser, wobei sich dieser Effekt als unabhängig vom IQ erwies. Unsere Studie spricht somit dafür, dass das Musizieren sowohl einen Effekt auf den Intelligenzquotienten, als auch einen spezifischen Effekt auf die sprachlichen Fähigkeiten besitzt (7).

Wie tief Lerneffekte in das Hören von Musik verschränkt sind, zeigt eine neue Untersuchung von Psychologen der Universität von Minnesota in Minneapolis (12). Die Autoren gingen von der bekannten Tatsache aus, dass wir Menschen Töne nur unterscheiden können, wenn sie unterhalb einer Grundfrequenz von gut 4 kHz liegen. Zwar können Menschen Töne bis 20 kHz hören (zumindest für jüngere Menschen trifft das zu, mit dem Alter nimmt die Wahrnehmung für hohe Frequenzen ab, sodass man mit 30 oder 50 Jahren nur noch bis zu 15 oder 17 kHz hören kann, was durchaus normal ist). Wir hören also Töne bis maximal 20 kHz, können aber die Tonhöhen nur bis etwa 4 kHz unterscheiden. Woran liegt das? Warum können wir nicht auch höhere Töne in der Tonhöhe unterscheiden? Wie Abbildung 14-6 zeigt, korrespondiert diese Obergrenze der Unterscheidungsfähigkeit für Töne sehr gut mit dem Ende des Tonbereichs auf Musikinstrumenten: Der Konzertflügel hört beim 5-gestrichenen C (C8) auf, was einer Grundfrequenz von 4 186,03 Hz entspricht. Harfe, Geige und Querflöte enden in der Höhe schon etwas davor und die anderen Instrumente reichen in noch geringere Höhen. Man ging bislang davon aus, dass diese Begrenztheit des menschlichen Hörens für Tonunterschiede darauf zurückzuführen ist, dass die Rate der Aktionspotenziale im Nervus acusticus limitiert ist. Bei reinen Tönen niedriger Frequenz wird ein Aktionspotenzial bei jedem Wellenberg generiert, die Frequenz also durch die Frequenz der Aktionspotenziale kodiert.

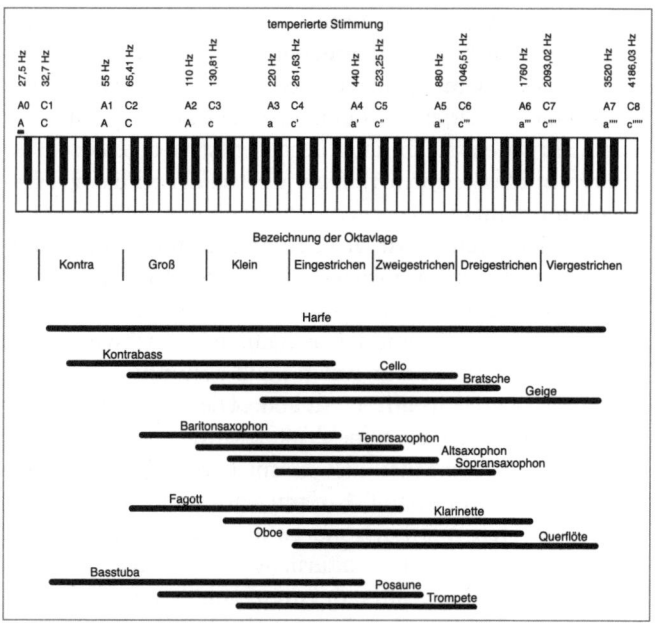

Abb. 14-6 Tastatur und Tonumfang eines Konzertflügels sowie einiger anderer Instrumente im Vergleich (17).

Diese Form der Kodierung funktioniert jedoch nur bis etwa 300 Hz, da Neuronen in der Regel nicht schneller feuern können als mit etwa 300 Impulsen pro Sekunde. Wir hören aber ganz offensichtlich Töne von einer Frequenz, die bei jüngeren Menschen das 60-Fache der genannten Zahl sogar noch übersteigt. Wie kann dies überhaupt geschehen? Man geht davon aus, dass höhere Frequenzen nicht durch ein einziges Neuron, sondern durch eine ganze Neuronenpopulation kodiert werden. Jedes Neuron synchronisiert seine Aktivität mit einem Wellenberg und wenn nur genügend Neuronen vorhanden sind, können sie durch ihr gemeinsames Feuern unterschiedliche Wellenberge repräsentieren und damit deutlich höhere Frequenzen kodieren als dies einem einzelnen Neuron möglich wäre. Man hat bislang vermutet, dass dennoch die Kanalkapazität des Nervus acusticus nach oben begrenzt ist und genau daher unsere Unfähigkeit rührt, Töne oberhalb von etwa 4 000 Hz zu unterscheiden.

Dass dem nicht so ist, zeigt eine neue Studie amerikanischer Psychologen. Sie nutzten auf clevere Weise eine Tatsache aus, die schon lange bekannt ist. Natürliche Töne bestehen aus Grundton und Obertönen, die bei schwingenden Seiten und Luftsäulen in einem ganz bestimmten Zahlenverhältnis zum Grundton stehen: Die Frequenzen der Obertöne sind ganzzahlige Vielfache der Frequenz des Grundtons. Streicht man also beispielsweise bei einer Geigensaite den Kammerton A, dann wird nicht nur die Frequenz 440 Hz generiert, sondern auch die Frequenz 880, 1 320, 1 760 Hz etc. Ein natürlicher Ton besteht also aus einer ganzen Reihe von Frequenzen. Die Psychophysik hat nun gezeigt, dass man bei dieser Reihe durchaus den untersten Ton weglassen kann, ihn dann aber dennoch wahrnimmt. Unser Gehirn ergänzt sozusagen die Obertonreihe nach unten, weil es physikalisch wenig plausibel ist, dass eine ganze Obertonreihe an unsere Ohren gelangt, nicht jedoch der korrespondierende Grundton. Ebenso wie wir im optischen Bereich sehr vieles ergänzen, was auf unserer Netzhaut gar nicht vorhanden ist, weil wir eine enormes Weltwissen über Objekte erworben haben (darauf beruhen sehr viele bekannte optische Täuschungen), funktioniert auch unser Hörsystem auf der Grundlage von durch Erfahrung gewonnenem akustischen Weltverständnis.

Die Wissenschaftler verwendeten dieses Phänomen um Melodien aus Tönen zu generieren, die allesamt oberhalb von 5 000 Hz lagen, jedoch zu einem Grundton gehörten, der deutlich darunter lag. Nach der gängigen Theorie sollten diese Töne nicht unterscheidbar sein. Daher sollten auch Melodien, die aus solchen Tönen bestehen, nicht als Melodien gehört werden können. Genau dies war jedoch der Fall. Versuchspersonen konnten durchaus Melodien erkennen, die aus Tönen zusammengesetzt waren, welche die Illusion der Wahrnehmung von tieferen Tönen hervorriefen. Die Ununterscheidbarkeit von hohen Tönen liegt damit nicht an der Begrenztheit des Hörnervs, sondern vielmehr daran, welche Frequenzen subjektiv erlebt werden und genau dieses subjektive Erleben ist offensichtlich nach oben hin begrenzt. Warum? Die Antwort liefert letztlich Abbildung 14-6: Unsere Musikinstrumente liefern Töne in einem ganz bestimmten Bereich. So haben wir von diesen Tönen sehr viele Erfahrungen und haben mit ihnen gleichsam eine Art innerer Klaviatur aufgebaut, auf der wir gehörte Töne einordnen. Diese Klaviatur reicht aber nur so weit, wie unsere entsprechenden Erfahrungen reichen. Jenseits des achtgestrichenen C haben wir keine Tonerfahrungen und damit keine Tonlandkarte für die entsprechenden Töne im Gehirn. Es liegt also nicht am Hörnerv, dass wir Melodien mit Tönen über gut 4 000 Hz nicht mehr als Melodien erkennen, sondern an unserer Erfahrung mit Tönen und damit letztlich am Lernen. Man kann vermuten, dass bei entsprechendem Training mit höheren Frequenzen es durchaus möglich sein könnte, Melodien zu hören, die aus Grundtönen über 5 000 Hz zusammengesetzt sind. – Aber was soll das Gepiepse? Ich glaube nicht, dass sich genügend Versuchspersonen für ein solches Langzeitexperiment gewinnen ließen. Die Studie zeigt jedoch sehr deutlich, wie wichtig unsere musikalische Erfahrung, unser musikalisches Hören ist. Nicht nur, dass wir Mozart und Beethoven nur dann unterscheiden können, wenn wir Stücke der beiden Komponisten oft gehört haben – das ist trivial. Vielmehr sind es auch die Töne selbst, die wir nur dann unterscheiden können, wenn wir sie oft genug gehört haben.

Warum sollten sich Menschen aber überhaupt mit dem Musizieren abgeben? Was soll der lärmende Zeitvertreib? Wissenschaftler vom Medical Center der University of Kansas gingen der Frage dadurch nach, dass sie 70 erwachsene Probanden im Alter zwischen 60 und 83 Jahren einer größeren neuropsychologischen Testbatterie unterzogen (6). Insgesamt wurden drei Gruppen gebildet (Nichtmusiker, Menschen mit geringer musischer Aktivität und Menschen mit hoher musischer Aktivität), die jeweils im Hinblick auf Alter, Bildungsstand und das Ausmaß an körperlichem Training parallelisiert worden waren. Die beiden Gruppen von Musikern wurden zusätzlich noch im Hinblick auf das Alter in dem sie mit dem Instrumentalspiel begannen und der Anzahl der Jahre formalen musikalischen Unterrichts hin parallelisiert: die gering musisch Aktiven wiesen ein bis neun Jahre musikalischer Aktivität auf, die Hochaktiven mehr als zehn Jahre. Die Ergebnisse zeigten ein besseres Abschneiden der hochaktiven Musiker beim nicht verbalen Gedächtnis, beim Benennen von Dingen und bei exekutiven Funktionen im Vergleich zu den Nichtmusikern. Die geringer aktiven Musiker lagen mit ihren Resultaten zwischen diesen beiden Gruppen. Es zeigte sich also ein linearer Zusammenhang zwischen den Jahren ausgeübter musikalischer Tätigkeit und der kognitiven Leistungsfähigkeit in vorgerücktem Alter. Interessanterweise zeigte es sich, dass es nicht darauf ankam, ob die musisch sehr aktiven älteren Menschen zum Zeitpunkt der Testuntersuchung tatsächlich noch Musik machten oder nicht. Hier gab es praktisch keine Unterschiede bei den noch Aktiven oder nicht mehr Aktiven. Dies legt nahe, dass es für die geistige Fitness eines älteren Menschen vor allem auf die im gesamten Leben gemachte Musik und nicht die zum Zeitpunkt der Untersuchung gemachte Musik ankommt.

Die mit Musik verbrachten Jahre erwiesen sich beispielsweise als der beste Prädiktor der Leistung des nicht verbalen Gedächtnisses, selbst wenn man das Alter, den Bildungsstand, die geschätzte verbale Intelligenz und das Ausmaß sportlicher Aktivitäten herausrechnete. In der Studie fanden sich zum Teil auch positive Ergebnisse für die körperliche Aktivität, ohne dass man diese von den Effekten der Musik unterscheiden könnte. Die Ergebnisse der Studie passen gut zu eine longitudinalen Untersuchung an Kindern, die gefunden hatte, dass drei Jahre Instrumentalunterricht in der Kindheit langfristig zu besseren verbalen Fähigkeiten und besseren kognitiven Fähigkeiten führten (5).

Musik trainiert also ganz offensichtlich den Geist und ist selbst davon abhängig, dass der Geist vorher schon entsprechend trainiert wurde. Zudem ist das ganze nicht nur für die Musik gut, sondern für den Geist insgesamt. Damit ist Musik neben körperlicher Aktivität ein wichtiger Bestandteil menschlichen Gesundheitsverhaltens. Im Tanz wird beides kombiniert und mit einer zusätzlichen sozialen Komponente (kooperatives Verhalten) versetzt. Auch von dieser ist bekannt, dass sie geistige Leistungsfähigkeit langfristig fördert und sogar lebensverlängernd wirkt. Zu allen Zeiten und an jedem Ort wurde und wird von Menschen Musik gemacht. Oft bewegt man sich auch dazu. Die Gehirnforschung zeigt, warum dies so ist: Sie können kaum etwas Besseres für sich tun! Also los: A-one, a-two, a one-two-three-four ...

Literatur

1. Adorno TW (1956/1991) Kritik des Musikanten. In: Adorno TW. Dissonanzen. Musik in der verwaltenden Welt, 7. Aufl. Göttingen: Vandenhoeck & Ruprecht 1991.
2. Adorno TW. Thesen gegen die musikpaedagogische Musik. Junge Musik 1954; 4: 111-113

3. Blank T, Adamek K. Singen in der Kindheit. Münster: Waxmann 2010.

4. Elbert T, Pantev C, Wienbruch C, Rockstroh B, Taub E. Increased use of the left hand in string players associated with increased cortical representation of the fingers. Science 1995; 220: 21–23.

5. Forgeard M, Winner E, Norton A, Schlaug G. Practicing a musical instrument in childhood is associated with enhanced verbal ability and nonverbal reasoning. PLoS ONE 2008; 3: e3566.

6. Hanna-Pladdy B, MacKay A. The relation between instrumental musical activity and cognitive aging. Neuropsychology 2011; doi: 10.1037/a0021895.

7. Hille K, Gust K, Bitz U, Kammer T. Associations between music education, intelligence, and spelling ability in elementary school. Advances in Cognitive Psychology 2011; 7: 1–6.

8. Hoenig K, Müller C, Herrnberger B, Sim E-J, Spitzer M, Ehret G, Kiefer M. Neuroplasticity of semantic representations for musical instruments in professional musicians. Neuroimage 2011; 56: 1714–1725.

9. Jank B. Wozu das Singen da ist. Musikforum 2006; 4: 8–11.

10. Kiefer M, Sim E-J, Liebich S, Hauk O, Tanaka JW. Experience-dependent plasticity of conceptual representations in human sensory-motor areas. J Cogn Neurosci 2007; 9: 525–542.

11. Kiefer M, Spitzer M. The limits of a distributed account of conceptual knowledge. Trends Cogn Sci 2001; 5: 469–471.

12. Oxenham AJ, Micheyl C, KeeblerMV, Loper A, Santurette S. Pitch perception beyond the traditional existence region of pitch. PNAS 2011; www.pnas.org/cgi/doi/10.1073/pnas.1015291108.

13. Pfohl W. Stiftung Singen mit Kindern. Persönliche Mitteilung 2011.

14. Pulvermüller F. Brain mechanisms linking language and action. Nat Rev Neurosci 2005; 6: 576–582.

15. Schellenberg EG. Music lessons enhance IQ. Psychological Science 2004; 15: 511–514.

16. Schellenberg EG. Long-term positive associations between music lessons and IQ. Journal of Educational Psychology 2006; 98: 457–468.

17. Spitzer M. Musik im Kopf. Stuttgart: Schattauer 2002.

18. Spitzer M. Geist in Bewegung. In: Aufklärung 2.0. Stuttgart: Schattauer 2010; 83–88.

19. Spitzer M. Werkzeuge des Geistes. In: Aufklärung 2.0. Stuttgart: Schattauer 2010; 115–124.

20. Spitzer M. Finger, Raum, Zahl. In: Dopamin und Käsekuchen. Stuttgart: Schattauer 2011; 143–159.

15   Kindheitserinnerungen

Meine persönlichen Erinnerungen fangen etwa im dritten Lebensjahr an. Ich weiß das deswegen, weil es einen Umzug gab, als ich dreieinhalb war und ich mich zum einen noch an die alte Wohnung erinnern kann und zum anderen auch an den Tag des Umzugs. Manches war offensichtlich so bedeutsam, dass es Spuren in meinem Kopf hinterließ. So wie mir geht es den meisten Menschen: Man erinnert sich an Ereignisse, die im dritten oder vierten Lebensjahr aufgetreten sind. Zwar gibt es eine große Variabilität (Abb. 15-1) und sogar manche Menschen, die behaupten, man könne sich an seine eigene Geburt erinnern oder sogar noch an manche Erlebnisse davor; doch solche Behauptungen der expliziten Erinnerung an *Ereignisse* (man spricht auch vom

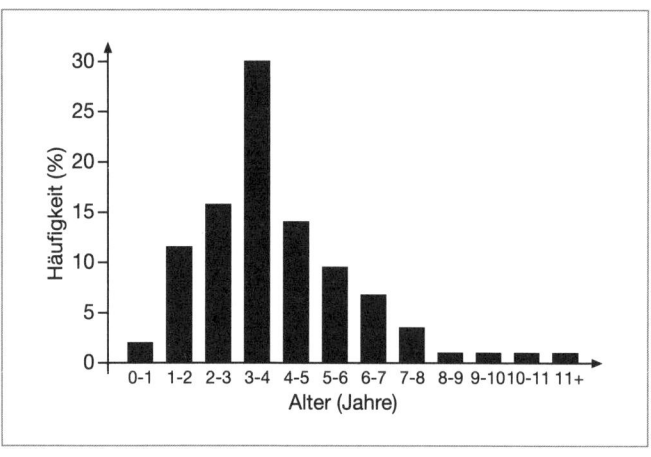

Abb. 15-1   Alter der frühesten Erinnerung bei 92 Personen beiderlei Geschlechts und unterschiedlicher kultureller Herkunft (nach 11, Fig. 1; vgl. die Legende von Abb. 15-2, S. 244).

deklarativen Gedächtnis) um die Geburt herum, halten der wissenschaftlichen Überprüfung nicht stand. Wie wir wissen, kann man sich auch einbilden (bzw. es kann einem eingeredet werden), so manches explizit zu erinnern, ohne dass eine tatsächliche Erinnerung vorliegt (vergleiche die zusammenfassende Darstellung bei 16).

Wir sind an diesen Zustand der Dinge gewöhnt und stellen ihn daher selten in Frage: Für unsere Kindheit, insbesondere für die ersten beiden Jahre unserer Existenz, haben wir eine komplette Amnesie. Dieser Sachverhalt ist jedoch im Grunde erstaunlich, wenn man bedenkt, dass es sich bei Säuglingen ja um grandiose Lerner handelt. Sie lernen laufen, sprechen, die Objekte in der Welt und vor allem den Umgang mit anderen Menschen. Wir wissen, dass Säuglinge Geräusche und Gerüche im Mutterleib lernen und nach der Geburt darauf reagieren, dass also durchaus Spuren im Gehirn entstehen. Und jeder Vater weiß, dass 15 Monate alte Töchter durchaus schon flirten können und mit 2 Jahren auf der gesamten Klaviatur sozialer Interaktionen routiniert spielen, um für sich einen kleinen Vorteil herauszuschinden. Damit stellt sich die Frage jedoch nochmals und zwar diesmal dringlicher: Wenn wir all dies in sehr jungen Jahren lernen, warum erinnern wir uns dann nicht daran? Was ist also die Ursache der Amnesie für die Kindheit?

Bereits vor mehr als 100 Jahren untersuchten die französischen Psychologen V. und C. Henri (1898) frühe autobiografische Erinnerungen bei Erwachsenen und fanden den eingangs bereits beschriebenen Tatbestand, dass diese meist bis ins dritte Lebensjahr zurückgehen, zwischen 3 und 6 jedoch sehr bruchstückhaft sind (19). Erst etwa mit dem Eintritt ins Schulalter haben wir eine etwas kontinuierlichere Vorstellung von unserer Vergangenheit.

Kurze Zeit später publizierte Sigmund Freud seine Theorie der menschlichen Psyche und formulierte als Ursache, dass kindliche Erinnerungen zwar vorhanden sind, aber vom Erwachsenen *aktiv unterdrückt* werden, weil sie voller sexueller und aggressiver Impulse stecken, die der Erwachsene nicht zulassen kann.

Zu Anfang der 1980er-Jahre wurde die Barriere für die Erinnerungsleistung von Koukkou und Lehmann (9, 10) anhand von EEG-Befunden mit der Gehirnentwicklung in Verbindung gebracht: Das kindliche Gehirn befände sich aufgrund seiner noch nicht voll ausgereiften Entwicklung in anderen Funktionszuständen, die auch eine andere Art der Kommunikation zwischen Nervenzellen beinhalten würden. Das Gehirn arbeite sozusagen noch nicht mit der voll entwickelten Programmiersprache des Erwachsenen, sondern mit einer anderen, mehr maschinenorientierten Sprache, zu der wir als Erwachsene keinen Zugang mehr haben. Dieser Theorie zufolge wird zumindest plausibel, warum einerseits in der frühen Kindheit Lernprozesse in größtem Ausmaß stattfinden, wir uns aber andererseits nicht an das Gelernte erinnern. Der Code, in dem das Gelernte gespeichert ist, ist ein anderer und für uns Erwachsene nicht mehr zugänglich.

Ganz ähnliche Auffassungen werden auch in Publikationen neueren Datums vertreten (1, 3): Wir wissen heute, dass die Gehirnentwicklung wesentlich länger dauert als früher angenommen. Insbesondere der präfrontale Kortex und der Hippocampus reifen langsamer als früher gedacht. Der Gyrus dentatus des Hippocampus ist erst mit dem 4. oder 5. Lebensjahr völlig ausgereift. Über diese Struktur läuft der Input aus dem Kortex in den Hippocampus ein, wo unterschiedliche, ein Erlebnis repräsentierende kortikale „Adressen" verbunden werden. Hierdurch wird es möglich, dass die kortikalen Repräsentationen (d. h. Neuronen bzw. Neuronenverbünde, die für Aspekte des Erinnerten stehen) nach dem Erlebnis immer wieder zugleich aktiviert werden, wodurch es zur Ausbildung von kortiko-kortikalen Gedächtnisspuren kommt. Sind diese ausgebildet, ist das Erlebnis im Kortex abgespeichert (konsolidiert) und kann dann ohne Mithilfe des Hippocampus aktualisiert (abgerufen) werden (s. Kap. 20, S. 301).

Im Unterschied zu Koukkou und Lehmann folgt aus den Überlegungen von Bauer, dass wir keinen Zugang zu frühkindlichen Erinnerungen haben, weil sie gar nicht entstanden sind. Es geht also *nicht* um ein Problem des *Abrufs* (wie den Überlegungen von Freud oder Koukkou und Lehmann zufolge) sondern um eines des *Einspeicherns*: Weil Hippocampus und präfrontaler Kortex hierfür noch nicht ausgereift sind, erfolgt das Einspeichern von Ereignissen zunächst (ca. während der ersten 2 bis 3 Lebensjahre) noch gar nicht und danach noch nicht mit der für uns Erwachsene gewohnten Zuverlässigkeit.

Um diese Überlegungen mit Empirie zu stützen, war es zunächst einmal notwendig, einen Test für das deklarative Gedächtnis zu entwickeln, der unabhängig von Sprache funktioniert. Denn gerade *weil* dieses als Antwort auf die Fragen *Wer?*, *Was?*, *Wann?* oder *Warum?* aufgefasst werden kann, scheint es zunächst immer sprachlich vermittelt. Man ersann daher Abfolgen von einfachen Handlungen, die es vom Kind zu imitieren galt und bestimmte den Zeitraum, über den solche Abfolgen (d.h. „Ereignisse") korrekt erinnert wurden. So wurde u.a. gefunden, dass 9 Monate alte Säuglinge einfache Handlungsabfolgen nach einem Monat noch erinnern können, nicht jedoch nach 3 Monaten (6). Im zweiten Lebensjahr kommt es zu einer weiteren Zunahme dieses Intervalls, sodass das Enkodieren von Ereignissen zunehmend besser funktioniert: Testet man Kleinkinder unmittelbar nach einem einmal erlebten Ereignisses (Imitation einer Handlungsfolge), so erinnern sie im Alter von 16 Monaten weniger Handlungen und weniger Informationen über deren zeitliche Reihenfolge als 20 Monate alte Kleinkinder. Andere Studien, bei denen Kleinkinder die

Imitation einer Handlungsfolge zunächst über mehrere Durchgänge bis zum Erreichen eines Kriteriums lernten, zeigten, dass 12 Monate alte Kinder mehr Lerndurchgänge brauchen als 15 Monate alte, und diese wiederum mehr als 18 Monate alte Kinder (3). Wenn man nach dem Lernen dann abwartet, so zeigt sich, dass 13 Monate alte Kinder nach 3 Monaten mehr vergessen haben als 6 Monate alte Kinder und diese wiederum mehr als 20 Monate alte Kinder (2). Das Lernen und das Behalten von Ereignissen klappt also mit zunehmendem Alter immer besser.

Zusätzlich zu dieser Entwicklung des Enkodierens wurden durch clevere Experimente Hinweise dafür gefunden, dass auch das Konsolidieren neuer Erinnerungen in unterschiedlichem Ausmaß erfolgt und einen Teil der Varianz der unterschiedlichen Gedächtnisleistung von Kindern erklären kann. Bei Kindern im Alter von 20 Monaten erklärt beispielsweise die Behaltensleistung nach 48 Stunden 25% der Varianz der Behaltensleistung nach einem Monat (3).

Es besteht kein Zweifel daran, dass das Enkodieren von Ereignissen dann gleichsam einen Sprung nach vorne macht, wenn es sprachlich vermittelt ist. Sprache beschreibt und benennt, filtert, kategorisiert, grenzt ab, legt fest, fast zusammen etc. und führt damit zu einer deutlichen Zunahme der *Verarbeitungstiefe* eines Ereignisses (s. Kap. 12, S. 192). So wundert es nicht, dass bereits vor knapp 10 Jahren zwei neuseeländische Psychologinnen experimentell an insgesamt 42 Kleinkindern im Alter von 27, 33 und 39 Monaten zeigen konnten, dass keines dazu in der Lage war, einen Aspekt seiner präverbalen Erinnerung später sprachlich wiederzugeben.

Man verwendete dazu eine experimentelle Situation, in der die Kinder mit einer Maschine („the magic shrinking machine") spielen konnten, in die sie ein Objekt hineinstecken konnten, das dann kurze Zeit später nach einer Reihe von Aktionen, die die Kinder mit der Maschine vollführen mussten, von der Maschine in verkleinerter Ausführung wieder ausgespuckt wurde. Der Sprachstand der Kinder wurde jeweils zum Zeitpunkt des Ereignisses festgehalten und die Äußerungen der Kinder beim Umgang mit der Maschine wurden auf Band aufgezeichnet. Nach sechs Monaten wurden die Kinder erneut ins psychologische Labor gebracht und nach dem Ereignis befragt. Die Kinder erinnerten sich durchaus an die wundersame Maschine und konnten auch Handlungen an bzw. mit ihr mehr oder weniger gut ausführen. In keinem einzigen Fall jedoch verwendeten sie – trotz stattgehabter deutlicher Fortschritte ihrer sprachlichen Entwicklung – ein Wort zur Beschreibung des Ereignisses, das sie zuvor nicht verwendet hatten.

In den Worten der Autorinnen: „In no instance during the test did a child use a word or words to describe the event that had not been part of his or her productive vocabulary at the time of the event. In short, children's verbal reports of the event were frozen in time, reflecting their verbal skill at the time of encoding, rather than at the time of the test. This finding is clearly limited to the verbal recall of preverbal items. That is, at the time of the test, the children recognized photographs and performed actions for which they did not have the relevant vocabulary at the time of original encoding" (15). So stellt diesen Experimenten zufolge die (vergleichsweise langsame) Sprachentwicklung zwar kein Hindernis für das Gedächtnis dar (Bilder und Aktionen werden erinnert), der Einbau von Ereignissen in eine sprachlich vermittelte Story, die dann später erzählt werden kann, erfolgt jedoch nur auf dem Niveau beim Enkodieren. Ein späteres Umsetzen nonverbal enkodierter Erinnerungen in sprachlich vermittelte Erinnerungen erfolgt nicht.

So kommt also über den Weg der sprachlichen Vermittlung das Enkodieren doch wieder ins Spiel, wenn es um die Frage geht, warum wir uns an frühe Ereignisse unserer

Kindheit so schlecht erinnern können. Dies erklärt auch kulturelle Unterschiede zum Zeitpunkt der frühesten Erinnerung, an die sich jemand erinnern kann: Im Mittel erinnern sich Europäer (bzw. Amerikaner) an frühere Ereignisse als Asiaten (18). Und die Ureinwohner von Neuseeland, die Maori, erinnern sich wiederum an frühere Ereignisse als die anglo-europäischen Westler (11), wie Abbildung 15-2 deutlich zeigt.

Interessanterweise wurde durch einen Vergleich zwischen Chinesen und Amerikanern nachgewiesen, dass der kulturelle Unterschied im Hinblick auf das elaborierte Einspeichern der Vergangenheit auch die *Zukunft* betrifft: Insgesamt 209 amerikanische Studenten europäischer Abstammung einerseits oder chinesische Studenten andererseits, wurden nicht nur zu vergangenen persönlichen Ereignissen befragt, sondern auch gebeten, sich künftige per-

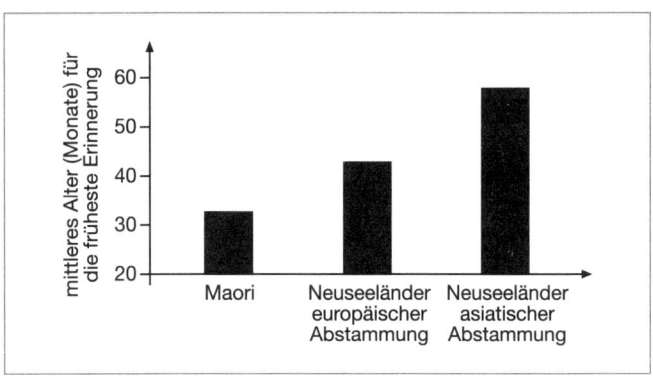

Abb. 15-2   Jeweils 32 Neuseeländer europäischer, asiatischer und lokaler Abstammung (Maori), zur Hälfte je männlich und weiblich, wurden zu ihrer Kindheit befragt, insbesondere zu ihren ersten Erinnerungen und deren Zeitpunkt. Der Einfluss der Kultur erwies sich als hoch signifikant (Haupteffekt: p < 0,0001, nach 11, S. 368).

sönliche Ereignisse vorzustellen. Hierbei zeigte sich beim Vorstellen der Zukunft der gleiche Unterschied wie beim Erinnern der Vergangenheit, d. h. die Chinesen produzierten weniger Details (20).[1]

Wie ist dieser Befund zu erklären? Das Sprechen über die eigene Geschichte ist in westlichen Kulturen aufgrund ihrer Orientierung am Individuum stärker ausgeprägt als in asiatischen Kulturen. Familie und die Stellung in ihr sind also in Europa und den USA oft Thema informeller Konversationen. Bei den Maori gibt es zudem ganz bestimmte kulturelle Eigenheiten, die das Formen früher sprachlicher Erinnerungen begünstigen. Sie sind sehr auf sprachlich (mündlich) tradierte Geschichte in Form von Geschichten ausgerichtet. Es gibt bei ihnen ein Sprichwort, das lautet: „Ein Maori läuft rückwärts in die Zukunft, mit dem Gesicht zur Vergangenheit" (11, S. 373).

Die gelebte und kulturell vermittelte Bedeutung der Vergangenheit bei den neuseeländischen Maori könnte auf diese Weise zu einem vermehrten sprachlichen Enkodieren führen, was zusammen mit dem Befund von Simcock und Hayne (15) zwanglos erklärt, warum die Mitglieder der Maorigesellschaft über sehr frühe Erinnerungen verfügen.

Auch drei weitere Studien aus den letzten beiden Jahren weisen in die gleiche Richtung: Man bittet Versuchspersonen, eine bestimmte Erinnerung abzurufen, indem man ihnen bestimmte Hinweiswörter gibt. Hierbei erwiesen sich die folgenden Wörter als besonders „ergiebig" (14, S. 26): „Ereignisse (Weihnachten, Geburtstag, Traum, Ferien), Orte (Garten, Küche, Park, Einkaufsladen), negative Emotionen (peinlich, ängstlich, wütend, schuldig) und positive

---

1 Dies kann als weiteres Indiz dafür gewertet werden, dass Zukunft und Vergangenheit in unseren Gehirnen auf ganz ähnliche Weise ver- bzw. bearbeitet werden (7, 12, 17).

Emotionen (erfolgreich, glücklich, übcrwältigt, aufgeregt)." Man bestimmte dann das Alter beim Erlernen des Wortes und das Alter zum Zeitpunkt des erinnerten Ereignisses (das ist methodisch schwierig, aber die Autoren haben sich sehr viel Mühe gegeben, zu zeigen, dass das im Prinzip geht). Und man fand, dass das Wort zunächst gelernt sein muss, bevor man sich an ein von ihm bezeichnetes Ereignis erinnern kann. „Age of earliest memory was systematically later, by several months, than age of acquisition of the word to which it was associated" (14, S. 23). Erst die Sprache macht damit den Einbau des Erlebnisses in ein systematisches Ganzes möglich, womit wiederum die Sprachentwicklung als wesentlicher Faktor der Kindheitsamnesie deutlich wird.

Morris und Mitarbeiter (13) schließlich untersuchten die „Überlebensrate" autobiografischer Erinnerungen bei Kindern über die Zeit hinweg. 112 Kinder im Alter von 4, 6 oder 8 Jahren berichteten Ereignisse aus ihrem Leben und wurden ein Jahr später noch einmal danach gefragt. Wie sich zeigte, war die Erinnerungsleistung altersabhängig: je älter, desto besser. Zudem zeigte sich auch, dass die Erinnerungsleistung von der „thematischen Kohärenz des initialen Erinnerungsnarrativs" (13, S. 527) abhing. Anders ausgedrückt: je geordneter und klarer die Geschichte beim ersten Mal sprachlich repräsentiert wurde, desto besser wurde sie behalten.

Zu den wahrscheinlich besten und schlagkräftigsten Untersuchungen zu Kindheitserinnerungen gehört die von Fiona Jack und Mitarbeitern von der Universität von Otago in Neuseeland (8). Die Autoren führten eine *prospektive Längsschnittstudie* bei 17 Kindern durch. Zwischen dem zweiten und vierten Geburtstag der Kinder wurden dabei Tonaufzeichnungen von Gesprächen der Kinder mit deren Müttern über vergangene Ereignisse (anlässlich verschiedener Gelegenheiten) durchgeführt. Dann wurde etwa ein

Jahrzehnt abgewartet, und im Alter von 12 bis 13 Jahren wurden die Kinder zu ihren frühesten Erinnerungen befragt. Diese Befragung wurde aufgezeichnet (Bild und Ton) und nach einem bestimmten Schema ausgewertet. Es zeigte sich zunächst, dass die Kinder ein Ereignis, das sie im Mittel mit 28 Monaten erlebt hatten, als früheste Erinnerung angaben. Korrelationsberechnungen zwischen der Art des Mutter-Kind-Gesprächs zeigten folgendes: Kinder von Müttern, die das vom Kind Gesagte elaborieren und es nicht einfach nur wiederholen, haben ihre erste Erinnerung zu einem früheren Zeitpunkt. Je größer das Verhältnis von Elaborationen zu Wiederholungen, desto früher die erste Erinnerung ($r = -0{,}58$; $p = 0{,}015$). Das gleiche gilt für das Verhältnis von Fragen mit offenem Ende und Wiederholungen; hier betrug die Korrelation $-0{,}67$ ($p = 0{,}003$). Die Autoren fassen ihre Ergebnisse wie folgt zusammen: „The primary finding in the present study was that the way in which parents talked to their children about past events during early childhood was correlated with the age of those children's earliest memories later in life" (8, S. 503). Es ist also nicht egal, wie man als Mutter mit seinem Kind spricht. Nachplappern ist für das Gedächtnis nicht so gut wie mitdenken, paraphrasieren und vor allem offen fragen. Mit anderen Worten: Man muss die Kinder ernst nehmen, dann nehmen sie ihr Leben auch ernst und erinnern sich später umso besser daran.

Literatur

1. Bauer PJ. Getting explicit memory off the ground: Steps toward construction of a neuro-developmental account of changes in the first two years of life. Developmental Review 2004; 24: 347–373.

2. Bauer PJ. Developments in declarative memory: Decreasing susceptibility to storage failure over the second year of life. Psychological Science 2005; 16: 41–47.

3. Bauer PJ. Toward a neuro-developmental account of the development of declarative memory. Developmental Psychobiology 2008; 50: 19–31.

4. Bauer PJ. The life I once remembered: The waxing and waning of early memories. Zero to Three 2009; 30: 14–21

5. Burch MM, Jaafar A, West Weigle T, Bauer PJ. Autobiographical narratives of deaf and hearing adults: An examination of narrative coherence and the use of internal states. Memory 2008; 16: 517–529.

6. Carver LJ, Bauer PJ. The dawning of a past: The emergence of long-term explicit memory in infancy. Journal of Experimental Psychology: General 2001; 130: 726–745.

7. Hassabis D, Kumaran D, Vann S, Maguire E. Patients with hippocampal amnesia cannot imagine new experiences. Proceedings of the National Academy of Sciences 2007; 104: 1726–1731.

8. Jack F, MacDonald S, Reese E, Hayne H. Maternal reminiscing style during early childhood predicts the age of adolescents' earliest memories. Child Development 2009; 80: 496–505.

9. Koukkou M, Lehmann D. Psychophysiologie des Träumens und der Neurosentherapie: Das Zustands-Wechsel-Modell. Fortschr. Neurol Psychiat 1980; 48: 324–350.

10. Koukkou M, Lehmann D. Dreaming: the functional state shift hypothesis, a neuropsychophysiological model. Brit J Psychiat 1983; 142: 221–231.

11. MacDonald S, Uesiliana K, Hayne H. Crosscultural and gender differences in childhood amnesia. Memory 2000; 8: 365–376.

12. Marshall J. Future recall: your mind can slip through time. New Scientist 2007; 2596: 36–40.

13. Morris G, Baker-Ward L, Bauer PJ. What remains of that day: The survival of children's autobiographical memories across time. Applied Cognitive Psychology 2010;24: 527–544.

14. Morrison CM, Conway MA. First words and first memories. Cognition 2010;116: 23–32.

15. Simcock G, Hayne H. Breaking the barrier? Children fail to translate their preverbal memories into language. Psychological Science 2002;13: 225–231.

16. Spitzer M. Falsche Erinnerungen. Nervenheilkunde 2004; 23: 300–304.

17. Szpunar KK, Watson JM, McDermott KB. Neural substrates of envisioning the future. Proceedings of the National Academy of Sciences 2007;104: 642–647.

18. Wang Q. Earliest recollections of self and others in European American and Taiwanese young adults. Psychological Science 2006;17: 708–714.

19. Weir K. Infant recall: The birth of memory. New Scientist (6.5.2011) 2011; 2810: 42–45.

22. Wang Q, Hou Y, Tang H, Wiprovnick A. Travelling backwards and forwards in time: Culture and gender in the episodic specificity of past and future events. Memory 2011;19: 103–109.

16 Gehirnforschung zur Fastenzeit

Wenn selbst die Bild-Zeitung meint, die Fastenzeit durch Rückgriff auf die Gehirnforschung erläutern zu müssen (1, Abb. 16-1), interessiert dies sicher auch die neurowissenschaftlich interessierten Leser meiner Bücher. Welche Auswirkungen hat das Fasten auf unser Befinden? Geht es nur um Nahrungsmittel oder auch um Alkohol und Nikotin? Oder in diesen modernen Zeiten gar auch um die Abstinenz von Internet und Computer? Warum wirken fastende Menschen oft besonders glücklich? Warum dauert die Fastenzeit 40 Tage? – Fragen über Fragen, die sich wahrscheinlich nicht nur die Leser von Europas auflagenstärkster Boulevard-Zeitung stellen.

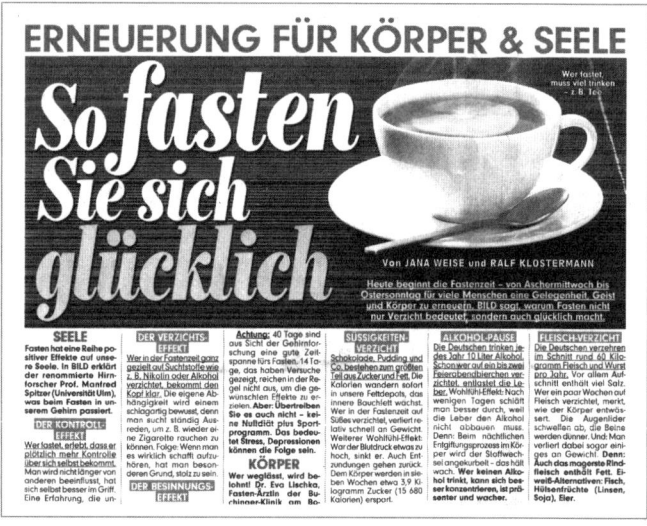

Abb. 16-1   Ausschnitt von Seite 4 der „Bild" vom 9. März 2011 (6, mit freundlicher Genehmigung der Bild-Zeitung).

250

Wer fastet, der erlebt zunächst einmal, dass er seine Nahrungsaufnahme unter Kontrolle haben kann. Gelingt ihm das für ein paar Tage und tut er es im Bemühen, ein paar Pfunde zu verlieren, dann stellt sich irgendwann auf der Waage ein Erfolgserlebnis ein: Ich habe mich im Griff, kann mein Verhalten wirklich selber steuern, bin nicht Spielball, sondern Spieler, Herr über meine Geschicke. Dieses Gefühl der erlebten Selbstkontrolle ist nicht zu unterschätzen! Oft genug haben wir es im Alltag nicht, wenn wir uns von anderen Menschen und den vielen vermeintlichen „Sachzwängen" eingeengt fühlen. Und das Gefühl der fehlenden Kontrolle, des Umhergeschubstwerdens, der Ohnmacht, ist Anlass von Stress, der uns dann Körper und Seele ruiniert. Dagegen hilft nur mehr Selbstkontrolle, und genau die kann man beim Fasten direkt erleben.

Und damit nicht genug: Wer von Sahnetorten, Pommes frites, Schokoladeneis, Wurst und Käse auf Müsli, Vollkornbrot, Obst und Gemüse umsteigt, verpasst seinem Nucleus accumbens eine Art Nahrungs-Cold-Turkey (5): Eine „western-style cafeteria diet", wie sie in der einschlägigen Fachliteratur bezeichnet wird (3), verringert die Empfindlichkeit des Belohnungs-/Glücks-/Lernsystems (VT A10; Nucleus accumbens, präfrontaler Kortex) und bewirkt somit, dass der gleiche Käsekuchen nicht mehr so belohnend schmeckt. Fasten bzw. eine Diät aus langsam resorbierbarer ballaststoffreicher Nahrung bewirkt eine Zurücksetzung der Empfindlichkeit auf Normalwerte. Damit wird ein gelegentlich konsumierter Käsekuchen wieder so richtig belohnend. Mit anderen Worten: Fasten bewirkt eine Verstärkung von Belohnungsreizen und ermöglicht damit intensivere Glückserlebnisse.

Warum dauert die Fastenzeit 40 Tage? Hätten nicht zwei Wochen auch genügt? – Die Antwort der Gehirnforschung ist hier relativ eindeutig „Nein"! Betrachtet man die Zeitdauer des Fastens im Tierversuch, die benötigt wird, damit sich das Ansprechen des Nucleus accumbens auf belohnende Reize wieder normalisiert, dann stellt sich heraus, dass es hier Unterschiede zwischen Suchtstoffen einerseits und Nahrung andererseits gibt: Bei Suchtstoffen geht diese Rückstellung vergleichsweise rascher und braucht einige Tage. Es handelt sich wahrscheinlich um biochemische Adaptationsprozesse. Bei hochkalorischer Nahrung ist das anders, möglicherweise deswegen, weil es um Lernprozesse geht: hier ist eine Rückstellung nach zwei Wochen noch nicht erfolgt! Wie lange es dauert, bis sie erfolgt ist, weiß man noch nicht sicher, aber eines ist klar: Es bedarf der längerfristigen Umstellung der Ernährungsgewohnheiten. Möglicherweise sind die biblischen 40 Tage hier kein schlechtes Maß, zumal sehr viele Zeitkonstanten bei biologischen Prozessen größenabhängig sind: Was bei der Maus eine Woche dauert, kann bei der Ratte gut einen Monat und beim Menschen gut ein Jahr dauern (wie wir dies beispielsweise von der langfristigen Speicherung episodischer Gedächtnisinhalte aus dem Hippocampus in den Neokortex kennen; 4).

Aus neurobiologischer Sicht stellt sich weniger die Frage, wann, sondern eher, ob man überhaupt mit dem Fasten aufhören sollte. Man weiß schon länger, dass chronische Unterernährung das Leben verlängert (2). Dies wurde zunächst bei kurzlebigeren Spezies wie Hefezellen, Würmern und Fliegen beobachtet, deren gesamte Lebenszeit sich verdoppelt bis verdreifacht, wenn ihre Kalorienzufuhr eingeschränkt wird. Wichtig ist dabei, dass dieses längere Leben auch ein funktionstüchtigeres Leben ist, denn es ist hierbei vor allem die Zeit der Reproduktionsfähigkeit sowie der Abwesenheit von Krankheit verlängert. Auch bei Nagetieren (Mäusen) kommt es unter Kalorienreduktion zu einer 30 bis 50%igen Lebensverlängerung, die wiederum mit einem geringeren Risiko an Krebs, Diabetes, Arteriosklerose, Herzmuskelschwäche, Autoimmunkrankheiten, Lungen-

und Nierenkrankheiten sowie degenerativen Nervenkrankheiten zu erkranken, einhergeht. Kurz: Die Mäuse leben nicht nur länger, sie sterben auch gesünder!

Am wichtigsten für die Frage, was das alles für uns Menschen bedeutet, ist eine im Fachblatt *Science* im Sommer 2009 erschienene Studie an Primaten (Rhesusaffen). Diese Längsschnittstudie wurde vom *Wisconsin Primate Research Center* durchgeführt und hatte eine Dauer von 20 Jahren (1). Eine Gruppe von Tieren wurde auf Reduktionskost gesetzt, die andere erhielt eine normale Diät. Zum Zeitpunkt der Publikation waren die Hälfte der Tiere der Kontrollgruppe bereits verstorben, wohingegen nur 20% der Tiere in der Reduktionsdiät-Gruppe verstorben waren. Von besonderer Bedeutung ist, dass – wie schon bei den Mäusen festgestellt – die Kalorienreduktion auch zu einem verminderten Auftreten altersbedingter Krankheiten wie Diabetes, Krebs, Herz-Kreislauferkrankungen und Gehirnatrophie führte. Die Tiere wurden durch das permanente Fasten also nicht nur älter, sie waren auch gesünder (Abb. 16-2).

Für den Menschen liegen keine Langzeitstudien vor. Man hat jedoch Grund zur Annahme, dass gerade die chronischen Altersleiden durch Übergewicht verstärkt werden.

War da nicht noch etwas? – Ach ja, der Hungerstoffwechsel (aus der Physiologie der Vorklinik)! Bei fehlender Nahrungsaufnahme springt zunächst die Leber mit gespeichertem Glykogen ein, aus dem Zucker bereitgestellt wird. Nach einem Tag ist dieser Speicher leer und der Körper greift zunächst auf Eiweiß (Muskelgewebe) und später vor allem auf Fett zurück. Nach acht bis zehn Tagen fährt der Körper den Stoffwechsel und damit den Energieverbrauch auf etwa die Hälfte herunter. Der Zuckerverbrauch des Gehirns sinkt von 140 Gramm täglich auf etwa 40 Gramm, denn es stellt seine Energieversorgung auf Ketonkörper um,

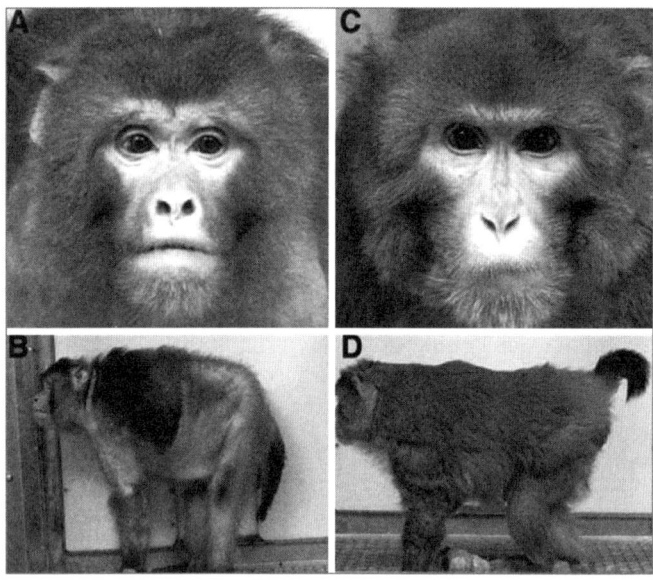

Abb. 16-2 Portraitfoto und Seitenansicht zweier Rhesusaffen, links
(A, B) ein Tier aus der Gruppe mit normaler Kost und rechts (C, D) ein
Tier unter Reduktionsdiät über 20 Jahre. Man sieht sehr eindrücklich
links das vergreiste Tier der Kontrollgruppe im Gegensatz zum noch
sehr gesund und jugendlich wirkenden Tier rechts der Gruppe mit
Kalorienreduktion (1, Abb. 1; mit freundlicher Genehmigung der
American Association for the Advancement of Science AAAS).

die in der Leber aus Fett gebildet werden. Obwohl 1 kg
reines Fett 9 300 Kilokalorien hat, entspricht 1 kg Körper-
fettgewebe nur etwa 7 000 Kilokalorien, denn das Gewebe
enthält zusätzlich Wasser und Bindegewebsfasern. Daraus
ergibt sich, dass man keineswegs bei einem Tag Hungern
1 kg abnimmt, wie so manche Diät verspricht. Mehr als
etwa 300 Gramm täglich geht nicht, alles andere ist vorübergehend und geht vor allem auf Wasserverlust zurück.

Nichts von alledem ist wünschenswert! Aus diesem Grund macht eine radikale Nulldiät auch meistens wenig Sinn. Die Fastenzeit ist daher auch keine „Nulldiät-Zeit", sondern vielmehr eine Zeit der kontrollierten reduzierten Nahrungsaufnahme. Wer es richtig macht, baut dabei körperlich nicht ab, führt also seinem Körper genügend Eiweiß zu, sodass dieser nicht auf seine Bausubstanz als Energielieferant zurückgreifen muss – mit allen bekannten Konsequenzen des Eiweißmangels wie Muskelschwäche und vor allem Beeinträchtigung der Immunabwehr. Eine Nulldiät ist für Körper und Geist gleichbedeutend mit chronischem Stress, und der ist ungesund! Nur wer also richtig fastet (das heißt, es nicht übertreibt), der kommt gestärkt, gesund und glücklich aus der Fastenzeit heraus! Oder auch nicht, wenn er besonders lange gesund leben möchte.

Literatur

1. Colman RJ et al. Caloric restriction delays disease onset and mortality in rhesus monkeys. Science 2009; 325: 201–204.
2. Fontana L, Linda Partridge L, Longo VD. Extending healthy life span – From Yeast to Humans. Science 2010; 328: 321–326.
3. Johnson PM, Kenny PJ. Dopamine D2 receptors in addiction-like reward dysfunction and compulsive eating in obese rats. Nature Neuroscience 2010; 13: 635–641.
4. Spitzer M. Lernen. Heidelberg: Spektrum Akademischer Verlag 2002.
5. Spitzer M. Dopamin und Käsekuchen. In: Dopamin und Käsekuchen. Stuttgart: Schattauer 2011; 1–15.
6. Weise J, Klostermann R. So fasten Sie sich glücklich. Bild vom 9.3.2011, S. 4.

17   Gut ist oben

Moral und Metaphern

Ob wir es wollen oder nicht: Wir sind alle dauernd dabei, moralische Entscheidungen zu fällen. Irgendwie verbringen wir unsere Zeit, irgendwie geben wir unser Geld aus und in irgendetwas stecken wir gerade unsere Arbeit. Selbst wer gerade still sitzt und nichts tut, hat sich entschieden, genau dies zu tun (es sei denn, er ist krank und leidet beispielsweise an einer Schilddrüsenunterfunktion, einer Blutarmut oder einer Depression). Diese Entscheidungen sind dabei keineswegs immer Ausdruck langen Nachdenkens. Vielmehr verhalten wir uns ganz oft, ohne groß darüber nachzudenken, auf diese oder jene Weise.

Geht man der Frage nach, warum wir gerade dieses oder jenes tun (und anderes nicht), so ergibt sich ein ziemlich kompliziertes Bild: Von den simpelsten Anforderungen unseres Körpers (Atmen, gelegentlich Essen, Körperpflege und Sauberkeit bis hin zum Gang ins Fitnessstudio) über die Erfordernisse unseres Alltages (sich an Abmachungen halten, pünktlich bei der Arbeit erscheinen, diese dann auch tun) bis hin zu dem Verfolgen langfristiger Pläne und Ziele (die Kinder versorgen, ihnen ein gutes Vorbild sein, irgendetwas Gutes tun, um das Ausmaß des Übels in der Welt ein klein wenig zu verringern) – all dies und noch viel mehr geht letztlich in unsere Entscheidungen ein.

Weil wir kaum noch irgendetwas tun könnten, wenn wir alles jedes Mal bis ins Kleinste durchdenken würden, hat die Natur uns mit unbewussten Prozessen ausgestattet: Wir zupfen ja auch nicht an jedem Muskel einzeln bewusst, wenn wir irgendwohin gehen wollen. Wir entscheiden uns vielmehr, wohin wir wollen, und den Rest erledigt unsere Motorik – vollautomatisch. Nicht anders ist es bei Entscheidungen: Unser Körper teilt uns mit, was er braucht, wir wissen so in etwa, was wir gerade vorhaben, und welche Ansprüche andere an uns stellen haben wir im Laufe unseres Lebens ebenfalls gelernt. Nicht zuletzt zur Vereinfachung dieser komplexen Anforderungen (unseres Körpers, Geistes und der Anderen) und zugleich zur Sicherstellung, dass nichts übersehen wird, hat uns die Natur im Laufe der Evolution mit entsprechenden Emotionen ausgestattet, die sich automatisch einstellen, wenn bestimmte Situationen bestimmte Entscheidungen verlangen: Wir fühlen Hunger, wenn der Blutzuckerspiegel sinkt, Ekel, wenn die Nahrung verdorben ist, Eifersucht, wenn der wichtigste Knoten in unserem sozialen Netz bedroht ist, und Wut, wenn noch mehr bedroht ist. „From a biological point of view, basic emotions are Mother Nature's way of getting us to do what we prudentially ought," fasst die Philosophin Patricia Churchland (1) diesen Sachverhalt kurz und knapp zusammen.[1]

---

1 Der Philosoph Martin Heidegger ging davon aus, dass jeder halbwegs gebildete Mensch Altgriechisch flüssig lesen und verstehen kann, weswegen er entsprechende Zitate nicht übersetzte und das auch nicht in seinen Bücher wollte (auch Register am Ende von Büchern waren ihm ein Graus, weil sie den Leser vermeintlich davon abhalten, das Buch von vorne bis hinten zu lesen). Ich dagegen halte alles, was das Verständnis eines Textes begünstigt, für gut, und alles, was es erschwert, für schlecht. Dies hat bei mir schon lange eine kritische Einstellung gegenüber Heidegger genährt und veranlasst mich zudem, selbst (nahezu jedermann geläufige) englische Zitate entweder gleich im Haupttext zu übersetzen oder – weil man manches einfach schöner in Englisch sagen kann – sie im Haupttext bei dieser Sprache zu belassen, jedoch in diesen Fällen die deutsche Übersetzung in einer Fußnote nachzuliefern: „Von einem biologischen Standpunkt aus betrachtet handelt es sich bei den grundlegenden Emotionen um die Art, wie uns Mutter Natur dazu bringt, das zu tun, was wir intelligenterweise tun sollten".

Bei all diesen Prozessen spielen frühere Erfahrungen eine große Rolle: Was wir im Umgang mit unserer Umgebung gelernt haben, wird verwendet, um diese Entscheidungen zu optimieren. Dieses Gelernte ist nicht alphabetisch oder anderweitig unzusammenhängend in uns gespeichert, sondern in Form neuronaler Netzwerke. In diesen *ist* der Inhalt die Adresse, gespeicherte Erfahrungen sind damit *inhaltlich* verknüpft und diese assoziativen Verknüpfungen bestimmen die Art unseres Denkens mit.

Bereits mehrfach habe ich in meinen Büchern Fakten und Beispiele dafür angeführt, dass und wie *Metaphern* bei diesen unbewussten Prozessen eine große Rolle spielen (8, 9). Sie helfen uns, uns in Bereichen zurechtzufinden, in denen wir uns gerade nicht auskennen. Wir verwenden dann Denkstrukturen aus einem anderen Bereich, in dem wir uns auskennen, stülpen sie dem neuen Bereich gleichsam über und schon haben wir zumindest eine anfängliche Orientierung, wie Landau und Mitarbeiter (4) in einer schönen Übersicht hierzu zeigen. Diesen Autoren zufolge lässt sich dieser Gedanke auf den Sozialpsychologen Solomon Asch zurückführen, der ihn 1958 wie folgt ausgedrückt hat (4, Übersetzung durch den Autor):

„Wenn wir die Mechanismen von Emotionen, Gedanken oder Charakterzügen beschreiben, verwenden wir sehr oft Ausdrücke, die auch Eigenschaften und Vorgänge in der Natur bezeichnen. Ausdrücke wie *warm, hart* oder *gerade* bezeichnen Eigenschaften von Dingen und von Personen. Wir sagen, dass ein Mann gerade denkt, eine harte Entscheidung zu fällen hat oder dass sich seine Gefühle abgekühlt haben. Wir beschreiben Personen als tief oder oberflächlich, (...) farbig oder farblos (...), greifen auf alle Sinnesmodalitäten zurück, (...) auch wenn es um unsere sozialen Erfahrungen und Handlungen geht, ist dies so: Wir sind durch Knoten und Verbindungen mit anderen zusammengeschweißt; Klassen sind hoch oder tief; Gruppen üben

Druck aus, halten Distanz von anderen Gruppen und besitzen eine Atmosphäre. "

Kognitive Linguisten (2, 3) haben tausende solcher metaphorischer Redeweisen aufgedeckt, bei denen soziale Sachverhalte einfach und handhabbar („fassbar") gemacht werden, indem sie mit Metaphern aus der Natur beschrieben werden. Wir gebrauchen sie im Schnitt jede Minute sechs Mal und verstehen sie rasch ohne jeden Zusatzaufwand, obgleich sie wörtlich genommen völlig sinnlos sind (4).

Nun könnte man meinen, dass die Menschen nur deshalb so über sich reden, weil sie ihre Sprache (aus-)schmücken wollen. Gemäß dieser *schwachen* Position wäre es pures poetisches Beiwerk, wenn der Automechaniker, der sich zum ersten Mal verliebt, seine Beziehung z. B. als abgekühlt, unrund oder heiß laufend beschreibt. Vielleicht benutzt er diese Ausdrücke jedoch auch, weil er sich mit ihnen besonders gut auskennt (wenn er sie auch aus einer anderen Domäne entnommen hat), und er damit ihm bekannte Denkstrukturen verwendet, um ihm völlig Unbekanntes zu beschreiben und selbst besser zu verstehen. Nach dieser starken Position liefern Metaphern also einen Zugang dazu, wie Menschen denken.

Schon lange ist bekannt, dass die vertikale Dimension nicht nur Größe, sondern auch Macht und Positivität und damit emotionale Konnotation ausdrückt. Nach oben zeigende Mundwinkel sowie ein nach oben zeigender Daumen drücken etwas Positives aus, zeigt beides nach unten, ist Negatives gemeint. „Die da oben" haben die Macht, „wir da unten" nicht, eine Metapher, die gerade in jüngster Zeit im südwestdeutschen Raum heftig strapaziert wurde als es um nichts weiter als einen Bahnhof ging.

Wieweit die Metaphorik geht, und wie sehr sie in unser alltägliches Leben hineinträgt, zeigt zunächst einmal ein schöner Artikel amerikanischer Psychologen mit dem Titel

„What's ‚up' with God?" (6). Gott ist oben im Himmel, der Teufel hingegen befindet sich unten in der Hölle. Schon im alten Griechenland waren die Götter oben auf dem Olymp, die Toten hingegen unten im dunklen Hades. Gerade weil wir Gott oder den Teufel nicht über die Sinne wahrnehmen können, bedarf es der Metaphern, um sie zu beschreiben. Je allgemeiner und hochstufiger die Gedanken mithin sind, desto metaphorischer muss die Beschreibung ausfallen (4).

Damit sind Gott und der Teufel jedoch ganz offensichtlich eng mit den genannten Orten auf der Vertikalen verbunden! Wie stark diese Verbindung in psychologischer Hinsicht ist und damit die Metapher psychologisch bedeutsame Wirkungen zeigt, wurde in nicht weniger als sechs Experimenten untersucht.

Im ersten Experiment ließen sich an 41 Collegestudenten implizite Assoziationen zwischen „Gott" und „oben" sowie „Teufel" und „unten" mittels Messung von Reaktionszeiten und Fehlern nachweisen. Man verwendete hierzu die recht weit verbreitete und gut untersuchte Methode des impliziten Assoziationstests (IAT). Bei diesem Test müssen Wörter, die mit „Gott", „Teufel", „oben" oder „unten" assoziiert sind (Tab. 17-1), kategorisiert werden. Diese

Tab. 17-1 Zu kategorisierende Wörter (im Englischen belassen) im impliziten Assoziationstest (IAT), jeweils links ist die allgemeine Bedeutung angegeben, um die es in den Stimulationswörtern ging.

Gott	Almighty	Creator	Deity	Lord
Teufel	Antichrist	Demon	Lucifer	Satan
oben	high	top	above	ascend
unten	low	bottom	below	descend

Wort-Stimuli erscheinen in zufälliger Reihenfolge in der Mitte des Bildschirms, und es ist jeweils eine Taste zu drücken, wenn die Wörter zur einen Kategorie oder zur anderen Kategorie gehören. Diese Kategorien beziehen sich auf die Vereinigungsmenge von jeweils zwei der beiden allgemeinen Wörter. Die Aufgabe lautet also: „Drücken Sie die rechte Taste, wenn auf dem Bildschirm ein Wort erscheint, dass mit „Gott" oder mit „oben" verwandt ist und drücken Sie die linke Taste, wenn auf dem Bildschirm ein Wort erscheint, dass mit „Teufel" oder „unten" verwandt ist. In der zweiten Testbedingung werden die Kategorien anders verknüpft gebildet, das heißt, „Gott" wird mit „unten" einer gemeinsamen Antworttaste und „Teufel" und „oben" wird einer gemeinsamen anderen Antworttaste zugeordnet.

Die dahinter steckende Idee ist ganz einfach die, dass uns diese Kategorisierungsaufgabe leichter fällt, wenn die beiden in einer Kategorie zusammengefassten Wörter etwas in unserem Geist Verwandtes, Verbundenes meinen. Wenn hingegen ganz unterschiedliche oder sogar entgegengesetzte Dinge einer gemeinsamen Reaktion („rechte Taste drücken" bzw. „linke Taste drücken") zugeordnet werden, so verzögert sich unsere Reaktionszeit.

Wie Abbildung 17-1 zeigt, war genau dies der Fall. Der Haupteffekt war mit $p < 0,001$ signifikant, also die Reaktionen der Versuchspersonen fielen sehr deutlich rascher aus, wenn „Gott" mit „oben" und „Teufel" mit „unten" zu jeweils einer Kategorie verknüpft war als bei umgekehrter Verknüpfung („Gott-unten", „Teufel-oben"); zudem gab es eine signifikante Wechselwirkung ($p = 0,018$) zwischen dem Glauben an Gott und der Stärke des Effektes: Bei denjenigen Versuchspersonen, die stark an Gott glaubten, war der entsprechende Unterschied, das heißt die implizite Assoziation zwischen „Gott" und „oben" sowie zwischen „Teufel" und „unten", größer.

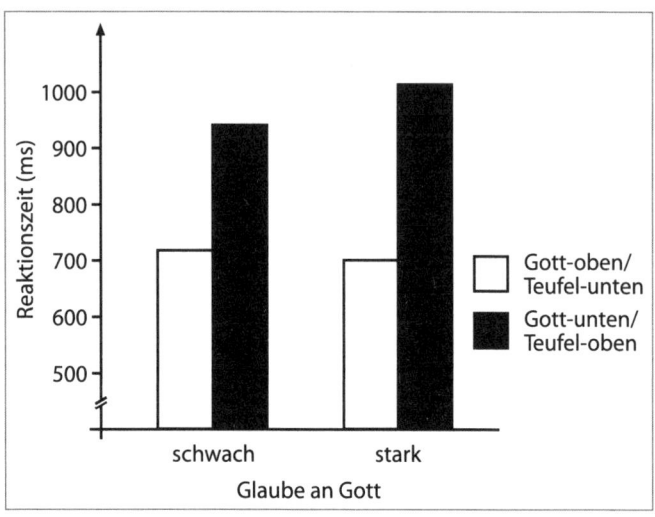

Abb. 17-1 Ergebnisse des impliziten Assoziationstests. Die Effekte waren stärker bei Versuchspersonen, deren Glaube an Gott stärker ausgeprägt war. Die Interaktion war mit p = 0,018 signifikant.

In einem zweiten Experiment an 47 Probanden wurden die vier mit Gott und die vier mit dem Teufel verwandten Wörter (Tab. 17-1) zufallsverteilt, entweder oben oder unten auf dem Bildschirm gezeigt und es war ganz einfach die Kategorie (Gott oder Teufel) per Tastendruck anzugeben, zu der sie gehörten. Wiederum zeigte sich, dass „Gott-verwandte Wörter" dann schneller erkannt wurden, wenn sie auf dem Bildschirm oben dargeboten wurden.

In einem dritten Experiment an 33 Probanden wurden Bildnisse von Gott oder dem Teufel aus Kunst und Kultur zunächst in verschiedener Höhe auf dem Bildschirm präsentiert, wonach deren genauer Ort auf dem Bildschirm später zu erinnern war. Hierbei zeigte sich, dass die Bilder von Gott insgesamt weiter oben auf dem Bildschirm erinnert wurden als die Bilder vom Teufel (der Unterschied war mit p = 0,037 signifikant).

Die drei Experimente ergaben damit Hinweise darauf, dass „Gott" und „oben" sowie „Teufel" und „unten" implizit assoziiert sind (Experiment 1), und dass diese Assoziationen beim Enkodieren von neuem Material (Experiment 2) sowie beim Abruf von Material aus dem Gedächtnis (Experiment 3) wirksam werden.

Drei weitere Experimente zeigten zudem, dass sich diese impliziten Assoziationen auch auf die Beurteilung anderer Menschen (also auch auf unser *Sozialverhalten*) auswirken: 27 Versuchspersonen sollten anhand von gezeigten Bildern fremder Personen diese dahingehend einschätzen, ob sie an Gott glaubten oder nicht. Sie hielten diese Personen eher dann für gläubig, wenn die Bilder weiter oben auf dem Bildschirm positioniert waren. Da auch Macht und positive Emotionen mit „oben" impliziert assoziiert sind, ist von Bedeutung, dass dieser Effekt unabhängig von der Einschätzung der gezeigten Personen im Hinblick auf Macht und Attraktivität (likeability) erfolgte. „Oben" ist zwar durchaus mit „positiv" und mit „mächtig" verknüpft, diese Tatsache war jedoch für den hier gefundenen Effekt nicht ursächlich verantwortlich: Menschen transferieren das „göttliche Moment" einer höheren Position in der Vertikalen automatisch auf andere Personen.[2]

Vertikale Höhe ist nicht nur mit Gott verbunden, sondern auch mit dem moralisch Guten. In vier kürzlich publizierten Experimenten ging es darum, ob sich der Einfluss der physikalischen Höhe der Versuchsperson auf morali-

---

2 Das Ganze klappt auch mit Farben: Wer weiß trägt, wird automatisch als „der Gute" identifiziert, und mit schwarz ist es umgekehrt, wie Meier und Mitarbeiter bereits 2004 zeigen konnten (5).

sche Entscheidungen zum einen unter Laborbedingungen und zum anderen in der realen Welt zeigt (7). An einer Feldstudie in realistischem Kontext nahmen im Dezember 2009 insgesamt 1 109 Besucher eines Einkaufszentrums teil. Das Einkaufszentrum wurde speziell ausgewählt, weil es sich wegen der Anordnung seiner Rolltreppen im Eingangsbereich besonders gut für diese Studie eignete. Auf der einen Seite der großen Eingangshalle gab es eine Rolltreppe, die von der Eingangsebene nach oben führte, und auf der anderen Seite eine Rolltreppe, die von oben zur Eingangsebene hinunter führte. Beide Rolltreppen lagen weit voneinander entfernt, waren also nicht unmittelbar nacheinander zu befahren.

In den USA ist es um die Weihnachtszeit üblich, dass die Heilsarmee für Bedürftige sammelt. Dies wurde von der Studie dahingehend ausgenutzt, dass – in Absprache mit der Leitung des Einkaufszentrums und der Heilsarmee – drei Forschungsassistenten mit einer Glocke in der Hand[3] das Sammeln von Almosen mittels entsprechender Sammelbüchsen übernahmen. Jeweils eine Sammelbüchse wurde am oberen Ende der Aufwärtsrolltreppe, am unteren Ende der Abwärtsrolltreppe und (als Kontrollbedingung) in einem Bereich ohne Rolltreppe aufgestellt. Jeweils zwei Forschungsassistenten befanden sich in der Nähe der Sammelbüchsen um die Anzahl der vorbeigehenden Passanten, die nicht spendeten, sowie die Anzahl derjenigen, die spendeten, festzuhalten. Die Ergebnisse zeigten, dass eine oben stehende Sammelbüchse signifikant mehr Passanten zum Spenden animierte als die unten stehende Sammelbüchse (Abb. 17-2). Die Erfahrung physikalischer Höhe (Rolltreppe hinauffahren) hatte also eine messbare Auswirkung im

---

3 Diese Glocke wurde allerdings nicht geläutet, weil dies die Kunden belästigt hätte.

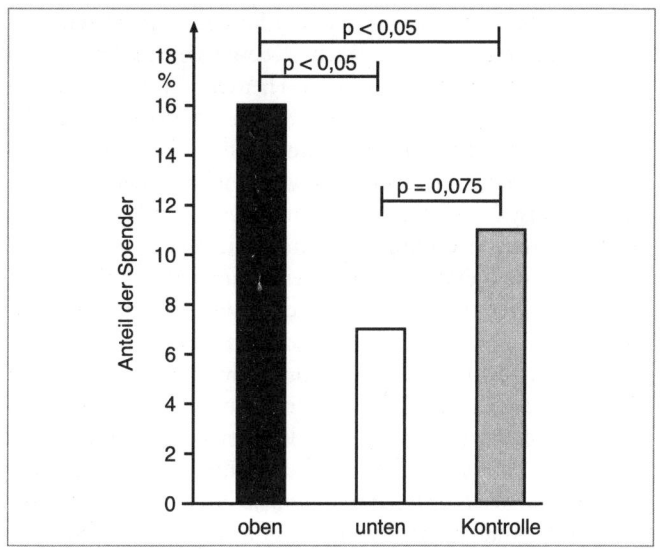

Abb. 17-2 Ergebnisse des ersten Experiments von Sanna et al. (7): Prozentualer Anteil der Passanten, die eine Spende in die Sammeldose gaben im Verhältnis zu allen, die an der jeweiligen Dose vorbeiliefen (nach Daten aus 7, Tab. 17-1). Die Irrtumswahrscheinlichkeiten der Unterschiede sind jeweils angegeben.

Sinne eines moralisch „höherstehenden" Verhaltens der höheren Wahrscheinlichkeit, Geld für Bedürftige zu spenden.

In einem zweiten Experiment zum Zusammenhang von physikalischer Höhe und moralischem Handeln nahmen insgesamt 60 Versuchspersonen teil, die, nachdem sie in einem kleinen Theater angekommen waren, entweder die Treppe hoch (1,65 m) zur Bühne oder die Treppe hinunter (3,35 m) zum Orchestergraben oder geradeaus ohne Höhenveränderung jeweils an einen Schreibtisch mit Schreibtischstuhl geführt wurden. Man teilte den Versuchsteilnehmern mit, dass man wegen Renovierungsarbeiten im psychologischen Labor auf das Theater hatte ausweichen müssen, und dass es im Experiment darum ging, eine Reihe von Persönlichkeitsfragebögen auszufüllen. Den Probanden wurde zudem gesagt, dass sie danach wieder gehen könnten.

Nach etwa 10 Minuten begann das eigentliche Experiment, das darin bestand, dass ein zweiter Versuchsleiter erschien und dem ersten Versuchsleiter einen Stapel Papiere in die Hand drückte. Hierbei handelte es sich um Einwilligungsbögen und um (unlösbare) geometrische Zeichenaufgaben. Nachdem die Teilnehmer – etwa nach weiteren 15 Minuten – die Fragebögen ausgefüllt hatten, wurden sie vom ersten Versuchsleiter gefragt, ob sie dem zweiten Versuchsleiter dabei behilflich sein könnten, die geometrischen Zeichenaufgaben zu lösen. Hierzu mussten sie Punkte zu einer Figur verbinden, ohne den Stift vom Papier zu heben und ohne eine Linie doppelt zu zeichnen. Die Aufgaben waren, wie gesagt, unlösbar und die Versuchspersonen bekamen mehrere Vorlagen, sodass sie jeweils mehrere Lösungsversuche unternehmen konnten. Es wurde ihnen weiterhin gesagt, dass sie so lange oder so kurz herumprobieren konnten wie sie wollten und dass was immer sie an Versuchen anstellten dem Versuchsleiter helfen würde. Gemessen wurde die Zeit (von den Versuchspersonen unbemerkt), die sie mit der Aufgabe zubrachten als Indiz für das Ausmaß der Hilfsbereitschaft.

Abbildung 17-3 zeigt, dass die Versuchspersonen auf der hohen Bühne knapp 5 Minuten länger das hilfsbereite Verhalten zeigten als die im Orchestergraben und dass die Versuchspersonen in der Kontrollbedingung etwa in der Mitte lagen.

Um auszuschließen, dass die Erfahrung physikalischer Höhe möglicherweise nicht die *Hilfs*bereitschaft, sondern nur die *Handlungs*bereitschaft erhöht (unabhängig von der Art der Handlung) wurde ein weiteres Experiment durch-

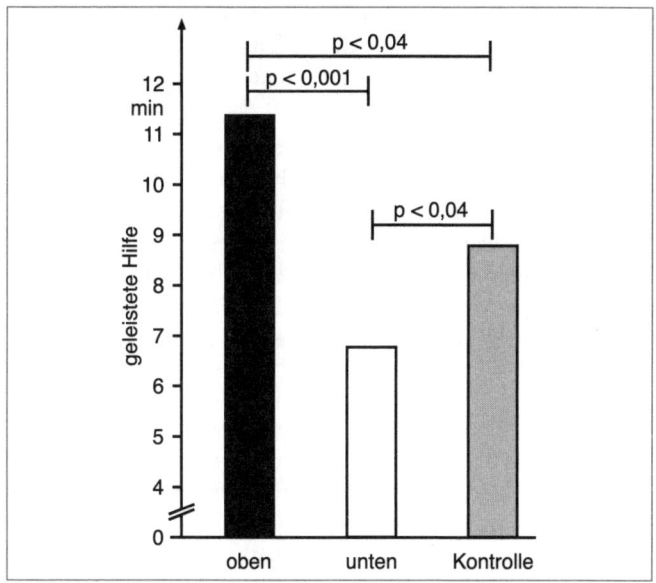

Abb. 17-3   Ergebnisse des zweiten Experiments von Sanna et al. (7): Mit Hilfeleistung zugebrachte Zeit (in Minuten) in Abhängigkeit von der Höhe des Ortes, an dem sich die Versuchsperson befand (nach Daten aus 7, Tab. 17-1). Die Irrtumswahrscheinlichkeiten der Unterschiede sind jeweils angegeben.

geführt. Der Ablauf war ähnlich dem gerade beschriebenen, die Aufgabe wurde jedoch geändert. Die Versuchspersonen mussten diesmal dem zweiten Versuchsleiter dadurch helfen, dass sie die Stimuli für ein vermeintliches Geschmacksexperiment herzustellen hatten. Den Versuchspersonen wurde gesagt, dass sie scharfe Chilisoße zu einer Tomaten-Salsa mischen müssten, ohne dass der Versuchsleiter das genaue Verhältnis kannte, sodass dann bei einer dritten Person ein doppelt verblindeter Geschmackstest durchgeführt werden könne. Eine Reihe früherer Studien hatte gezeigt, dass dieser Test das Ausmaß der Aggressivität der jeweiligen Versuchsperson zeigt: je aggressiver sie ist, desto mehr scharfe Soße (von deren unangenehmer Schärfe sie sich zuvor durch einen Test selbst überzeugen konnte) mischt sie der Geschmacksprobe bei. In diesem Experiment ging es also darum, dass die moralisch höher stehende Handlung in dem geringer ausgeprägten Beimischen von unangenehmer scharfer Soße bestand, es wurden also die Variablen „Ausmaß der Handlung" und „moralische Güte der Handlung" differenziert. Wie sich zeigte (Abb. 17-4),

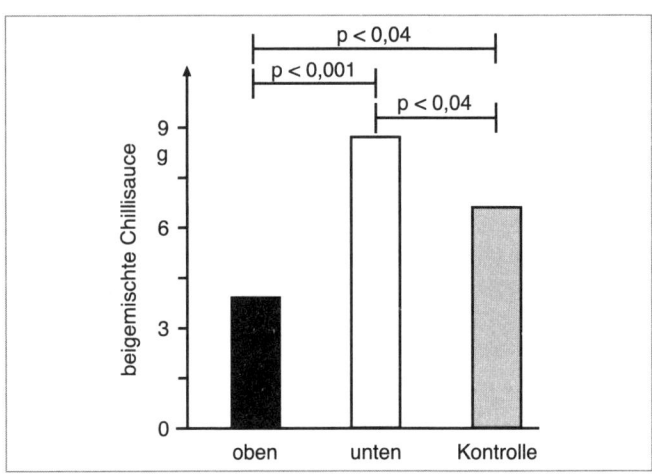

Abb. 17-4   Ergebnisse des dritten Experiments von Sanna et al. (7): Einfühlungsvermögen in das Leiden eines fremden Menschen, gemessen anhand der Menge an sehr scharfer Chillisauce (in Gramm), die einem fremden Menschen zum Konsum zugemutet wird, in Abhängigkeit von der Höhe des Ortes, an dem sich die Versuchsperson befand (nach Daten aus 7, Tab. 17-1). Die Irrtumswahrscheinlichkeiten der Unterschiede sind jeweils angegeben.

war das Mitgefühl mit der fremden Versuchsperson des vermeintlichen Geschmacksexperiments größer, je höher der Ort, an dem sich der Proband befand.

Es gehört zu den großen Herausforderungen unserer Gesellschaft, so viele Menschen wie nur irgend möglich dazu zu bewegen, sich kooperativ und prosozial zu verhalten, vom ganz persönlichen Helfen und Kümmern um Mitmenschen bis hin zu Spenden und anderen Beiträgen zum Gemeinwohl. In einem vierten Experiment wurde daher untersucht, ob sich die „gefühlte" physikalische Höhe der Versuchsperson auch auf deren Neigung zu kooperativem Handeln auswirkt. Hierfür wurde eine experimentelle Anordnung verwendet, bei der es darum ging, sich entweder selbstsüchtig und kompetitiv oder prosozial und kooperativ zu verhalten. Eine weitere Besonderheit dieses Experiments bestand darin, dass die physikalische Höhe nicht realiter, sondern durch das Betrachten von Videoclips psychologisch variiert wurde.

45 Studenten sahen zunächst für etwa 5 Minuten einen Videoclip. Dieser war entweder aus dem Fenster eines Flugzeugs gefilmt und man sah Landschaft und Wolken von *oben*, oder aus dem Fenster eines fahrenden Autos wo man unter anderem die Wolken von *unten* sah. Die Kontrollbedingung bestand darin, dass kein Video geschaut wurde. Nach dieser Bahnungsbedingung wurde das eigentliche Experiment durchgeführt, das in einem *common goods game* bestand: In einem (computerisierten) Spiel ging es darum, dass zwei Fischer einerseits genügend Fische fangen mussten, aber andererseits auch dafür zu sorgen hatten, dass der Fischbestand in einem virtuellen See nicht zu tief absank. Hierzu war es notwendig, gefangene Fische mitunter wieder in den See zurück zu befördern, was als direktes Maß für Kooperativität (Anzahl der Fische) gewertet wurde.

Wie Abbildung 17-5 zeigt, führte die Bahnung durch Betrachten der Wolken von oben zu einem deutlich höhe-

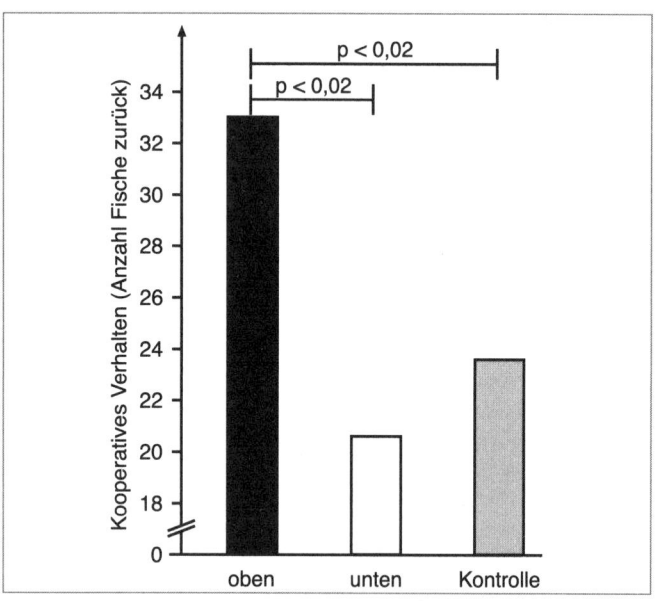

Abb. 17-5 Ergebnisse des vierten und letzten Experiments von Sanna et al. (7): Kooperatives Verhalten wurde als Anzahl der in einem Spiel an die Gemeinschaft zurückgegebenen zuvor gefangenen Fische operationalisiert und in Abhängigkeit von der Perspektive der Kamera des zuvor gezeigten Videoclips (nach Daten aus 7, Tab. 17-1). Die Irrtumswahrscheinlichkeiten der Unterschiede sind jeweils angegeben. Der Unterschied zwischen der Bedingung „unten" und der Kontrollbedingung war nicht signifikant.

ren Ausmaß an kooperativem Verhalten. Die Autoren interpretieren die Tatsache, dass die Kontrollbedingung sich nur unwesentlich von der Unten-Bedingung unterschied dahingehend, dass das Betrachten der Landschaft aus einem fahrenden Auto zu einer allgemeinen Erfahrung gehört, die wenig Auswirkungen auf den mentalen Zustand der jeweiligen Person hat.

Insgesamt zeigen die vier Experimente, dass die (physikalisch oder psychologisch erlebte) erhöhte Position eines Menschen dessen moralische Handlungen positiv (im Sinne vermehrten prosozialen Handelns) beeinflusst. Wer oben ist, der spendet mehr, ist hilfsbereiter, einfühlsamer und kooperativer. „Summit" heißt auf Deutsch nicht nur „Gipfel", sondern auch „Gipfeltreffen". Vielleicht begegnen sich Politiker ja nicht ganz umsonst immer wieder auf den verschiedensten Gipfeln. Es bleibt jedenfalls zu hoffen, dass „die da oben" gegenüber den hier diskutierten Effekten nicht allzu stark habituieren.

Literatur

1. Harris S. The moral landscape. New York: Free Press 2010.
2. Lakoff G, Johnson M. Metaphors we live by. Chicago: University of Chicago Press 1980.
3. Lakoff G, Johnson M. Philosophy of the flesh. New York: Basic Books 1999.
4. Landau MJ, Meier BP, Keefer LA. A metaphor-enriched social cognition. Psychological Bulletin 2010; 136: 1045–1067.
5. Meier BP, Robinson MD, Clore GL. Why the good guys wear white: Automatic inferences about stimulus vaillance based on color. Psychological Science 2004; 15: 82–87.
6. Meier BP et al. What's „up" with God? Vertical Space as a representation of the divine. Journal of Personality and Social Psychology 2007; 93: 699–710.
7. Sanna LJ, Chang EC, Miceli PM, Lundberg KB. Rising up to higher virtues: Experiencing elevated physical hight uplifts prosocial actions. Journal of Experimental Social Psychology 2011; doi:10.1016/j.esp2010.12.013.
8. Spitzer M. Gemeinschaft wärmt. Metaphern und Körperlichkeit (I). In: Das Wahre, Schöne, Gute. Stuttgart: Schattauer 2009; 89–98.
9. Spitzer M. Sich rein waschen. Metaphern und Körperlichkeit (II). In: Das Wahre, Schöne, Gute. Stuttgart: Schattauer 2009; 99–107.

18   Out of Africa: Risiko und Sprache

Seit geraumer Zeit wird unter Anthropologen die „Out-of-Africa-Hypothese" als wahrscheinlichstes Szenario für die Verbreitung des Menschen auf dem gesamten Globus angesehen. Dieser Hypothese zufolge, die bereits Charles Darwin (9) im Rückgriff auf Thomas Huxley (1863) favorisierte (20), entstand der heutige Mensch in Afrika, wo die Lebensbedingungen in dem sehr großen zusammenhängenden Lebensraum der Savanne die evolutionären Rahmenbedingungen setzten, aufgrund derer sich die Primaten vor sechs bis sieben Millionen Jahren in die Vorläufer der heutigen Schimpansen, Gorillas und Orang-Utans einerseits sowie die Vorläufer von uns selbst, das heißt, der Gattung Mensch, aufspalteten. Es ist anzunehmen, dass über die Jahrmillionen nicht nur unsere Vorfahren, sondern auch die Vorläufer der Menschenaffen sich immer wieder nach Europa ausgebreitet haben. Es war und ist bis heute schwierig, deren Überreste zu finden.

Im Hinblick auf die Gattung Mensch ist heute unstrittig, dass Mitteleuropa in der Zeit von vor etwa 160 000 bis vor etwa 60 000 Jahren exklusiv durch den *Neandertaler* (und möglicherweise anderen ihm ähnlichen Typen von Menschen) bevölkert war (18). Vor 155 Jahren wurden seine Überreste erstmals im Neandertal[1], einem zwischen den Städten Erkrath und Mettmann gelegenen Talabschnitt des Flusses Düssel, gefunden, als Steinbrucharbeiter auf Knochen eines, wie sie meinten, Höhlenbären gestoßen waren, die von dem Lehrer und Naturforscher Johann Carl Fuhl-

---

1   Der Name *Neander* geht auf den Theologen Joachim Neander zurück (1650–1680), dem wir unter anderem das Kirchenlied „Lobe den Herren " verdanken.

rott als Teil eines vorhistorischen menschlichen Skeletts identifiziert wurden[2].

Der *Neandertaler* war robust gebaut, etwas größer als wir heutigen Menschen und hatte auch ein etwas größeres Gehirn. Die ältesten Funde stammen aus Italien und sind etwa 130 000 Jahre alt, der Fund im Neandertal wird auf ein Alter von 42 000 Jahren datiert. Der Neandertaler nutzte das Feuer und hatte Sprache, Kultur, schmückte sich mit Ocker und aufgefädelten Muscheln (10, 36, 43), bezog seine Proteine vor allem von der Großwildjagd (Mammut, Rhinozeros) und ernährte sich daher wahrscheinlich einseitiger als sein Nachfolger (unsere Vorfahren), wie Isotopenanalysen zeigen konnten (33). Ob er aus genau diesem Grunde ausgestorben ist, wird nach neuesten Befunden bezweifelt, denn er aß auch viel Obst und Gemüse, und er kochte zudem seine Speisen (17). Der Neandertaler stammt vom *Homo heidelbergensis* ab, der wiederum aus dem *Homo erectus* hervorging. Von diesem stammen auch wir ab sowie der vor wenigen Jahren erst in Südostasien gefundene „Hobbit-Mensch", der *Homo floresiensis*, der bis vor etwa 13 000 Jahren auf der Insel Flores gelebt hat (Abb. 18-1). Der Neandertaler ist also der beste Beweis dafür, dass schon vor der Auswanderung des heutigen Menschen immer wieder Auswanderungen aus Afrika erfolgten. Erst letztes Jahr wurde dieses Bild durch den „Denisova-Menschen" ergänzt, der vor etwa

---

2 Dies war lange kontrovers und – ein gerade für Mediziner nicht uninteressantes Detail – noch der Berliner Pathologe Rudolf Virchow meinte, es handele sich um einen heutigen Menschen, dessen Skelett lediglich krankhaft verändert sei. Sein Bonner Anatomie-Kollege, Franz Josef Carl Mayer, hielt den Neandertaler sogar für das Skelett eines Kosaken, der 1814 über den Rhein gegen Frankreich ziehen wollte und nahm die auffällige Krümmung der Oberschenkelknochen als Hinweis auf die bekannte Tatsache, dass es sich bei den Kosaken um ein Reitervolk handelt.

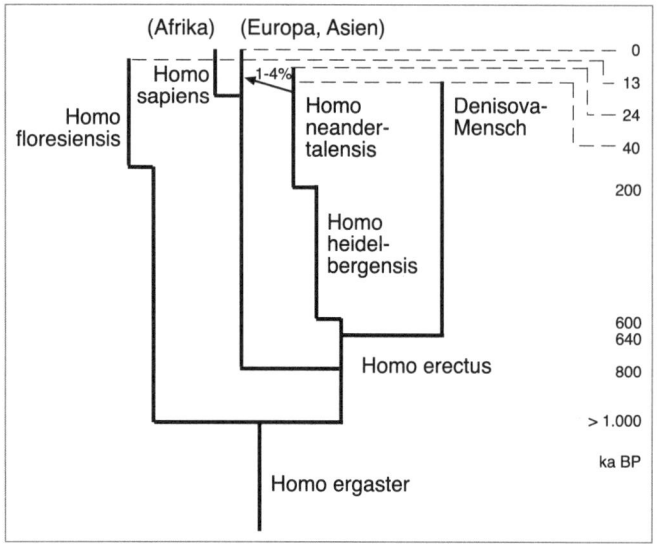

Abb. 18-1 Schematische Darstellung des aufgrund der gegenwärtig verfügbaren Daten wahrscheinlichsten Stammbaums des Menschen (14, 19, 20, 34). Der Denisova-Mensch (bislang noch nicht endgültig eingeordnet) divergierte vom Neandertaler vor etwa 640000 Jahren und vom heutigen Menschen vor etwa 800000 Jahren, ist also näher mit dem Neandertaler als mit uns verwandt. Der gemeinsame Vorfahre des *Homo floresiensis* und uns wiederum liegt mehr als eine Million Jahre zurück (ka: tausend Jahre, BP: before present).

40 000 Jahren im südlichen Sibirien gelebt hat und von dem man nur einen Backenzahn und das Endglied eines kleinen Fingers gefunden hat. Hieraus gelang jedoch durch Analyse der DNA der Nachweis, dass es sich um einen sowohl vom Neandertaler als auch vom heutigen Menschen verschiedenen Vertreter der Gattung Homo handelt (21, 34).

Durch Vergleich des Neandertaler-Genoms mit dem Genom heute lebender Menschen aus verschiedenen Erdteilen kamen die Autoren um den Biologen Svante Pääbo zu dem Schluss, dass ein Genfluss vom Neandertaler zu den Vorfahren der Nichtafrikaner erfolgte, bevor sich die eurasischen Gruppen voneinander trennten (14). Die gegenwärtig in Europa und Asien (nicht jedoch Afrika) lebenden Menschen haben bis zu 4% ihrer DNA vom Neandertaler erhalten. Im Nahen Osten, wo Neandertaler und moderne Menschen in der Zeitspanne von vor 110 000 Jahren bis vor etwa 50 000 Jahren koexistierten, könnte damit diese Vermischung stattgefunden haben (Abb. 18-2). Sie, liebe Leser, tragen nach diesen Erkenntnissen zwischen 1 und 4% des Neandertalergenoms in sich. Und seit Sommer 2011 haben wir eine erste Idee, warum: Proteine auf menschlichen weißen Blutkörperchen (human leucocyte antigens, HLAs) werden durch eine Familie von etwa 200 Genen kodiert, für die jeweils Hunderte unterschiedlicher Versionen existieren. Dies ist für die Funktion unseres Im-

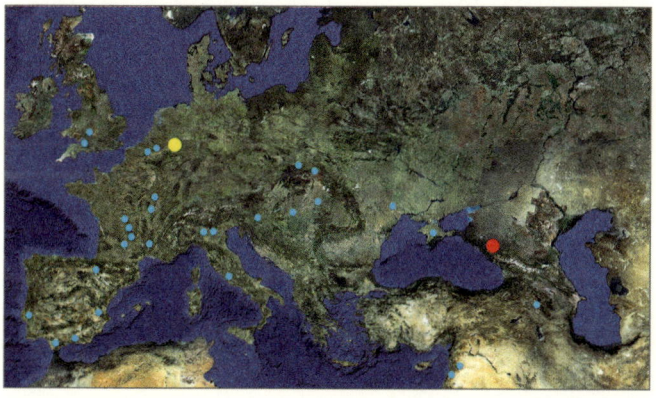

Abb. 18-2 Fundorte des Neandertalers (blau), dessen erste eponyme Fundstelle (gelb) und der vermutete Ort der Vermischung seiner Gene mit unseren Genen (rot).

munsystems deswegen von Bedeutung, weil diese vielen Versionen in der Population vorkommen und so ein Reservoir für die Bildung von Antikörpern darstellen. Die vor etwa 50 000 Jahren aus Afrika kommenden Menschen kamen nicht nur wahrscheinlich in kleinen Gruppen, mit daher niedriger HLA-Variabilität, sondern waren in ihrer Immunabwehr lediglich auf afrikanische Pathogene spezialisiert. Neandertaler und Denisova-Menschen hingegen lebten schon seit 200 000 Jahren in der nördlicheren Kälte, ihr Immunsystem hatte also genug Zeit, mit Schnupfen und Grippe (und vielem mehr) klarzukommen.

Peter Perlham von der Stanford University fand durch Vergleich des HLA-Systems heutiger Menschen aus unterschiedlichen Regionen der Erde mit dem des Neandertalers und des Denisova-Menschen heraus, dass die heute nicht in Afrika lebenden Menschen (also die Nachfahren der Auswanderer) Teile ihres HLA-Systems den Neandertalern und dem Denisova-Menschen verdanken, mit denen deren Vorfahren sich gepaart haben müssen, wie Michael Marshall (30) in seinem Bericht *Out of Africa, into bed with the locals* beschreibt. So findet man das Allel HLA-C*0701 häufig bei den heutigen Europäern und Asiaten, nicht jedoch bei heutigen Afrikanern. Und der Neandertaler hatte es auch. Und das Allel HLA-A*11, das der Denisova-Mensch schon hatte, findet sich vor allem im heutigen Asien, nicht jedoch bei heutigen Afrikanern. So wundert es auch nicht, dass zwar einerseits nur wenige Prozent unserer Gene insgesamt vom Neandertaler (sowie Denisova-Menschen und möglicherweise noch weiteren ähnlichen Vorfahren) stammen; bezogen auf die HLA-Gene des Europäers sind es jedoch 50%, bei den Chinesen sind es 72% und bei den Einwohnern von Papua-Neuguinea über 90%. Je weiter der Mensch also aus Afrika wanderte, desto mehr Gene seines Immunsystems, die für die Abwehr von neu begegnenden Keimen bedeutsam sind, unterlagen der positiven Selektion.

Die Out-of-Africa-Hypothese wird mittlerweile sehr differenziert betrachtet und keineswegs nur mit fossilen Daten (37) in Verbindung gebracht. Im Folgenden sei auf zwei Studien näher eingegangen, die unterschiedlicher kaum sein könnten, gerade in ihrer Zusammenschau jedoch unser Nachdenken über die Menschwerdung bereichern können (38, s. auch Kap. 9, S. 151).

Dopamin und Risiko

Dopamin ist ein Neurotransmitter bzw. Neuromodulator, der beim Menschen ganz unterschiedliche neuronale Systeme beeinflusst, die von Bewegung, Denken, Neugier bis hin zu Belohnung, positiver Stimmung und Sozialverhalten reichen. Die Effekte von Dopamin werden über Dopaminrezeptoren vermittelt, und von denen fünf Unterformen (D1 bis D5) bekannt sind, von denen es teilweise wiederum unterschiedliche Versionen (man spricht auch von Polymorphismen) gibt. So existieren vom D4-Rezeptor im Exon 3 eine variable Anzahl von Tandemwiederholungen (variable number tandem repeat, VNTR). Mit zusammen über 90% aller Variationen sind zwei, vier und sieben Wiederholungen (2R, 4R, 7R) am häufigsten. Insgesamt am häufigsten ist in der menschlichen Bevölkerung der 4R-Typ, der 2R-Typ ist häufig in Asien und der 7R-Typ häufig bei der amerikanischen Urbevölkerung aber selten bei Asiaten und Afrikanern (7, 41).

Die Unterform des D4-Rezeptors ist für das Verhalten des Menschen von Bedeutung: Besitzt man das 4R-Allel, so ist man eher ausgeglichen, überlegt und handelt bedächtig. Die weniger häufigen 7R- und 2R-Varianten korrelieren hingegen mit Impulsivität, Neugier und Risikobereitschaft, also mit der Persönlichkeitsvariante der Suche nach Neuem (novelty seeking; 29, 35, 40). Dies liegt daran, dass Dopamin für die Funktion des Arbeitsgedächtnisses eine wichtige Rolle spielt, welches es uns erlaubt, die Dinge im Kopf hin und her zu wenden, in den richtigen Kontext zu stellen und Ziele zu verfolgen, selbst wenn gerade andere Reize unsere Pläne zu durchkreuzen drohen. Dopamin ist also wichtig für Besonnenheit und Selbstkontrolle. Bei Personen mit dem 2R- oder 7R-Allel kommt es nun zu einer 40- bzw. 80%igen Verminderung der intrazellulären Wirkung des Dopaminsignals (1, 41), das heißt, zu einer deutlichen Verminderung der dopaminerg vermittelten Funktion des Arbeitsgedächtnisses.

Bereits vor mehr als zehn Jahren schlugen Chen und Mitarbeiter (7) eine Erklärung für die globale Verteilung der Polymorphismen des D4-Rezeptors vor, die darin besteht, dass Menschen mit dem Charakterzug der Suche nach Neuem mit der Tatsache der Migration besser klar kommen. Hierbei könnten zwei Mechanismen eine Rolle spielen: Zum einen könnte der Charakterzug der Suche nach Neuem die Entscheidung zur Migration beeinflussen; zum zweiten könnte dieser Charakterzug (weniger Angst bei neuer Umgebung) aber auch einen Selektionsvorteil nach erfolgter Migration darstellen (26). Man fand keine Assoziation zwischen dem 7R-Rezeptortyp und der Auswanderung in die USA durch Europäer und Ostasiaten, woraus Chen und Mitarbeiter schlossen, dass dieses Gen keine Tendenz zur Migration bewirkt. So bliebe noch der zweite Mechanismus zu untersuchen, die Frage, ob Menschen, die mit Neuigkeit besser umgehen können, bei langsam voranschreitender Migration im Vorteil sind.

Um diese Überlegung zu verstehen, muss man sich die Unterschiede zwischen „Auswanderung" in historischen Zeiten einerseits und „Migration" in prähistorischer Zeit andererseits vergegenwärtigen: Wer vor 150 Jahren von Irland oder Deutschland in die USA oder gar vor 50 Jahren von Vietnam in die USA auswanderte, der legte einige tausend Kilometer in kurzer Zeit (vor 150 Jahren Wochen, vor 50 Jahren Stunden bis Tage) zurück. Die Ausbreitung des Menschen in grauer Vorzeit hingegen, erfolgte langsam, mit Geschwindigkeiten in der Größenordnung von durchschnittlich *5 km pro Generation*. Man packte also nicht von jetzt auf gleich alles zusammen und machte sich zu neuen Ufern auf. Vielmehr verschob sich die Grenze des Lebensraums mit jeder Generation ein Stückchen weiter. Dies hatte natürlich Schwankungen der Lebensbedingungen zur Folge und diese wiederum bereiteten den prähistorischen Menschen mit Sicherheit gelegentlich Angst und Stress. Wer nun hiermit besser zu Rande kam, so die Überlegung von Chen und Mitarbeitern, hatte einen Überlebensvorteil, weswegen sich das 2R- und 7R-Allel mit zunehmendem Abstand von Afrika in zunehmender Häufigkeit in der Bevölkerung finden sollte.

Ausgehend vom Ort der San, des afrikanischen Stammes, den man aufgrund genetischer Analysen heute am ehesten mit dem Ursprung der Menschheit gleichsetzt, kann man nun anhand vorhandener Daten die Wanderungsbewegung des Menschen vom südlichen Afrika durch den Kontinent hindurch nach Norden rekonstruieren (26). Aus Afrika heraus erfolgte diese Wanderung dann entweder nach Europa via Gibraltar und Sardinien oder entlang des Kaukasus. Eine südliche asiatische Route führte über Kambodscha und Papua-Neuguinea bis zu der Inselgruppe der Melanesen; eine asiatische Route führte ins asiatische China und danach ins heutige Japan. Die Route nach Amerika ging über China und dann weiter nach Norden über die Beringstraße von wo aus zunächst Nordamerika und später Südamerika bevölkert wurde (Abb. 18-3). Anhand dieser Routen lassen sich Abstände zum Ursprungsort in Afrika berechnen und diese wiederum lassen sich mit den genetischen Variationen des D4-Rezeptors in Verbin-

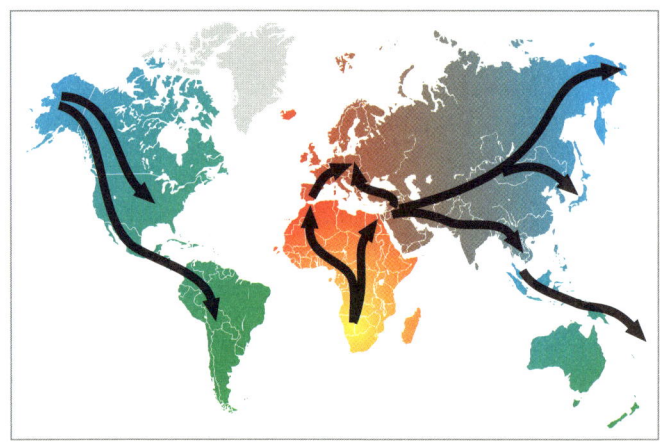

Abb. 18-3 Die Verteilung der Allele für Risikofreude (Entfernung vom Ursprungsort der Menschheit farbig kodiert; Abb. 18-4) spricht für die Out-of-Africa-Hypothese und die mit schwarzen Pfeilen markierten Migrationsbewegungen.

dung bringen. Die Autoren verwendeten zusätzlich eine Reihe komplexer mathematischer Verfahren, um andere Ursachen der von ihnen beobachteten Variabilität auszuschließen. Man führte zudem die gleiche Analyse mit mehreren Hundert weiteren Genen durch, bei denen sich kein Zusammenhang mit der Migrationsdistanz fand, um auf diese Weise ein Gespür für die Effekte zu bekommen.

Insgesamt fanden die Autoren, dass die D4-Dopaminrezeptorallele 2R und 7R tatsächlich mit einer Migrationsgeschichte korrelierten (Abb. 18-4). Je weiter eine heute lebende Bevölkerungsgruppe vom Ursprungsort der Menschheit, dem Ort an dem im heutigen Afrika der Stamm der San lebt, entfernt ist, desto größer ist der Prozentsatz der Menschen,

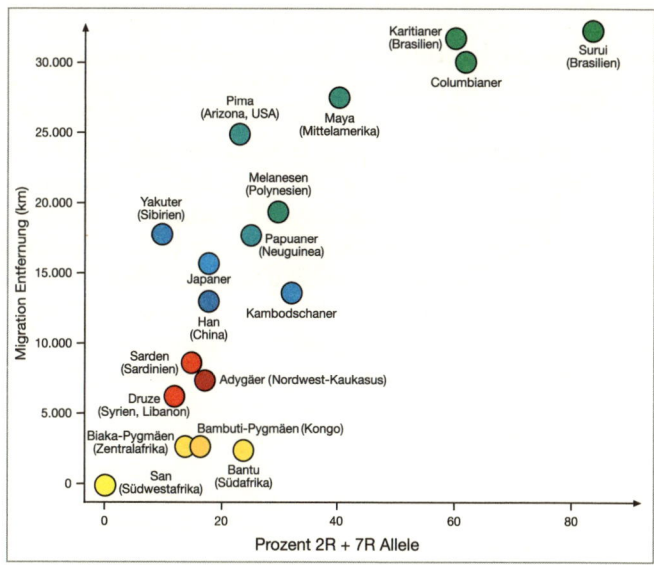

Abb. 18-4   Zusammenhang zwischen der Migrationsdistanz vom Ursprungsort der Menschheit (dem Ort, an dem im heutigen Afrika der
Stamm der San lebt) und der Häufigkeit des Auftretens der 2R- und
7R-Variante des Dopaminrezeptor-Subtyps D4 (nach 26, Figur 2). Er-
läuterungen: Bantu ist ein Sammelbegriff für über 400 verschiedene
Stämme in Süd- und Mittelafrika, die eine Sprachfamilie, die Bantu-
sprachen, sprechen. Die Adygeische Sprache gehört zu den nordwest-
kaukasischen Sprachen und wird von mehr als einer Viertelmillion
Menschen in der Nordosttürkei sowie neben Russisch in der autono-
men Republik Adygeia in der russischen Föderation gesprochen. Man
schrieb sie zunächst auf Arabisch, dann ab 1928 auf Lateinisch und ab
1938 auf Kyrillisch. Je nach Dialekt hat sie 50 bis 60 Konsonanten.

die ein 2R- und/oder ein 7R-Allel aufweisen[3]. Die Besonderheit der Studie besteht darin, dass andere Erklärungen, wie Populationsflaschenhälse bei der Migrationsbewegung und dadurch verursachter genetischer Drift mittels mathematischer Verfahren ausgeschlossen werden konnten. Matthews und Butler (26, Übersetzung durch den Autor) kommentieren ihre Ergebnisse wie folgt: „Die wahrscheinlichste Erklärung für die gefundene Assoziation besteht darin, dass neugierige Individuen besser an die Bedingungen der Migration angepasst sind. Die Distanz der erfolgten Migration stellt daher einen Selektionsfaktor für den Phänotypen ‚Neuigkeitssucher' und die damit verbundenen Allele dar, obwohl die nach Neuigkeiten suchenden Individuen möglicherweise gar nicht stärker zur Migration tendieren[4]."

---

3 Wieder ist es das HLA-System, das nach neuesten Studien Hinweise dafür liefert, dass man auch diese Story ergänzen muss: Nach genetischen, linguistischen und archäologischen Befunden erfolgte die Besiedelung der Polynesischen Inseln ab etwa 5 500 Jahren vor heute von Westen nach Osten. Demgegenüber hatte der Norweger Thor Heyerdahl mit seiner spektakulären Kon-Tiki-Expedition 1947 gezeigt, dass man die Osterinsel (am weitesten östlich, von dort sind es „nur" noch 4 000 km bis Südamerika) per einfachem Floß und Segel von Südamerika aus erreichen kann. Man ging jedoch bislang davon aus, dass diese als letzte der Polynesischen Inseln vor 800 bis 1 200 Jahren vom Westen her besiedelt wurde. Der Norweger (wohl eher kein Zufall!) Eric Thorsby und Mitarbeiter (24, 39) konnten zeigen, das man bei Osterinsulanern HLA-Allele finden kann, die von südamerikanischen Ureinwohnern stammen, aus der Zeit vor 1722 (des Jahres des ersten Kontakts mit Europäern).

4 „[...] the likely best explanation of our observed association is that novelty seeking individuals experience higher fitness during migrations. Migration distance, thus, effectively selects for novelty seeking phenotypes and associated alleles even though novelty seeking individuals may be no more prone to migrate than are other individuals."

Die Mutation 7R des DRD4-Rezeptors ist etwa 50 000 Jahre alt und verteilte sich damit erst mit der Migration des heutigen Menschen aus Afrika heraus über den Erdball (12), weil sie einem positiven Selektionsdruck unterlag (41). Die 2R-Mutation erfolgte in Asien und ist mit einem Alter von weniger als 10 000 Jahren noch jünger. Bei Menschen mit Aufmerksamkeitsstörungen findet sich das 7R-Allel mit vergleichsweise doppelter Häufigkeit. Dies legt nahe, dass die Symptomatik von Aufmerksamkeitsstörungen nicht nur als Pathologie, sondern auch als Anpassung verstanden werden kann, wie der kalifornische Anthropologe Robert Moyzis (31) vermutet: Die Tendenz, den Fokus seiner Aufmerksamkeit rasch zu ändern und sich daraufhin rasch bewegen zu können, stellt eine Anpassungsleistung an die Lebensbedingungen von permanenter Migration dar.

Die Ergebnisse dieser Studie legen somit nahe, dass menschliche Verhaltensweisen auf der Ebene ganzer Populationen genetischen Einflüssen unterliegen können, die ihrerseits durch kulturelle Ereignisse wie Migration beeinflusst sind. Demzufolge sind Kultur und Genetik zwei Selektionsfaktoren, die in der Evolution des Menschen in komplexer Weise interagierten. Keineswegs verlief also die Ursache-Wirkungs-Beziehung nur in einer Richtung[5].

5 Ein anderes Beispiel stellt die menschliche Mutation dar, welche das Abschalten der Produktion des Milchzucker verdauenden Enzyms Laktase nach der Stillperiode verhindert. Diese Mutation war nach der Einführung der Viehzucht – einer Kulturleistung – von Vorteil und setzte sich im Genom des Menschen weitgehend durch (und zwar umso besser, je länger in der betreffenden Region schon Viehzucht betrieben wurde; 23).

Flaschenhals und Gründereffekt

Die Ausbreitung der heutigen Menschen erfolgte durch Migration aus dem südlichen Afrika. Hierbei kam es immer wieder zu deutlichen Einbrüchen der Populationsgröße, die sich im Genom der heutigen Menschen nachweisen lassen: Sowohl die genetische als auch die phänotypische Variationsbreite der heute lebenden Menschen ist um so kleiner, je weiter sie von Afrika entfernt leben, also je länger ihr Migrationsweg von Afrika ausgehend war, wie man durch die genaue genetische Analyse von fast tausend Erdenbürgern und nachfolgender geografischer Einordnung fand (25). Anders ausgedrückt: Bei den San-Buschleuten im heutigen Südafrika können die genetischen und äußeren Unterschiede zwischen einzelnen Individuen sehr groß sein, bei Menschen aus Polynesien und Südamerika sind sie hingegen vergleichsweise klein, das heißt, die Leute sind sich untereinander deutlich ähnlicher. Man spricht von einem genetischen Flaschenhals (bottleneck) und von einem Gründereffekt (founder effect), was in Abbildung 18-5 verdeutlicht sei.

Das vielleicht bekannteste zur Flaschenhals-Hypothese passende Ereignis ist der vor 74 000 Jahren stattgehabte Ausbruch des Vulkans Toba auf der Insel Sumatra, dessen Stärke mit der Explosion von etwa einer Gigatonne TNT vergleichbar war. Durch den Ausbruch wurde ganz Indien mit einer 15 cm dicken Staubschicht überdeckt. Die uns aus Argentinien erreichenden Bilder der aus dem chilenischen Vulkan Puyehue stammenden über ganze Landstriche verteilten dichten Ascheschichten machen für jeden sehr anschaulich, was ein vulkanischer Winter sein kann. Hierdurch kann es überall auf der Welt zu einer deutlichen Verschlechterung der Nahrungsressourcen kommen, was erklären kann, dass es bei dem damaligen sehr schweren Vulkanausbruch zu einem Rückgang der global verstreuten

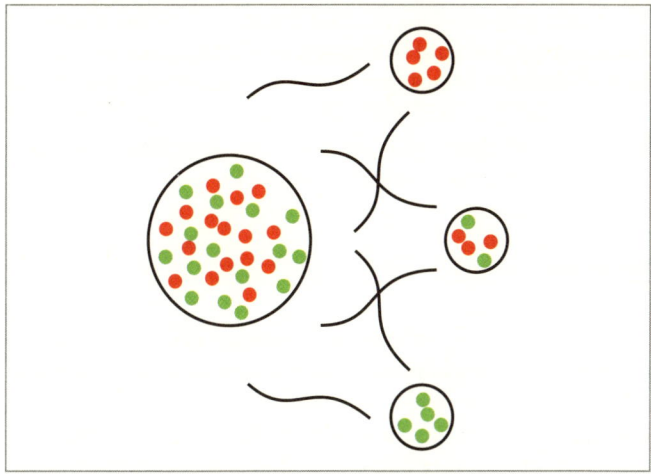

Abb. 18-5 Flaschenhals und Gründereffekt: Durch z. B. Naturkatast-rophen bzw. Hungersnöte kommt es zu einem deutlichen Einbrechen der Populationsgröße. Dadurch nimmt bei den wenigen Überleben-den die Unterschiedlichkeit ab, die dann erst ganz langsam durch Mu-tationen über sehr viele Generationen wieder zunimmt. Dies kann mehrfach hintereinander geschehen.

damals existierenden Menschen kam. Die besten Überle-benschancen waren damals möglicherweise im heutigen Südafrika gegeben (27, 28), sodass von dort aus die Besie-delung des Erdballs einmal mehr erfolgen konnte[6]. Auf-grund der deutlich geringeren Variabilität des menschlichen Erbguts (beispielsweise im Vergleich zu dem des Schimpan-

6   Dies ist nicht unumstritten, seitdem in Südindien Werkzeuge und andere Funde direkt unter und über der Toba-Vulkanascheschicht gefunden wurden, was für eine Kontinuität zumindest der dortigen Besiedelung spricht (3, 4, 32).

sen[7]) geht man davon aus, dass damals möglicherweise nur noch wenige Tausend Menschen überlebten, von denen alle heute lebenden Menschen letztlich abstammen. Man kann sogar so weit gehen, dass alle heute lebenden Menschen letztlich von einer irgendwann einmal gelebt habenden „Urmutter" („Eva") abstammen (38).

Sprache

Seit mehr als zwei Jahrzehnten werden genetische mit archäologischen und linguistischen Daten in fruchtbarer und sich ergänzender Weise zusammengebracht (5). Letztlich bezog sich sogar Darwin selbst auf die damalige Sprachwissenschaft und zitierte den Linguisten Friedrich Max Müller. Umgekehrt publizierte 1863 der deutsche Linguist August Schleicher (der mit dem Evolutionsbiologen Ernst Häckel befreundet war) die Monografie *Die Darwinsche Theorie und die Sprachwissenschaft*[8].

Phoneme sind die kleinsten unterscheidbaren lautlichen Einheiten einer Sprache, die zur Unterscheidung von Wörtern dienen. Diese Definition ist nicht ganz einfach und macht klar, dass es sich nicht um rein physikalische Eigenschaften handelt, sondern um „Wahrnehmungsgestalten",

---

7   Zwei Menschen von irgendwo auf der Welt sind sich genetisch viel ähnlicher als zwei Schimpansen. Man glaubt dies kaum, bedenkt man die Ähnlichkeit der Schimpansen und die Unterschiedlichkeit der Menschen. Aber hier spielen sicherlich auch Lerneffekte (alle Japaner sehen gleich aus, aber nur für Europäer) eine wesentliche Rolle.

8   Auch Häckels Schwiegersohn, der Linguist Wilhelm Bleek, schrieb ein Buch über Evolution und Sprache. Mittlerweile wurde von Ulmer Wissenschaftlern am Institut für Geschichte, Philosophie und Ethik in der Medizin ein Netzwerk aus Anthropologen, Biologen und Linguisten anhand einschlägiger Daten (re-)konstruiert (22).

die durch Top-down-Prozesse mit geformt werden. Etwa so, wie der Übergang zwischen einer Schüssel und einem Becher fließend ist, und es nicht zuletzt vom Gebrauch abhängt, was man gerade vor sich hat (Abb. 18-6), ist es auch bei den Lauten der Sprache. Und ebenso wie irgendwann die Tasse erfunden wurde und sich über Generationen hin-

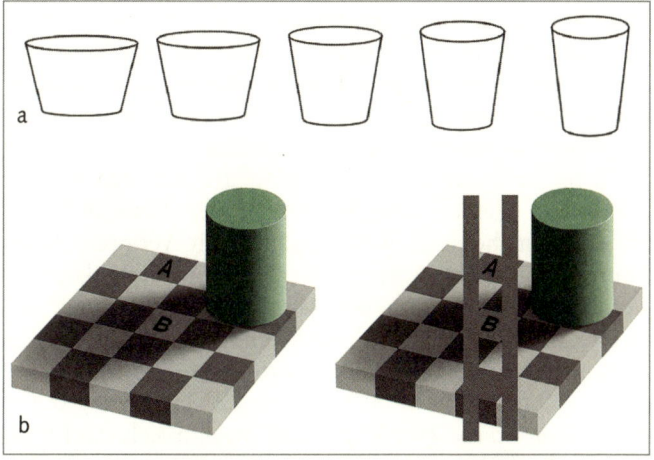

Abb. 18-6 (a) Ab wann ist eine Schüssel (noch) eine Schüssel oder (schon) ein Becher? So liest sich das Problem von links nach rechts und andersherum geht es natürlich auch. Es soll verdeutlichen, wie erlernte Gewohnheiten und assoziierte Kontexte unsere Wahrnehmung beeinflussen. Stellen Sie sich das mittlere Gefäß gefüllt mit Salat oder Kaffee vor. Die meisten Menschen würden von einem Becher Kaffee und einer Schüssel Salat sprechen. (b) Gewohnheiten und assoziierte Kontexte können dafür sorgen, dass wir Flächen einmal als schwarz (A) und ein anderes Mal als weiß (B) wahrnehmen, auch wenn sie physikalisch gleich hell sind, wie die zusätzlich eingefügten grauen Streifen rechts beweisen (mit freundlicher Genehmigung durch EH Adelson 1995). Auf ähnliche Weise kann die gleiche physikalische Lautgestalt je nach Kontext einen anderen Phonem repräsentieren.

weg als neue Gefäßklasse gestaltwahrnehmungspsychologisch etabliert hat (Schüssel/Becher mit Henkel) und der Faustkeil als klassische Gestalt schon vor Jahrzehntausenden verschwand, ist es mit den Phonemen auch: Sie kommen und gehen über die Zeit.

Es ist bekannt, dass die Anzahl der Phoneme einer Sprache positiv mit der Anzahl der Sprecher dieser Sprache korreliert: Je größer die Sprachpopulation, desto differenzierter das lautliche Repertoire (16). Hier spielt der Zufall und die Menge zufälliger Ereignisse eine Rolle: Je mehr Leute da sind, desto eher macht jemand mal was Neues mit seinen Sprachwerkzeugen. Und je weniger da sind, desto eher gerät einmal etwas in Vergessenheit. Allein aus diesen einfachen Tatsachen lässt sich ableiten, dass es mit der Sprache nicht anders sein könnte als mit den Genen: „Sofern in kleinen Gründerpopulationen Phonem-Unterschiede mit höherer Wahrscheinlichkeit verloren gehen können, sollte eine Abfolge von Gründungsereignissen im Verlauf der Expansion des Menschen das Ausmaß der Phonem-Unterschiede mit zunehmendem Abstand von Ursprungsort vermindert haben", formuliert der neuseeländische Psychologe Quentin Atkinson (2, Übersetzung durch den Autor)[9] diese Hypothese und machte sich daran, sie empirisch zu überprüfen. Hierzu untersuchte er die Anzahl der Phoneme in 504 Sprachen der Welt und bediente sich der Daten aus dem *Weltatlas der Sprachstrukturen* (Abb. 18-7).

Zunächst einmal bestätigte er den bekannten Zusammenhang zwischen Populationsgröße und Phonem-Unter-

---

9 „If phoneme distinctions are more likely to be lost in small founder populations, then a succession of founder events during range expansion should progressively reduce phonemic diversity with increasing distance from the point of origin" (2).

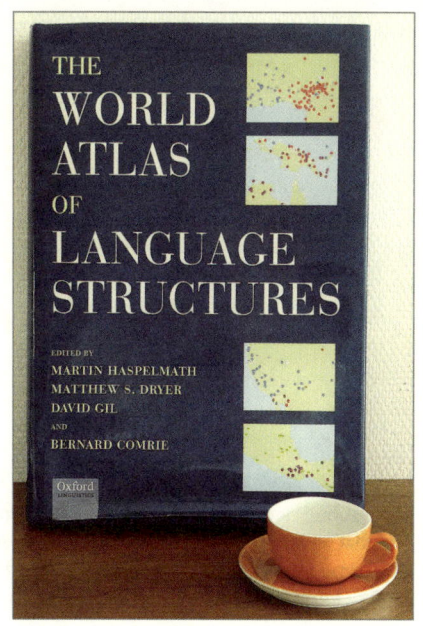

Abb. 18-7 Eines der teuersten (354,50 Euro) und schwersten (4 kg) Bücher meiner Privatbibliothek: „The World Atlas of Language Structures", in dem ich zugegebenermaßen bislang immer nur fasziniert blätterte. Dass man damit deutlich mehr anstellen kann, zeigt Quentin Atkinson.

schiedlichkeit, der für Vokale und Tonalität jeweils für sich mit $p < 0,001$ und für Konsonanten mit $p < 0,003$ signifikant ist und sich sowohl zwischen Sprachfamilien als auch innerhalb von Sprachfamilien nachweisen lässt. Zudem zeigte sich eine Abhängigkeit des Phonem-Reichtums einer Sprache von ihrem Ort auf dem Globus: Je weiter sich dieser vom Ursprungsort der Menschheit weg befindet, desto geringer ist die durchschnittliche Anzahl der Phoneme der Sprache ($r = -0,545$; $p < 0,001$). Anders ausgedrückt: Der beträchtliche Anteil von 31% der Varianz des Phonem-Reichtums einer Sprache werden durch ihren Abstand von der Wiege der Menschheit erklärt (Abb. 18-8). In Abbildung 18-9 ist schließlich die Unterschiedlichkeit (Reich-

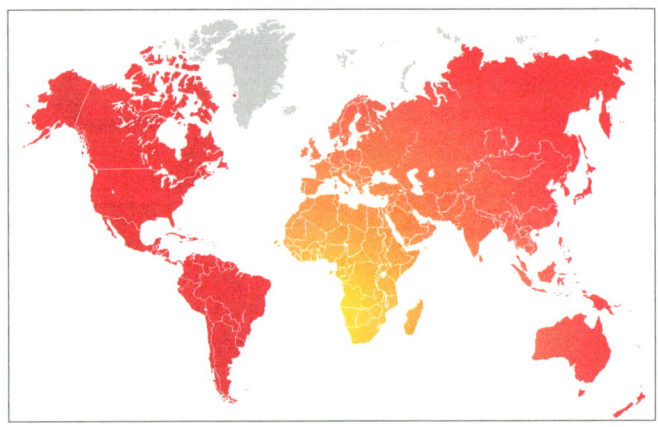

Abb. 18-8 Unterschiedlichkeit (Reichtum) der Phoneme von über 500 Sprachen weltweit (nach 2, Figure 2A). Am Ursprungsort der Menschheit werden heute Sprachen gesprochen, die sehr unterschiedliche Phoneme aufweisen (gelb). Je weiter entfernt von diesem Ursprungsort sich eine Sprachgemeinschaft befindet, desto geringer ist die Unterschiedlichkeit ihrer Phoneme (rot).

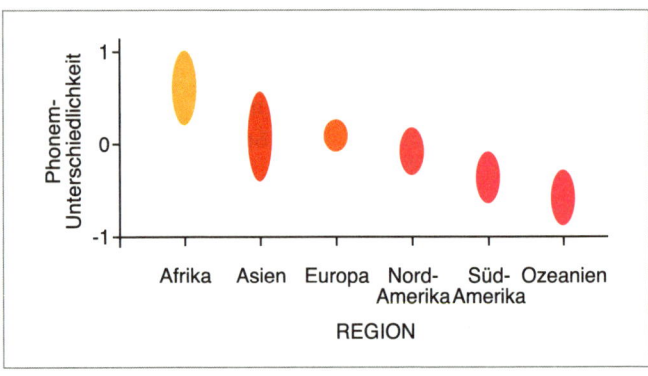

Abb. 18-9 Unterschiedlichkeit (Reichtum) der Phoneme in Sprachregionen in Abhängigkeit von der Entfernung dieser Regionen von der „Wiege der Menschheit" im heutigen Südafrika (nach 2, Figure 1B). Die Farbkodierung entspricht Abbildung 18-8.

tum) der Phoneme der Sprachen ganzer Sprachregionen in Abhängigkeit von der Entfernung dieser Regionen auf dem Landweg durch Migration dargestellt.

Brisanter Mix aus Dopamin und Sprache

Fassen wir zusammen: Seit Jahrmillionen entstehen unter den günstigen Bedingungen des riesigen afrikanischen Lebensraums immer neue Varianten von Primaten, angepasst an die Lebensbedingungen ihrer jeweiligen Nische und breiten sich von dort über den Globus aus. Wenn man bei solcher Migration unwillkürlich an Wandern denkt, liegt man falsch, denn dieses erfolgt mit etwa 5 km pro Stunde, wohingegen die Geschwindigkeit der Migration aus Afrika in einer Größenordnung von 5 km pro Generation liegt. Aber selbst das ist schnell genug, kommt man doch auch mit dieser Geschwindigkeit innerhalb von 4 000 Generationen um den halben Erdball, was in erdgeschichtlicher Hinsicht kaum mehr als einen Augenblick darstellt.

So betrachtet kann man fragen, warum gerade die letzten 50 000 Jahre so besonders waren und alle bis dato stattgehabten Entwicklungen in den Schatten stellten. Die Antwort liegt vielleicht im brisanten Mix aus Dopamin und Sprache. Der Neuromodulator Dopamin sorgt für Varianz im Verhalten dahingehend, dass wir besser oder schlechter planen, mehr oder weniger Risiken eingehen, und mehr oder weniger aufmerksam sind. Und zudem hat er auch noch ganz enge Beziehungen zu allem, was mit Bewegung zu tun hat. Wer aber nun denkt, dass die guten Planer, die Risiken vermeiden und immer sehr aufmerksam sind, das Rennen machten, der irrt! Migration hatte die Selektion einer Funktionalität des Dopaminsystems zur Folge, die heute (im Klassenzimmer bei Freiarbeit) zu Aufmerksamkeitsstörungen führen kann, vor Jahrzehntausenden jedoch dazu führte, dass zumindest einige in der Horde den Feind (ganz gleich ob Säbelzahntiger oder eine andere Horde) rascher bemerkten, weil sie ihre Aufmerksamkeit gerade nicht fokussierten, sondern überall verteilt hatten. Die gleiche Funktionalität führt heute bei Drachenfliegern und Motorradfahrern zu einer Reduktion von deren evolutionärer Fitness, war jedoch damals mit Neugier und weniger Stress (beim Kontakt mit Neuem) verbunden. Und sie bewirkt heute planerische Höchstleistung, wo sie früher möglicherweise den Mutigen ein bisschen Wind aus den Segeln nahm (was ihnen und dem Rest der Horde schadete).

Das Ganze wäre nicht weiter aufregend, hätte sich nicht zugleich und sogar auf der gleichen „Reiseroute" die Sprache über den gesamten Globus verteilt. Sie bewirkt, dass wir uns täglich stundenlang immer neue Geschichten erzählen, in denen das vergangene und künftige Geschehen immer neu kollektiv geistig gewendet, verdaut, gespiegelt und gebrochen wird. Dieser Prozess der kulturellen Evolution ist von der Produktion neuer Zusammenhänge (Gedanken) abhängig und genau hierfür ist das Abweichen von Rigidität, das heißt, das Einführen von Varianz, von größter Bedeutung. Genau dies erbrachte die neue Funktionalität des Dopaminsystems. Und so haben wir heute sehr viele sehr neugierige, die Grenzen des Wachstums unablässig neu definierende Menschen, am wenigsten in Afrika, aber sonst überall. Hoffen wir, dass es weiter gut geht.

Literatur

1. Asghari V et al. Modulation of intercellular cyclic AMP levels by different human dopamine D4 receptor variants. J Neurochem 1995; 65: 1157–65.

2. Atkinson QD. Phonemic diversity supports a serial founder effect model of language expansion from Africa. Science 2011; 323: 346–9.

3. Balter M. New work may complicate history of Neandertals and H. sapiens. Science 2009; 326: 224–225.

4. Balter M. Of two minds about Toba's impact. Science 2010; 327: 1187–1188.

5. Cavalli-Sforza L et al. Reconstruction of human evolution: bringing together genetic, archaeological and linguistic data. PNAS 1988; 85: 6002–6.

6. Chang FM et al. The worldwide distribution of allele frequencies at the human dopamine D4 receptor locus. Hum Genet 1996; 98: 91–101.

7. Chen C et al. Population migration and the variation of dopamine D4 receptor (DRD4) allele frequencies around the globe. Evol Hum Behav 1999; 20: 309–24.

8. Darwin C. The Origin of Species. London: John Murray 1859.

9. Darwin C. The Descent of Man. London: John Murray 1871.

10. D'Erricoa F et al. Additional evidence on the use of personal ornaments in the Middle Paleolithic of North Africa. PNAS 2009; 106: 16051–6.

11. DeGiorgio M, Jakobsson M, Rosenberg NA. Explaining worldwide patterns of human genetic variation using a coalescent-based serial founder model of migration outward from Africa. PNAS 2009; 106: 16057–62.

12. Ding YC et al. Evidence of positive selection acting at the human dopamine receptor D4 gene locus. PNAS 2002; 99: 309–14.

13. Gibbons A. A new view of the birth of Homo sapiens. Science 2011; 331: 392–4.

14. Green RE et al. A draft sequence of the Neandertal genome. Science 2010; 328: 710–22.

15. Haspelmath M et al. The world atlas of language structures. Oxford: University Press 2005.

16. Hay J, Bauer L. Phoneme inventory size and population size. Language 2007; 83: 388–400.

17. Henry AG, Brooks AS, Piperno DR. Microfossils in calculus demonstrate consumption of plants and cooked foods in Neanderthal diets (Shanidar III, Iraq; Spy I, II, Belgium). PNAS 2011; 108: 486–91.

18. Hoffecker JF. The spread of modern humans in Europe. PNAS 2009; 106: 16040–5.

19. Hublin JJ. The origin of Neandertals. PNAS 2009; 106: 16022–16027.

20. Klein RG. Darwin and the recent African origin of modern humans. PNAS 2009; 106: 16007–9.

21. Krause J et al. The complete mitochondrial DNA genome of an unknown hominin from southern Siberia. Nature 2010; 464: 894–7.

22. Krischel M. Historical network analysis can be used to construct a social network of 19th century evolutionists. Paper presented at the International Conference Bridging Disciplines. Evolution and Classification in Biology, Linguistics and the History of sciences. Ulm University, Wissenschaftszentrum Schloss Reisensburg, June 2011.

23. Laland KN, Odling-Smee J, Myles S. How culture shaped the human genome: bringing genetics and the human sciences together. Nature Reviews Genetics 2010; 11: 137–48.

24. Li JZ et al. Worldwide human relationships inferred from genome-wide patterns of variation. Science 2008; 319: 1100–4.

25. Lie BA et al. Molecular genetic studies of natives on Easter Island: evidence of an early European and Amerindian contribution to the Polynesian gene pool. Tissue Antigens 2006; 69: 10–8.

26. Matthews LJ, Butler PM. Novelty-seeking DRD4 polymorphisms are associated with human migration distance out-of-africa after controlling for neutral population gene structure. American Journal of Physical Anthropology 2011; online: doi: 10.1002/ajpa.21507.

27. Marean CW et al. Early human use of marine resources and pigment in South Africa during the Middle Pleistocene. Nature 2007; 449: 905–8.

28. Marean CW. Als die Menschen fast ausstarben. In: Spektrum der Wissenschaft 2010; 12: 58–65.

29. Munafo M et al. Association of the dopamine D4 receptor (DRD4) gene and approachrelated personality traits: meta-analysis and new data. Biol Psych 2008; 63: 197–206.

30. Marshall M. Out of Africa, into bed with the locals. New Scientist 2011; 2817: 11.

31. Pearson A. Programmed to take risks. New Scientist 2011; 2817: 18.

32. Petraglia M et al. Middle Paleolithic assemblages from the Indian subcontinent before and after the Toba super-eruption. Science 2007; 317: 114–6.

33. Richards MP, Trinkaus E. Isotopic evidence for the diets of European Neanderthals and early modern humans. PNAS 2009; 106: 16034–9.

34. Reich D et al. Genetic history of an archaic hominin group from Denisova Cave in Siberia. Nature 2010; 468: 1053-60.

35. Reist C et al. Novelty seeking and the dopamine D4 receptor gene (DRD4) revisited in Asians: haplotype characterization and relevance of the 2-repeat allele. Am J Med Genet Part B Neuropsychiatric Genet 2007; 144B: 453–57.

36. Schrenk F, Müller S. Die Neandertaler. München: CH Beck 2005.

37. Schwartz JH, Tattersall I. Fossil evidence for the origin of Homo sapiens. American Journal of Physical Anthropology, Supplement: Yearbook of Physical Anthropology 2010; 143 (Supplement 51): 94–121.

38. Sykes B. The seven daughters of Eve: The science that reveals our genetic ancestry. Ney York, NY: WW Norton 2001.

39. Thorsby E et al. Further evidence of an Amerindian contribution to the Polynesian gene pool on Easter Island. Tissue Antigens 2009; 73: 582–5.

40. Tsai S et al. Association study of catechol-o-methyltransferase gene and dopamine D4 receptor gene polymorphisms and personality traits in healthy young Chinese females. Neuropsychobiology 2004; 50: 153–6.

41. Wang E et al. The genetic architecture of selection at the human dopamine receptor D4 (DRD4) gene locus. Am J Hum Genet 2004; 74: 931–944.

42. Wang ET et al. Global landscape of recent inferred Darwinian selection for Homo sapiens. PNAS 2006; 103: 135–40.

43. Zilhão J et al. Symbolic use of marine shells and mineral pigments by Iberian Neandertals. PNAS 2010; 107: 1023–8.

19   Unheimliche Wissenschaft

Kennen Sie das Gefühl, das einen beschleicht, wenn man sich ganz plötzlich gruselt? Man liest eine Geschichte und an einer ganz bestimmten Stelle beschleicht einen das Grauen. Das Gefühl ist umso eindrücklicher (oder sollte ich sagen: aufdringlicher?), je unvermittelter es einen ereilt, weswegen der Effekt beispielsweise bei einem Jugendbuch (7) stärker sein kann als bei einem Gruselheftchen. Neulich hatte ich ein solches Erlebnis beim Lesen einer wissenschaftlichen Arbeit. Aber greifen wir dem Gruseln nicht vor ...

Am Down-Syndrom, das genetisch durch das dreifache Vorliegen des 21. Chromosoms gekennzeichnet ist (Trisomie 21), kann man lernen, dass *weniger* manchmal *mehr* sein kann (6): Die Betroffenen haben ein Chromosom zu viel und genau deswegen leiden sie unter anderem unter einer geringeren geistigen Leistungsfähigkeit.

Einer kürzlich in der Fachzeitschrift *Nature* erschienenen Studie (5) zufolge ist das Down-Syndrom nichts weiter als ein Spezialfall einer ganz allgemeinen Tatsache, die spezifisch das menschliche Genom betrifft: Es entwickelte sich durch das Weglassen von genetischer Information!

Lange schon fragte man sich in der Wissenschaft, was es denn ist, was uns Menschen von unseren nächsten Verwandten, den Schimpansen, unterscheidet. Bis vor gut zehn Jahren dachte man, dass es besondere Gene sein müssten, die besondere Proteine kodieren, menschliche Proteine eben, die uns anders machen. Mit der Entschlüsselung des menschlichen Genoms vor einem Jahrzehnt jedoch wurde klar, dass dies nicht die Erklärung sein konnte. Zum einen stellte sich heraus, dass wir deutlich weniger Gene besitzen als man zunächst dachte: Man schätzte damals die Anzahl der Gene des Menschen auf etwa 100 000 und lag damit fünf Mal höher als heute gemeinhin angenommen wird.

Aber selbst unter diesen 20 000 Genen waren keine, die sich als irgendwie besonders erwiesen. Vielmehr waren die Unterschiede zwischen der DNA des Menschen und der DNA anderer Primaten vor allem in den nicht kodierenden Bereichen des Genoms lokalisiert (1). Diese DNA-Sequenzen, die beim Menschen mit 98,5% den mit Abstand größten Teil des Erbguts ausmachen, nannte man damals „Abfall" (Junk-DNA), was man damit rechtfertigte, dass man nicht wusste, wozu diese DNA überhaupt da ist, denn schließlich kodiert sie keine Proteine. Der Gedanke war nicht nur im Grunde sehr seltsam („ich weiß nicht, was das ist; also muss es Abfall sein."), sondern stellte sich im weiteren Verlauf der Forschung auch als völlig falsch heraus: Der größte Teil der menschlichen DNA kodiert nichts, ist aber auch kein Abfall, sondern hat regulierende Funktion (4). Was den Menschen zum Menschen macht, sind nicht bestimmte „menschliche" Eiweiße, sondern die Art, wann und wo welche Eiweiße (die es bei Tieren auch gibt) im Laufe der Entwicklung eines menschlichen Embryos gebildet werden.

Doch damit waren der Überraschungen noch immer nicht genug, wie die erwähnte neue Studie zum Vergleich des menschlichen Genoms mit dem des Schimpansen zeigte. An 510 Stellen fehlen im Erbgut des Menschen DNA-Sequenzen, bei denen es sich bis auf eine einzige samt und sonders um nicht proteinkodierende, regulatorische DNA handelt. Dieses Fehlen ist insofern spezifisch menschlich, als nicht nur die Schimpansen die entsprechenden DNA-Bereiche ausweisen, sondern Makaken, Hühner und Mäuse auch. Nur eben beim Menschen (einschließlich des Neandertalers, wie ein Vergleich mit dessen Genom zeigte, bei dem 88% der bei uns fehlenden Sequenzen auch fehlen) fehlt, was bei vielen anderen Arten in gleicher Weise vorhanden ist und dort irgendetwas reguliert.

In zwei der 510 Fälle gelang es den Wissenschaftlern weiterhin, dieses Fehlen näher zu charakterisieren. Beide

DNA-Sequenzen verstärken die Produktion eines Proteins, wobei es sich in einem Fall um einen Androgenrezeptor und im zweiten Fall um ein Gen handelt, das Gehirnwachstum hemmt. Diese fehlen also beim Menschen. Um nun herauszubekommen, was dies genau bedeutet, das heißt, wie diese Genregulatoren wirken, wandten die Autoren einen Trick an: Sie koppelten die Gene samt Regulatorsequenzen (vom Schimpansen bzw. von der Maus) an einen Marker, der für eine Blaufärbung des Gewebes sorgt, wenn eine Genexpression stattfindet. Mit anderen Worten: Wenn irgendwo im Organismus des Versuchstiers (Maus bzw. Schimpanse) das Gen, das beim Menschen abgeschaltet ist, angeschaltet ist, färbt sich der Bereich blau.

Auf diese Weise konnten die Autoren zeigen, dass einer der beiden beim Menschen fehlenden Regulatoren bei der Maus für Schnurrhaare im Gesicht und Dornen am Penis sorgt. Gerade letzteres sorgte in einschlägigen Blogs für erhebliche (männlich-fantasievolle) Resonanz, lässt sich jedoch relativ einfach erklären: „Dornen am Penis sind in solchen Arten ein häufiges Merkmal, bei denen viele Männchen um ein Weibchen konkurrieren. Die Wissenschaftler nehmen an, dass der Verlust dieser Dornen beim Menschen dazu beiträgt, die Kopulation zu verlängern, was wiederum die emotionalen Bande zwischen den Partnern verstärkt, die zur langjährigen Aufgabe der Kindererziehung notwendig sind" (3, 6).

Der zweite beim Menschen fehlende genetische Regulator betrifft ein Gen, das bei Maus und Schimpanse in embryonalen Gehirnregionen exprimiert ist, die letztlich zur Entwicklung des Kortex führen. Dort hemmt es das neuronale Wachstum in Arealen, deren Analoga beim Menschen für höhere geistige Leistungen (Sprache, Bewusstsein) zuständig sind. Durch das Fehlen einer derartigen „Bremse" werden diese Funktionen beim Menschen somit erst so richtig aktiv.

In laufenden Experimenten wird versucht, den ultimativen Beweis für diese Schlussfolgerungen zu führen. Er besteht nun natürlich darin, dass man – bei der Maus – die Genregulatoren entfernt, die beim Menschen auch fehlen und dann nachsieht, welche Verhaltensweisen zu beobachten sind ...

Gruselt es Sie im Moment gerade auch? Was ist, wenn die Maus plötzlich redet? – „Unwahrscheinlich!" werden jetzt viele denken. Aber denken Sie weiter: Was ist, wenn man diese Experimente beim Schimpansen macht. Der wird immer mehr zum Menschen, je mehr man von dem, was bei ihm angeschaltet ist, abschaltet. Und Abschalten geht leichter als Neues kreieren. Man untersucht jetzt natürlich intensiv die anderen 508 Gensequenzen, die beim Menschen ebenfalls abgeschaltet sind, wodurch er zum Menschen wird. Nach und nach wird also deutlich werden, was es ist, das einen Schimpansen daran hindert, zu sein wie wir.

„Was kommt als nächstes? Wichtig ist, dass die Forscher der Versuchung widerstehen, Affen oder gar Schimpansen mit vermenschlichten Gehirnen zu schaffen ...", kann man in einem Kommentar lesen (1). Sofort fallen einem Science-Fiction-Filme mit gezüchteten Halbmenschen als Sklaven- oder Dienerkaste ein, die von einer Vollmenschen-Herrenkaste dominiert werden. „Unwahrscheinlich, dass diese Experimente je beim Schimpansen gemacht werden", schreibt ein anderer Kommentator (2). Hoffen wir, dass er Recht behält.

Literatur

1. Anonymus. Children of the lost DNA (editorial). New Scientist 2011; 209(2803): 3.
2. Coglan A. Key to humanity is in missing DNA. New Scientist 2011; 209(2803): 6–7.
3. Dixson AF. Primate sexuality. Oxford: University Press 1998.
4. Mattick JS. RNA regulation: a new genetics? Nature Neuroscience Reviews 2004; 5: 316–323.
5. McLean CY et al. Human-specific loss of regulatory DNA and the evolution of human-specific traits. Nature 2011; 471: 216–219.
6. Olson MV. When less is more: gene loss as an engine of evolutionary change. Am J Hum Genet 1999; 64: 18–23.
7. Wagner A. Unland. Berlin: Verlag Berlin 2009.

20 Synapsen markieren zum Konsolidieren

Die Großhirnrinde (Neokortex) und der Hippocampus sind die für das Langzeitgedächtnis wichtigsten Gehirnstrukturen. In der Gehirnrinde eintreffende Informationen werden in einigen hundert spezialisierten Modulen des Neokortex auf unterschiedlichen Ebenen der Komplexität landkartenförmig repräsentiert, das heißt, externe Informationen führen zu Erregungen in einzelnen Bereichen von beispielsweise Farbkarte oder Frequenzkarte, Gesichterkarte oder Wortlautkarte sowie weiteren visuellen und akustischen Karten, um nur zwei Modalitäten zu nennen. Multimodale Areale, die nicht mehr auf eine Sinnesmodalität spezialisiert sind, sondern allgemeine Aspekte der äußeren Welt verarbeiten, wie beispielsweise den Ort eines Geschehens oder dessen Wert für uns bereiten Entscheidungen vor, die durch Weitergabe der verarbeiteten Informationen an motorische Module in Verhalten umgesetzt werden.

Der Hippocampus ist ein kleines Modul, das Verbindungen zu sehr vielen neokortikalen Bereichen hat und dadurch eine Art Gesamteindruck des jeweils im Neokortex vorliegenden Aktivierungsmusters als Input erhält. Durch die Eigenart seiner Organisation, die man bereits vor 40 Jahren als „Autoassoziator" modelliert hat (18, 23, 32), verbindet der Hippocampus die in ihm abgebildeten kortikalen Aktivierungen, die einem bestimmten Ereignis oder einem bestimmten Faktum entsprechen. Damit befindet sich die Repräsentation der „Gedächtnisspur" eines Ereignisses, auch wenn dieses letztlich als Produkt der Aktivierung des Neokortex zu sehen ist, zunächst einmal vor allem im Hippocampus. Glaubte man früher, dass der Hippocampus vor allem zur Speicherung von Orten im Raum dient, ist durch eine Reihe von Experimenten heute geklärt, dass er jegliche Art von Fakten und Ereignissen lernen kann, ganz gleich, ob räumlich oder nicht (26).

Nun weiß man schon seit Jahren, dass das operative Entfernen des Hippocampus beidseits bei einem Versuchstier zum völligen Vergessen von zuvor gelerntem Material führt. Wartet man jedoch mit dem Abschalten des Hippocampus bei der Maus eine Woche oder bei der Ratte etwa einen Monat, so können die Tiere das Gelernte (z. B. einen bestimmten Ort) im Experiment abrufen und in ihr Verhalten integrieren (sich also an das Ereignis erinnern) – ohne Hippocampus! Die gelernte Information muss also während dieser Zeit (eine Woche bei der Ratte, ein Monat bei Primaten; 20) an einen anderen Ort transferiert worden sein, der auch ohne Hippocampus erreichbar ist.

Man hat gute Gründe zur Annahme, dass hierfür Konsolidierungsvorgänge auf Systemebene (engl. systems level memory consolidation) verantwortlich sind, die letztlich dafür sorgen, dass sich die kortikalen Erregungsmuster, die dem ursprünglichen Ereignis entsprochen haben, unter Kontrolle des Hippocampus, z. B. während des Schlafs, wieder einstellen. Weil Verbindungen zwischen gleichzeitig aktivierten Neuronen stärker werden, entstehen auf diese Weise Gedächtnisspuren zwischen Orten auf den Landkarten des Neokortex. So werden langfristig Verbindungen zwischen Repräsentationen ausgebildet, die den Aufbau von genau denjenigen erlebnisspezifischen Erregungen begünstigen, die das Gesamterlebnis zuvor ausgemacht haben. In Abbildung 20-1 ist ein stark schematisiertes Modell der Zusammenarbeit von Hippocampus und (orbitofrontalem) Kortex beim Erleben, Speichern und Konsolidieren einer neuen Erinnerung dargestellt. Die Projektionen des Hippocampus in den Kortex sind topografisch organisiert, sodass der Hippocampus ganz prinzipiell über die Möglichkeit verfügt, den Kortex selektiv bzw. punktgenau anzusteuern und auf diese Weise Aktivierungsmuster (wieder-)hervorzurufen, die bei einem bestimmten Erlebnis vorhanden waren (5, 28). Durch diese vom Hippocampus

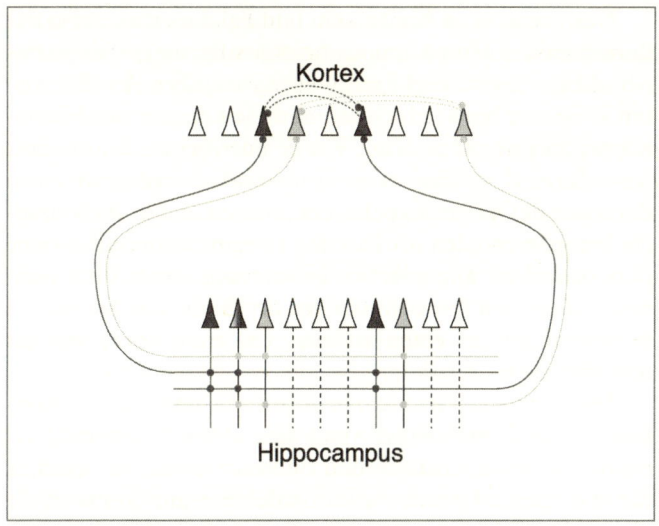

Abb. 20-1 Modell der Zusammenarbeit von Hippocampus und Kortex beim Erleben, Speichern und Konsolidieren einer neuen Erinnerung (modifiziert nach 25). Dargestellt sind die Aktivierungsmuster beim Vorliegen zweier Gerüche (hellgrau, dunkelgrau). Mittels des „Trainings" durch den Hippocampus werden (bidirektionale) intrakortikale Verbindungen (gestrichelt dargestellt) aufgebaut, die langfristig die Erinnerung repräsentieren.

verursachte gleichzeitige Aktivierung verschiedener Zellverbände in den unterschiedlichsten kortikalen Modulen könnte eine Verstärkung der Verbindungen zwischen diesen kortikalen Repräsentationen herbeigeführt werden, sodass das neu gelernte Material (das neue Erlebnis) langfristig allein im Kortex repräsentiert ist. Man spricht in diesem Zusammenhang auch vom Hippocampus als Koinzidenz-Regenerator (30).

303

Das Lernen von Ereignissen und Fakten erfolgt also dadurch, dass ein im Hippocampus assoziativ gespeichertes Abbild der kortikalen Erregungsmuster über einen gewissen Zeitraum hinweg dazu dient, diese Erregungsmuster im Kortex zu verankern. Kurz: Die Erinnerung an das Erlebnis wird durch den Hippocampus im Kortex regeneriert, also dort, wo das ursprüngliche Erlebnis stattfand. Neuropsychologische Studien an Patienten liefen Hinweise darauf, dass diese Vorgänge der Konsolidierung auf Systemebene beim Menschen (bei dem sich die beschriebenen tierexperimentellen Studien verbieten) bis zu einem Jahr oder länger dauern können (20).

Die Rolle des Hippocampus beim Erinnern nimmt also über die Zeit hinweg, die eine bestimmte Erinnerung im Gehirn verbracht hat, ab und irgendwann einmal spielt er für das Weiterbestehen der Gedächtnisspur keine Rolle mehr. Daher können sich die gerade erwähnten Patienten ohne Hippocampus durchaus an Ereignisse aus der Vergangenheit erinnern, wenn sie nur lange genug vor der Entfernung des Hippocampus eingespeichert wurden.

Am Rande sei erwähnt, dass dieses ganze Arrangement unserer Gedächtnisprozesse schon allein deswegen auch einen großen Sinn macht, da im Hippocampus Neuronen permanent absterben und durch nachwachsende Neuronen ersetzt werden (14, 15). Allein aus diesem Grund kann dieses Modul nicht das neurobiologische Korrelat des Langzeitgedächtnisses darstellen. Vom Neokortex hingegen ist mittlerweile mit an Sicherheit grenzender Wahrscheinlichkeit nachgewiesen, dass Nervenzellen dort nicht nachwachsen, zumindest nicht beim erwachsenen Menschen (2, 21).

Die Rolle des Hippocampus beim Konsolidieren konnte mittlerweile auch mittels bildgebender Verfahren sowohl im Tierversuch (8, 19) als auch beim Menschen (33) direkt gezeigt werden. Eine französische Arbeitsgruppe verwendete ein „lebensechtes" neues Lernparadigma, um im Tierversuch die Vorgänge bei diesen Konsolidierungsprozessen auf Systemebene näher zu untersuchen. Ratten lernen voneinander, ein bestimmtes Futter zu mögen. Sie brauchen hierfür etwa 30 Minuten und tun dies dadurch, dass sie den Mundgeruch von Artgenossen schnüffeln, die gerade von einer bestimmten Nahrungsquelle gefressen haben. Die „Logik" dieser Verhaltensweise ist einfach: Das Futter, das so riecht, wie mein Kollege aus dem Mund, kann nicht verdorben oder ungenießbar sein, sonst ginge es ihm ja jetzt schlecht. Er ist aber guter Dinge, springt und krabbelt herum, also muss das Futter in Ordnung sein.

Zurück zum Experiment: Hat eine Ratte den Mundgeruch einer anderen Ratte, die gerade gefressen hat, noch im Kopf, so zeigt sie schon beim ersten Kontakt mit dem neuen Futter eine deutlich verminderte Angst vor der neuen Nahrung, die man normalerweise (also ohne vorheriges Lernen) beobachten kann (27). Betrachten wir ein Beispiel: Ratten mögen Kakao eigentlich lieber als Kreuzkümmel. Wenn sie aber den Atem eines Artgenossen, der gerade Kreuzkümmel gefressen hat, zuvor gerochen haben, dann verändert sich ihr Geschmack und sie mögen den Kümmel lieber als den Kakao.

Um dies zu lernen, brauchen sie zunächst einmal ihren Hippocampus und später ihren olfaktorischen Kortex: Testet man ihre Nahrungsmittelpräferenz einen Tag nach dem neuen Lernen, ist der Hippocampus gefragt. Hätte man ihn nach dem Lernen entfernt oder pharmakologisch inaktiviert, so hätten sich die Ratten wieder dem Kakao zugewandt. Wartet man jedoch einen Monat und schaltet den Hippocampus dann pharmakologisch ab, fressen die Ratten nach wie vor den Kümmel lieber als den Kakao (Abb. 20-2): Das Gelernte wurde mithilfe des Hippocampus in den olfaktorischen Kortex übertragen, dem Langzeitspeicher für Gerüche. Die Ratten können sich mithilfe des olfaktorischen Kortex noch an die Erfahrung (den Geruch von Kümmel aus dem Mund eines Artgenossen) vor einem Monat erinnern.

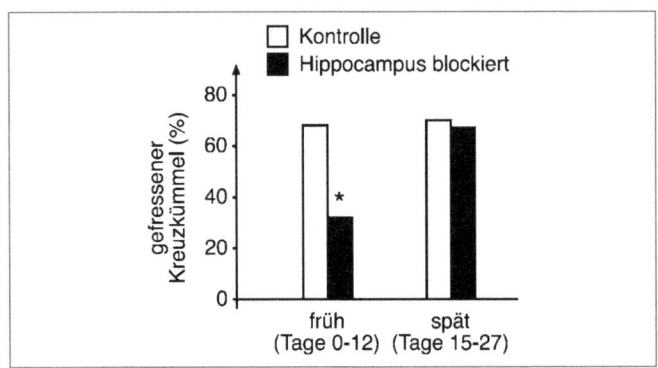

Abb. 20-2 Erinnerungsleistung nach 30 Tagen, gemessen als prozentualer Anteil des gefressenen Kreuzkümmels. Die Inaktivierung des Hippocampus im frühen Zeitfenster vom Tag 0 bis zum Tag 12 nach dem sozialen Lernen der neuen Nahrungsmittelpräferenz führt zu einer Verminderung des Erinnerns nach 30 Tagen. Wird der Hippocampus hingegen im späten Zeitfenster vom Tag 15 bis zum Tag 27 nach dem Lernen inaktiviert, bleibt die Erinnerung (an die Präferenz für Kreuzkümmel) offensichtlich erhalten (nach 16).

Man bestimmte bei den Tieren auch die Anzahl dendritischer Dornen im orbitofrontalen Kortex, ein direktes Maß für die neurobiologischen Veränderungen bei Lernprozessen (13). Hierbei zeigten sich entsprechend dem Verhalten der Tiere in der Kontrollbedingung eine lernbedingte Zunahme der kortikalen dendritischen Dornen, bei der frühen Inaktivierung des Hippocampus (welche die Konsolidierung auf Systemebene verhinderte) hingegen nicht.

Durch Inaktivierung des orbitofrontalen Kortex vom Tag 15 bis Tag 27 (spät im Zeitfenster der Konsolidierung auf Systemebene) ließ sich die Übertragung des neu gelernten Inhalts ebenfalls stören (Abb. 20-3 rechte Säulen), wie beschrieben wurde und aus früheren Studien bereits bekannt war. Die Autoren fanden jedoch zudem, dass die

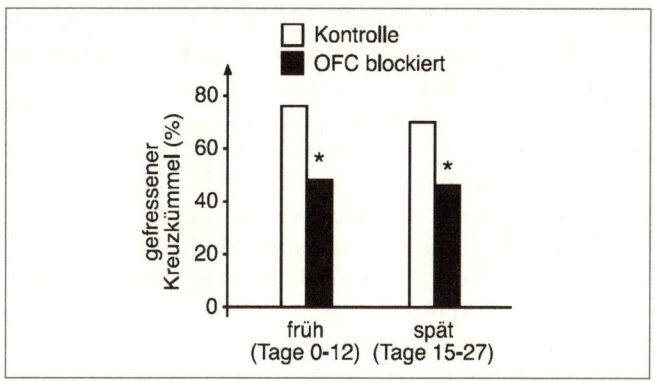

Abb. 20-3 Erinnerungsleistung nach 30 Tagen, gemessen als prozentualer Anteil des gegessenen Kreuzkümmels. Die Inaktivierung des orbitofrontalen Kortex sowohl im frühen Zeitfenster vom Tag 0 bis Tag 12 als auch im späten Zeitfenster vom Tag 15 bis zum Tag 27 nach dem sozialen Lernen der neuen Nahrungsmittelpräferenz führt zu einer Verminderung des Erinnerns nach 30 Tagen (nach 16).

Übertragung des Gedächtnisinhalts in den orbitofrontalen Kortex auch dann nicht funktioniert, wenn dieser unmittelbar nach dem Lernen (Tag 0 bis 12, also früh im Zeitfenster) pharmakologisch inaktiviert wurde (Abb. 21-3 linke Säulen). Wieder zeigte auch die Untersuchung dendritischer Dornen im orbitofrontalen Kortex deren Verminderung in beiden Inaktivierungsbedingungen (früh und spät) als Korrelat der nicht stattgehabten Konsolidierung des Gelernten auf Systemebene.

Der neu gelernte Inhalt war während dieser Zeit doch noch im Hippocampus regeneriert und hätte daher später in den orbitofrontalen Kortex übertragen werden können. Warum geschah das nicht? Irgendetwas muss also im orbitofrontalen Kortex während des Lernens der neuen Geschmackserfahrung geschehen, was den Beginn der Übertragung der Information ermöglicht. Denn geschieht dies durch Inaktivierung nicht, dann wird die Erinnerung nicht langfristig gespeichert.

Um dieses Rätsel zu lösen, bemühen die Autoren Überlegungen zur synaptischen Markierung (synaptic tagging), die zur Erklärung eines anderen Rätsels bei der Konsolidierung auf Synapsenebene bereits vor eineinhalb Jahrzehnten von Frey und Morris vorgeschlagen wurden (10, 11). Synapsen ändern ihre Stärke durch Benutzung, das heißt, dann, wenn sie Aktionspotenziale weiterleiten und einige zusätzliche Bedingungen gegeben sind, ein Vorgang, den man Langzeitpotenzierung (engl. long term potentiation, LTP) nennt, der durch NMDA-Rezeptoren vermittelt ist und der bereits vor 45 Jahren durch Terje Lømo entdeckt worden ist (3, 17).

Völlig unklar war aber über lange Zeit, wie dies geschehen kann. Ein Neuron hat bis zu 10 000 Synapsen. Die Verstärkung der Übertragung findet an wenigen Synapsen statt und damit deren Wachstum ebenfalls. Wachstum bedeutet jedoch Strukturneubau, also Synthese von Eiweißkörpern sowie deren Transport an die richtige Stelle.

Man weiß schon seit Jahren aus Lernexperimenten an Versuchstieren, dass vom Hippocampus gelerntes Verhalten nur dann für längere Zeit gespeichert wird, wenn die Synthese von Eiweißkörpern in den Neuronen funktioniert. Wird die Proteinsynthese hingegen während des Lernens pharmakologisch reversibel blockiert, vergessen die Tiere das Gelernte nach etwa vier Stunden wieder. Weiterhin wurde gezeigt, dass unmittelbar nach dem Lernen die Proteinsynthese im Hippocampus zunimmt, dass also auf die elektrischen Veränderungen an der Synapse (LTP) unmittelbar beim Lernen Prozesse des Wachstums und des Umbaus einsetzen. Diese Veränderungen der Struktur von Synapsen nach dem Lernen konnten direkt im Hippocampus und im Neokortex fotografiert (13, 34, 35) und sogar (im Zeitraffer) gefilmt (7) werden. Woher jedoch „weiß" das Neuron, welche Synapse gerade auszubauen ist? Wie also finden die Bausteine den Weg vom Neuron zur weit entfernten synaptischen Baustelle?

Bereits 1997 wurde zur Lösung dieses Problems vorgeschlagen, dass Synapsen bei der LTP nicht nur ihre elektrischen Eigenschaften ändern, sondern auch vorübergehend einen Stoff bilden, der ihnen das Etikett „bei mir fand gerade LTP statt" verleiht (1, 9, 11). Im Englischen setzte sich für diesen Vorgang die Bezeichnung synaptic tagging durch, was man mit „Etikettierung" (9) oder „Markierung" übersetzen kann. Alternativ könnte auch die Proteinsynthese genau vor Ort durch einen lokalen Mechanismus in Gang gesetzt werden (local translation; 29) oder es könnte ein überall vorhandener Stoff in die elektrisch aktivierten dendritischen Dornen selektiv eingeschleust und nicht mehr herausgelassen werden (trapping; 36). Wie auch immer, die Synapsen, an denen eine Verstärkung der elektrischen Signalübertragung (LTP) stattgefunden hat, müssen langfristig umgebaut und hierzu kurzfristig markiert werden, damit der Umbau auch an genau der richtigen Stelle erfolgt.

Um dies zu zeigen, führten Lesburguères und Mitarbeiter vier weitere Experimente durch. Beim ersten wurde der OFC schon unmittelbar vor dem Lernen pharmakologisch inaktiviert. Dies führte zum Behalten des Gelernten nach 7 Tagen (der Hippocampus war ja intakt), jedoch zur deutlichen Beeinträchtigung der Erinnerung nach 30 Tagen (Abb. 20-4). Zudem wurde durch die Inaktivierung des OFC das Wachstum dendritischer Dornen in OFC-Neuronen vollständig verhindert. Auch das Hardware-Korrelat des Lernens war damit nicht vorhanden.

Irgendetwas fand also im OFC beim Lernen nicht statt, das für die hippocampal getriebene Verfestigung des Gelernten im OFC Wochen nach dem Lernen notwendig ist. Mit den Worten der Autoren: „Thus impairing the tagging

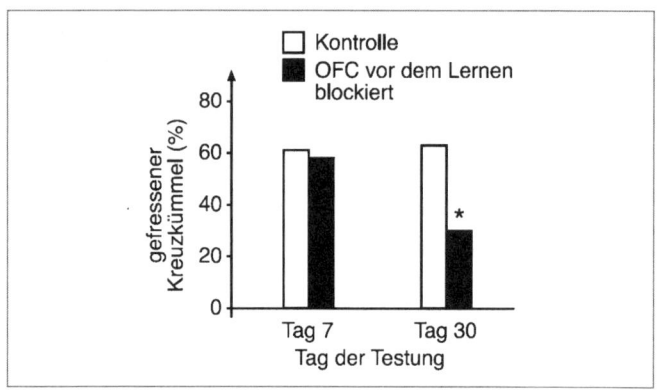

Abb. 20-4 Erinnerungsleistung nach 7 und nach 30 Tagen, gemessen als prozentualer Anteil des gegessenen Kreuzkümmels nach Inaktivierung des orbitofrontalen Kortex unmittelbar vor dem Lernen (nach 16).

of cortical networks at the time of encoding most likely interfered with post-acquisition hippocampal-cortical dialogue, preventing the hippocampus to activate the adequate pattern of cortical neurons and synapses recruited during the initial learning episode. This finding identifies early cortical tagging as a potential critical process responsible for the progressive embedding of enduring memories within cortical networks" (16).

In weiteren Experimenten konnte nachgewiesen werden, dass eine Blockade der NMDA-Rezeptoren im OFC ebenfalls das Erinnern nach 30 Tagen deutlich beeinträchtig, dass also Prozesse während der initialen Langzeitpotenzierung betroffen sind. Da diese an einzelnen Synapsen stattfindet, sollte die Konsolidierung im OFC spezifisch für bestimmte Informationen sein. Um dies zu untersuchen, lernten Ratten zunächst einen Geruch (Kakao), sieben Tage

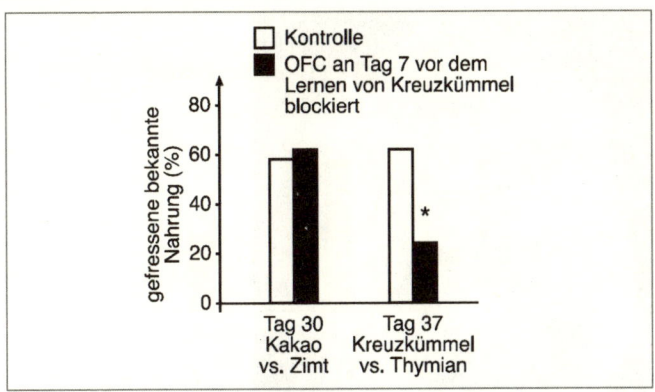

Abb. 20-5 Erinnerungsleistung jeweils 30 Tage nach dem Lernen von zwei Gerüchen, das in 7-tägigem Abstand erfolgte, gemessen als prozentualer Anteil des gegessenen bekannt riechenden Nahrungsmittels (Kakao bzw. Kreuzkümmel) bei gleichzeitigem Darbieten eines unbekannten Nahrungsmittels (Zimt bzw. Thymian). Vor dem Erlernen des zweiten Geruchs (Kreuzkümmel) war der OFC inaktiviert worden (nach 16).

später wurde dann ihr OFC inaktiviert und dann lernten sie einen zweiten Geruch (Kreuzkümmel). Wie Abbildung 20-5 zeigt, führte dies zum Lernen des ersten, nicht jedoch des zweiten Geruchs. Das kortikale Markieren von Synapsen geschieht also keineswegs überall, sondern genau an denjenigen Synapsen, die für die Gedächtnisspur auch zuständig sind.

Ganz allgemein ist das Riechen ein Nahsinn, mit dem wir weniger über die Dinge, wie sie sind, erfahren als vielmehr vor allem die Dinge bewerten: Etwas riecht gut oder es riecht schlecht, dies ist die wichtigste Information, die uns der Riechsinn liefert. Nicht umsonst wird der orbitofrontale Kortex (Abb. 20-6) beim Menschen nicht nur für Gerüche, sondern auch für die Speicherung von Bewertun-

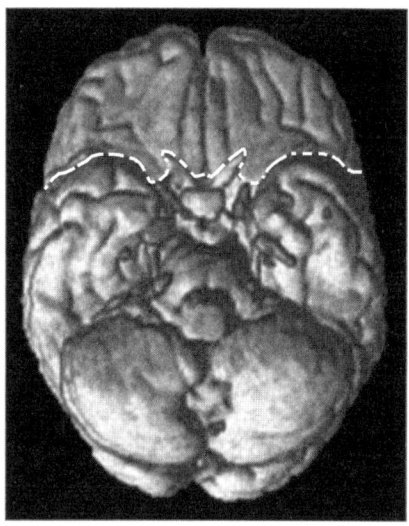

Abb. 20-6 Der orbitofrontale Kortex (oberer Teil) beim Blick auf das Gehirn von unten. Schon lange ist bekannt, dass der orbitofrontale Kortex, also der vorn hinter der Stirn und direkt über der Augenhöhle gelegene Bereich des Gehirns, für die Verarbeitung von Gerüchen zuständig ist. Man spricht auch vom Riechhirn, das beim Menschen Bewertungen anderer Art übernommen hat (31).

gen („Werte") ganz allgemein verwendet: Die Evolution benutzt immer das, was schon da ist und überträgt dem Vorhandenen neue Aufgaben. So wird das Schmerzzentrum bei sozialen Lebewesen wie wir es sind auch für Vereinsamung zuständig (sowohl die körperliche als auch die soziale Integrität sind überlebenswichtig; 6), die Spiegelneuronen im Broca-Bereich, die für Ausführung und Erkennung von Gesten zuständig sind, übernehmen beim Menschen auch dessen sprachliche Kommunikation (22); und der Bereich des Parietalhirns, mit dem sich die Ratte in dunklen Kanälen orientiert, leistet beim Menschen nicht nur ebenfalls die Orientierung, sondern übernimmt die Mathematik (z. B. die Geometrie und den Zahlenstrahl; 4) auch noch mit.

Es ist unwahrscheinlich, dass die neuen Erkenntnisse zur Markierung kortikaler Synapsen bei der langfristigen Speicherung von Gedächtnisinhalten nur für Ratten und nur für Gerüche gilt. Beim Menschen ist der Hippocampus für jegliche neue Fakten und Ereignisse zuständig und der OFC nicht nur für gute und schlechte Gerüche, sondern für Bewertungen überhaupt. Man beginnt zu verstehen, wie beide Strukturen zusammenwirken, um komplexe Ereignisse langfristig sicher zu speichern. Es wird daher auch Zeit, dass wir über die Anwendung solcher Erkenntnisse in Lernsituationen nachdenken. Hierbei geht es weniger um die (von den Autoren übrigens auch gezeigte) Möglichkeit, die Konsolidierung pharmakologisch zu verbessern, sondern vielmehr darum, Lernumgebungen und Lernsituationen so zu gestalten, dass die für das Lernen optimalen Voraussetzungen gegeben sind. Solche translationale Forschung wird an Bedeutung gewinnen, insbesondere vor dem Hintergrund des globalen Wettbewerbs der besten Köpfe!

Literatur

1. Barco A, Lopez de Armentia M, Alarcon JM. Synapse-specific stabilization of plasticity processes: the synaptic tagging and capture hypothesis revisited 10 years later. Neurosci Biobehav Rev 2008; 32: 831–51.
2. Bhardwaj RD et al. Neocortical neurogenesis in humans is restricted to development. PNAS 2006; 103: 12564–8.
3. Bliss T, Lømo T. Long-lasting potentiation of synaptic transmission in the dentate area of the anaesthetized rabbit following stimulation of the perforant path. J Physiol (Lond.) 1973; 232: 331–56.
4. Dehaene S. The number sense. Oxford: University Press 1999.

5. Eichenbaum H. Hippocampus: Cognitive processes and neural representations that underlie declarative memory. Neuron 2004; 44: 109–20.

6. Eisenberger NI, Lieberman MD, Williams KD. Does rejection hurt? An fMRI study of social exclusion. Science 2003; 302: 290–292.

7. Engert F, Bonhoeffer T. Dendritic spine changes associated with hippocampal long-term synaptic plasticity. Nature 1999; 399: 66–70.

8. Frankland PW, Bontempi B. The organization of recent and remote memory. Nature Reviews Neuroscience 2005; 6: 119–130.

9. Frey U. Synaptic tagging – ein genereller Mechanismus der neuronalen Informationsspeicherung? Spektrum der Wissenschaft 1997; 10: 16–9.

10. Frey U, Morris RG. Synaptic tagging and long-term potentiation. Nature 1997; 385: 533–6.

11. Frey U, Morris RG. Synaptic tagging: implications for late of hippocampal long-term potentiation. TINS 1997; 21: 181–8.

12. Fuster JM. The Prefrontal Cortex. 4th ed. London: Academic Press 2008.

13. Hofer SB et al. Experience leaves a lasting structural trace in cortical circuits. Nature 2009; 457: 313–7.

14. Kempermann G. Aktivitätsabhängige Regulation von Neurogenese im erwachsenen Hippocampus. Habilitationsschrift. Berlin: Humboldt-Universität 2002.

15. Kempermann G. Adult Neurogenesis 2. Oxford: University Press 2001.

16. Lesburguères E et al. Early tagging of cortical networks is required fort he formation of enduring associative memory. Science 2011; 331: 924–8.

17. Lømo T. The discovery of long term potentiation. Phil Trans R Soc Lond B 2003; 358: 617–20.

18. Marr D. Simple memory: A theory for archicortex. Proceedings of the Royal Society, London, B 1971; 262(841): 23–81.

19. Maviel T et al. Sites of neocortical reorganization critical for remote spatial memory. Science 2004; 305: 96–9.

20. McClelland JL et al. Why there are complementary learning systems in the hippocampus and neocortex: Insights from the success and failures of connectionist models of learning and memory. Psychological Review 1995; 102: 419–57.

21. Rakic P. No more cortical neurons for you. Science 2006; 313: 928–9.

22. Rizzolatti G, Arbib MA. Language within our grasp. TINS 1998; 21: 188–94.

23. Spitzer M. Geist im Netz. Modelle für Lernen, Denken und Handeln. Heidelberg: Spektrum Akademischer Verlag 1996.

24. Spitzer M. Lernen. Heidelberg: Spektrum Akademischer Verlag 2002.

25. Squire LR. Rapid consolidation. Science 2007; 316: 57–8.

26. Squire LR, Bayley PJ. The neuroscience of remote memory. Current Opinion in Neurobiology 2007; 17: 185–196.

27. Sweatt JD. Creating stable memories. Science 2011; 331: 869–70.

28. Teyler TJ, Rudy JW. The hippocampal indexing theory and episodic memory: Updating the index. Hippocampus 2007; 17: 1158–69.

29. Wang DO et al. Synapse- and stimulus-specific local translation during long-term neuronal plasticity. Science 2009; 324: 1536–40.

30. Wittenberg GM, Tsien JZ. An emerging molecular and cellular framework for memory processing by the hippocampus. Trends Neurosci 2002; 25: 501–5.

31. Zald DH, Rauch SL. The Orbitofrontal Cortex. Oxford: University Press 2006.

32. Gluck MA, Myers CE. Gateway to Memory. Cambridge, MA: MIT Press 2001.

33. Tambini A, Ketz N, Davachi L. Enhanced brain correlations during rest are related to memory for recent experiences. Neuron 2010; 65: 280–90.

34. Toni N et al. LTP promotes formation of multiple spine synapses between a single axon terminal and a dendrite. Nature 1999; 402: 421–425.

35. Trachtenberg JT et al. Long-term in vivo imaging of experience-dependent synaptic plasticity in adult cortex. Nature 2002; 420: 788–794.

36. Okada D, Ozawa F, Inokuchi K. Input-specific spine entry of soma-derived Vesl-1S protein conforms to synaptic tagging. Science 2009; 324: 904–909.

21 Was ist Leben?

Was ist Leben? – „Dumme Frage!" werden viele meinen. „Leben, das sind Pflanzen, Tiere und Menschen, es gibt vielfältige Formen und man sieht doch, was da alles wächst und krabbelt, frisst und ausscheidet, sich fortpflanzt, sich bewegt und vielleicht sogar Geist hervorbringt." Wer in der Schule in Chemie aufgepasst hat, könnte noch hinzufügen, dass es zu den gesicherten Erkenntnissen der organischen Chemie gehört, dass sämtliches Leben auf der Erde im Wesentlichen aus sechs Elementen besteht, nämlich aus Kohlenstoff (C), Wasserstoff (H), Stickstoff (N), Sauerstoff (O), Phosphor (P) und Schwefel (S). Aus diesen wenigen Elementen sind die Bausteine aller Lebewesen – Proteine, Fette und Nukleinsäuren – gemacht.

Nicht nur bei der begrifflichen Bestimmung von Leben als

- Aufnahme, Umsetzung und Abgabe von Materie und Energie (Metabolismus),
- Fortpflanzung (Genetik),
- Bewegung und
- Informationsverarbeitung,

sondern auch beim chemischen Aufbau und sogar bei der begrifflichen Abgrenzung gegenüber dem Unbelebten gibt es jedoch durchaus Probleme. Die Sache mit dem Leben ist also, kurz gesagt, nur dann einfach, wenn man keine Ahnung hat bzw. weder forscht, noch denkt. Dann ist sie aber auch langweilig! Wie aufregend die Frage danach sein kann, wie Leben ein- und abzugrenzen ist, sei im Folgenden anhand von Beispielen aus der jüngeren und jüngsten Vergangenheit dargestellt.

Zur Grenze von Leben gegenüber dem Unbelebten: Prionen

Geht man die Leiter der Lebewesen vom komplexen zum einfachen abwärts, so stößt man letztlich auf Einzeller, auch Eukaryoten (bzw. Eukaryonten) genannt (griech.: karyon = Kern). Noch kleiner sind Bakterien, die keinen echten Zellkern besitzen und deshalb auch Prokaryoten (Prokaryonten) genannt werden. Bakterien wurden erstmals von Antoni van Leeuwenhoek im Jahr 1676 mithilfe eines selbst gebauten Mikroskops entdeckt und wissenschaftlich beschrieben. Trotz mehr als drei Jahrhunderten Forschung geht man davon aus, dass die meisten Bakterien auf unserem Planeten nicht bekannt sind.

Noch einfacher und noch kleiner als Bakterien sind Viren. Diese können sich nicht selbst vermehren, denn sie bestehen nur aus einer Eiweißhülle und einer darin verpackten Nukleinsäure, welche die Informationen zum Bau des Virus enthält. Zur Vermehrung brauchen Viren andere Lebewesen (vom Menschen bis hinunter zu den Bakterien), deren Stoffwechselmaschinerie sie benutzen, um die Information in die Tat umzusetzen und sich selbst zu vermehren. Ob man Viren als Lebewesen bezeichnet hängt davon ab, was man Leben nennt. Einerseits bestehen sie aus zwei der Bausteine, die alle Lebewesen charakterisieren, nämlich Eiweißkörper und Nukleinsäuren, andererseits besitzen sie keinen Metabolismus und bewegen sich nicht.

Ohne anderes Leben sind Viren letztlich also nichts weiter als sehr komplexe Moleküle. Treffen diese Moleküle auf ein Lebewesen, so veranlassen sie das Lebewesen, viele dieser Moleküle zu produzieren.

Noch einfacher als Viren sind Prionen, bei denen es sich um nichts weiter als um Eiweißkörper handelt. Diese haben jedoch die Eigenschaft, auf verschiedene Weise zu-

sammengefaltet, also in verschiedenen Formen, vorzu-
liegen. In der einen Form kommen sie in gesundem Gewebe ganz normal vor, in der anderen Form bewirken sie
Krankheiten. Gefährlich sind diese krankhaft gefalteten
Formen der Prionen deswegen, weil sie allein durch die Art
ihrer Faltung dazu führen, dass sich andere gesunde Prionen so wie sie, also krankhaft, falten. Dadurch werden
nicht pathogene Prionen in pathogene Prionen umge-
wandelt. Der Kontakt mit pathogenen Prionen gleicht
damit der Übertragung (Transmission) einer „Infektion":
Die Krankheit breitet sich im Körper aus, betrifft vor
allem das Gehirn und führt dort zu einer schwammartigen
(spongiformen) Veränderung des Gehirngewebes (Enzephalopathie). Bislang existiert keine Therapie, weswegen
die übertragbaren schwammartigen Gehirnkrankheiten
(Transmissible Spongiforme Enzephalopathie, TSE) tödlich
verlaufen.

Die am längsten bekannte Prionenkrankheit ist die
Traberkrankheit (Scrapie; engl.: to scrape = kratzen) der
Schafe, die populärste ist der „Rinderwahn" (Bovine
Spongiforme Enzephalopathie, BSE, zu deutsch etwa
schwammartige Gehirnkrankheit der Rinder). Die human-
medizinisch wichtigste Prionenkrankheit ist hierzulande
die Jakob-Creutzfeldtsche Erkrankung (engl. Creutzfeldt
Jakob Disease, CJD), eine sehr seltene (ein Fall pro Jahr auf
eine Million Einwohner) schwere Form der Demenz, die
meist innerhalb eines halben Jahres mit dem Tod endet. In
wissenschaftlicher Hinsicht ist die Krankheit Kuru besonders wichtig, eine bei einem unter Steinzeitbedingungen lebenden Stamm auf Papua-Neuguinea häufige Krankheit,
die sich in Bewegungsstörungen äußert und innerhalb von
Monaten tödlich verläuft („Kuru" heißt in der Sprache der
einheimischen Bevölkerung „Muskelzittern"). Sie wird
durch den Verzehr des Gehirns eines infizierten Verstorbenen übertragen, setzt also Kannibalismus voraus. Männer,

die beim kannibalistischen Verzehr der Verstorbenen die „besseren" Stücke abbekamen (das Muskelfleisch) waren seltener von Kuru betroffen als Frauen und Kinder, die sich mit den Innereien und damit unter anderem mit dem Gehirn begnügen mussten. Nachdem in den 1950er-Jahren der Kannibalismus offiziell verboten worden war, nahm die Häufigkeit der Krankheit entsprechend ab. Zudem konnte man durch klinische und genealogische Untersuchungen bei mehr als 3 000 Mitgliedern des Stammes (von denen 709 an kannibalistischen Leichenfeiern teilgenommen und 152 verstorben waren) eine Mutation des Prionproteins am Codon 129 nachweisen, die sich innerhalb des Stammes rasch ausbreitete und vor der Kuru-Krankheit schützt (10). Die Erforschung dieser komplexen Zusammenhänge und der Prionen als Infektionsweg wurde 1976 mit dem Nobelpreis an den US-amerikanischen Virologen Daniel Carleton Gajdusek ausgezeichnet.

Bei der Frage, ob Prionen Lebewesen sind, bleibt also einzig die Berufung auf die Tatsache, dass es sich bei ihnen um Eiweißkörper handelt und die Tatsache, dass sie offensichtlich eine Art Information enthalten, die sie an andere Prionen weitergeben können (die Art wie sie gefaltet sind) übrig. Zu allem anderen, was Lebewesen sonst normalerweise auch können, sind Prionen nicht fähig. Man bezeichnet sie daher auch einfach als Giftstoffe mit virusähnlichen Eigenschaften. Dann wären Viren genau genommen auch „nur" Giftstoffe.

Gift als Nahrung? – Arsen zum Leben

Wo wir gerade beim Gift sind: Arsen gehört zu den giftigsten Stoffen überhaupt: Für den Menschen können Dosen ab 60 mg tödlich wirken, sodass Arsen seine einschlägige Bekanntheit nicht zuletzt sehr vielen Giftmorden verdankt.

Es war über lange Zeit leicht zugänglich und ist relativ geschmacksarm, wenn auch nicht völlig geschmacklos, wie der New Yorker Forensiker Rudolph Witthaus in heroischen Geschmackstestversuchen sowie durch Befragen von 822 überlebenden Giftopfern bereits im vorletzten Jahrhundert herausfand (3). Ebenso wie unser Wissen über Bakterien, aber vor allem Viren und Prionen, die Grenze des Lebendigen kräftig verwaschen haben, zeigt eine neue Studie, dass auch die Chemie des Lebens möglicherweise in weiteren Grenzen liegt, als man bislang ahnte. Die Wissenschaftlerin Felisa Wolfe-Simon am astrobiologischen Institut der NASA züchtete Bakterien aus dem giftigen Schlamm eines an der Ostgrenze von Kalifornien gelegenen Salzsees (Mono Lake) (17). Der Schlamm dieses Sees ist reich an Arsen, enthält aber dennoch Bakterien, und es gelang nicht nur das einfache Züchten, sondern vor allem das weitere Züchten im Labor, wobei dem Nährmedium immer weniger Phosphor beigefügt wurde.

Die Autoren der im Fachblatt *Science* publizierten Arbeit gehen von der Überlegung aus, dass Arsen im Periodensystem der Elemente direkt unterhalb von Phosphor gelegen ist und ähnliche chemische Eigenschaften wie Phosphor hat. Es könnte somit sein, dass manche Lebewesen den Phosphor in ihren strukturellen Bauteilen durch Arsen ersetzen können, dass es sich also für sie beim Arsen nicht um Gift, sondern um ein lebensnotwendiges Element handelt. Auch wenn die Befunde noch heftig und kontrovers diskutiert werden (9), besteht kein Zweifel daran, dass man hier einer Lebensform auf die Spur gekommen ist, die gelernt hat, mit einem hochgiftigen Stoff auf ganz kreative Weise umzugehen. Wenn sich bestätigt, dass das gefundene Bakterium (Halomonadaceae, Stamm GFAJ-1) tatsächlich Arsen in seine Bausteine (Proteine, Nukleinsäuren) einbaut, würde dies für die Möglichkeit von völlig anderen Lebensformen sprechen, als wir diese bisher kennen.

Dann wäre es mit dem CHNOPS-Chauvinismus wohl endgültig vorbei[1].

Eine Grenze, die nicht existiert: Pflanzentiere

Man unterscheidet bekanntlich Pflanzen von Tieren dadurch, dass Tiere ihre Energie durch das Aufnehmen von Pflanzen oder anderen Tieren bekommen, wohingegen Pflanzen mittels des grünen Blattfarbstoffes Chlorophyll aus Licht, CO_2 und Wasser energiereiche organische Verbindungen wie beispielsweise Zucker oder Stärke herstellen. Diese Fähigkeit zur Fotosynthese (Zusammenfügung durch Licht) wurde von den Pflanzen im Laufe der Evolution dadurch erworben, dass vielzellige Organismen sich die Cyanobakterien, die den Pflanzenfarbstoff Chlorophyll enthalten, einverleibten und sie zu zellulären Organellen machten. Auch andere Organellen, beispielsweise die Mitochondrien, sind Produkte eines ähnlichen Schicksals von Bakterien, die von Zellen aufgenommen wurden, um eine bestimmte Funktion zu realisieren.

Christina Agapakis (1) von der Harvard Universität injizierte Cyanobakterien in befruchtete Eier des Zebrafisches. Zur ihrer Verwunderung (11) überlebten die Bakterien (!), trugen allerdings wenig zur Energieversorgung der Fische bei. Dies ist bei entsprechenden „Experimenten" in der Natur anders, gibt es doch eine Reihe von Tieren, die einen Teil ihrer Energie durch Fotosynthese gewinnen. Tro-

---

1 Bereits im Jahr 1973 hat der Astrophysiker Carl Sagan die bisherige Konzentration der Suche nach Leben auf die genannten Elemente entsprechend bezeichnet, zumal in der philosophischen Diskussion der Ausdruck „Kohlenstoff-Chauvinist" für Leute, welche die Idee von bewussten Computern nicht mögen, von den Funktionalisten bereits seit Langem eingeführt ist (13).

pische Korallen beispielsweise, manche Schwämme, Anemonen und andere im Meer lebende wirbellose Tiere können ihren Kalorienbedarf über Fotosynthese teilweise decken. Man könnte nun meinen, dass diese Tiere, die nicht nur aussehen wie Pflanzen, sondern sich zudem nicht von der Stelle bewegen, sich eben auch „chemisch" wie Pflanzen verhalten. Dies muss jedoch nicht so sein. Manche (höchst mobilen) Meeresschnecken beispielsweise nehmen Cyanobakterien mit der Nahrung auf und speichern sie innerhalb der Zellen ihrer Darmwand. Da der Darm den ganzen Körper der Meeresschnecke durchzieht, sind sie damit nicht nur grün, sondern auch in der Lage, in großem Stil Fotosynthese zu betreiben. Sie leben also zumindest teilweise vom Licht.

Leben aus der Retorte

Die künstliche Erschaffung von Leben aus unbelebter Materie wurde lange als unerreichter und vermeintlich unerreichbarer heiliger Gral der Erforschung des Lebens bezeichnet. Es ist wahrscheinlich kein Zufall, dass einer der für die Entschlüsselung des menschlichen Genoms, das auch als die Bibel des Lebens bezeichnet wurde, wesentlichen Wissenschaftler – Craig Venter – sich nach dem Entziffern des Book of Life (noch ein viel gebrauchter Name für das menschliche Genom) diesem Gral zuwandte. Im Jahr 2010 war es dann soweit: In einer viel beachteten, in *Science* publizierten Arbeit gelang es einem internationalen Team um Craig Venter erstmals, das Genom eines Organismus zu synthetisieren (also chemisch herzustellen), dieses Genom in eine Zelle, aus der zuvor sämtliches genetisches Material entfernt wurde, einzusetzen, und nachzuweisen, dass der auf diese Weise „künstlich" hergestellte Organismus lebensfähig war. „Leben aus der Retorte", wie man dieses Ziel über lange Zeit auch nannte (mit Bezug auf ein in der Alchemie weit verbreitetes und mittlerweile veraltetes Glasgerät für chemische Synthesen), war damit erstmal geschaffen worden: „Wir berichten über das Design, die Synthese und den Zusammenbau des aus 1 080 000 Basenpaaren bestehenden Genoms von Mycoplasma-mycoides JCVI-syn1.0. Wir begannen mit der digitalen Version der genetischen Information, synthetisierten das Genom, verpflanzten es in eine Mycoplasma-capricolum-Empfängerzelle und schufen so neue Mycoplasma-mycoides-Zellen, die nur durch das synthetische Chromosom kontrolliert wurden. Die einzige DNA dieser Zellen ist die entworfene synthetische DNA-Sequenz, die „Wasserzeichen" und andere Genauslassungen, -varianten und -mutationen enthält, die während des Herstellungsprozesses eingebaut wurden. Die neuen Zellen weisen die erwarteten phänotypischen Eigenschaften auf und teilen sich fortlaufend."[2] So lautet die Zusammenfassung der bahnbrechenden Arbeit kurz und lapidar (7; Übersetzung durch den Autor). Noch kürzer wäre nur noch „Wir haben Leben künstlich erzeugt und es funktioniert" gewesen. Der heilige Gral der Biologie, die Erschaffung von Leben aus Nichtleben, wurde damit erreicht. Es bliebe vielleicht nachzutragen, das es den Wissenschaftlern keineswegs nur um einen Existenzbeweis ging:

---

2 „We report the design, synthesis, and assembly of the 1.08-megabase pair Mycoplasma mycoides JCVI-syn1.0 genome starting from digitized genome sequence information and its transplantation into a M. capricolum recipient cell to create new M. mycoides cells that are controlled only by the synthetic chromosome. The only DNA in the cells is the designed synthetic DNA sequence, including ‚watermark' sequences and other designed gene deletions and polymorphisms, and mutations acquired during the building process. The new cells have expected phenotypic properties and are capable of continuous self-replication."

Vielmehr geht es darum, dem minimalen Bauplan von Bakterien auf die Spur zu kommen, um ihn zu optimieren und für bestimmte Zwecke nutzbar zu machen. Hierzu gehören nicht nur die Produktion von Medikamenten und Impfstoffen, sondern auch die bakterielle Produktion von Kohlenwasserstoffen, also letztlich von „Erdöl" bzw. dessen langfristigem Ersatz (15).

Ewiges Leben?

Wer wollte nicht ewig leben? Wenn es noch einen Gral in der Biologie gibt, den wahren zumal, da er das gleiche Ziel bezeichnet, dann ist es das ewige Leben. Auch das gibt es schon beim Menschen in Form von Zelllinien bestimmter Tumoren: Henriette Lacks beispielsweise verstarb am 4. Oktober 1951 an einem Zervixkarzinom. Ihre Tumorzellen leben in Form der HeLa-Zelllinie noch heute und stellen die weit verbreitetste und am meisten beforschte menschliche Zelllinie dar (12). Als Tumorzelle lebt also so mancher Mensch schon lange „ewig" in den verschiedensten biomedizinischen Labors der Welt weiter.

Aber das meinen wir nicht, wenn wir vom Gral des unsterblichen Lebens sprechen. Wir meinen vielmehr den uralten Traum von der Unsterblichkeit der ganzen Person. Wenn wir auch noch nicht ganz soweit sind, so gibt es doch bedeutende Fortschritte. Nach einer weit verbreiteten Theorie werden die Enden der Chromosomen (die Telomere) bei jeder Zellteilung etwas kürzer und zeigen damit letztlich an, wie alt der gesamte Organismus ist. Es gibt jedoch das bereits 1985 entdeckte Enzym Telomerase, das die Funktion hat, die Telomere zu verlängern und damit die Alterung des Organismus hinauszuzögern – eine Entdeckung, die 2009 mit dem Nobelpreis für Medizin an drei US-amerikanische Wissenschaftler,

Elizabeth Blackburn, Carol Greider und Jack Szostak, gewürdigt wurde.

Mäuse mit einer Schädigung dieses Enzyms altern erwartungsgemäß sehr rasch, wobei dieser Alterungsprozess alle Körperfunktionen betrifft, von schlaffer Haut bis zu schlaffem Denken. Wissenschaftlern der Harvard Universität gelang es nun, diesen Prozess nicht nur aufzuhalten, sondern umzukehren (8). Sie züchteten zunächst Mäuse mit kurzen Telomeren und inaktiver Telomerase, bei deren Alterungsprozess man regelrecht zuschauen konnte. Dann wurde deren Telomerase wieder aktiviert, und bereits vier Wochen später zeigten sich bei den Mäusen deutliche Regenerationserscheinungen in praktisch allen betroffenen Geweben, bis hin zu einer Verbesserung der altersbedingten Schlafstörungen. Die Tiere alterten also nicht nur nicht weiter, nein, sie wurden wieder jünger!

Bevor Sie zur Apotheke laufen, warten Sie einen Moment: Erstens gibt es noch keine käuflichen Produkte der Anwendung dieser Prinzipien. Und zweitens würden Sie diese vielleicht sogar dann nicht kaufen wollen, wenn es sie denn gäbe: Man hat nämlich allen Grund zur Annahme, dass es sich bei Unsterblichkeit einerseits und Krebserkrankungen andererseits um zwei Seiten der gleichen Medaille handelt. Wie schon für die Substanz p53, die in der Lage ist, das Wachstum von Tumoren zu unterdrücken, vor Jahren nachgewiesen, gehen vorzeitiges Altern und der Schutz vor Krebs bzw. langes Leben und das erhöhte Risiko für Krebs Hand in Hand (6, 16). Ganz analog ist erwiesen, dass eine hohe Konzentration von Telomerase das Wachstum von Krebszellen begünstigt. Mit anderen Worten: Nichts in der Medizin ist ohne Nebenwirkungen, nicht einmal die Unsterblichkeit, so wir sie denn therapeutisch bewerkstelligen könnten.

Die Bibel, der Gral und die Leute

Es ist vielleicht kein Zufall, dass es beim Leben mit dem Spaß ein Ende hat und die Leute entweder religiöse Anwandlungen bekommen oder sich am Rande des „Normalen" befinden bzw. diesen deutlich überschreiten. Francis Colins, seit 1993 Leiter des Human Genom Projekts und damit der offizielle Chef der Entschlüsselung des menschlichen Genoms („Bibel"), war früher Atheist und wandelte sich zum gläubigen Christen, der ein viel diskutiertes Buch dazu verfasst hat, wie man Evolutionstheorie und Christentum unter einen Hut bringen kann (4, 14). Sein damaliger Gegenspieler, Craig Venter, dagegen erreichte zweifelhafte Berühmtheit, weil er sein eigenes Genom verwendete, um das menschliche Genom zu entziffern, und weil er mit über 6 000 Patenten auf die Früchte seiner Arbeit als „rücksichtsloser Privatisierer von Allgemeingut" (Wikipedia) gilt.

Als die NASA mit dem Arsenleben herauskam, gab es weltweite Empörung über die Art und Weise, wie dieser Befund über die Nachrichtenticker verbreitet wurde (2): Man sprach von extraterrestrischen Lebensformen, obwohl man ja nichts weiter als Leben auf der Erde gefunden hatte. Aber die Grenze dessen, was wir unter Leben verstehen, war verschoben worden. Und wenn man nun im All nach Leben sucht, wird der Suchraum – im wahrsten Sinne des Wortes – größer.

Die vielleicht schillerndste Person stellt jedoch der am 12. Dezember 2008 verstorbene Gajdusek dar. Ich erinnere mich an einen Vortrag von ihm bei einem jährlichen Treffen der amerikanischen Psychiater (American Psychiatric Association, APA), das schon länger her ist. Nancy Andreasen, die damalige Vorsitzende der APA, saß zufällig in meiner Nähe und stand nach einer guten Stunde (der Vortrag sollte 45 Minuten dauern) wutschnaubend mit den Worten

„this man is mad" auf und ging. Die anderen Zuhörer im überfüllten Saal lauschten dem Nobelpreisträger gebannt, wie er – sichtlich getrieben und sich beim Sprechen schier selbst überholend – die Ereignisse um Kannibalismus, viele Kranke und Tote, die hilflosen Versuche, einen Erreger zu finden, und den nach Jahren des genauen Beobachtens und immer wieder erneuten Herumprobierens sich schließlich einstellenden Erfolg vortrug. Ja, er wirkte hypoman, mindestens, was vielleicht auch erklärt, dass einige Zeit später eine schreckliche Wahrheit ans Tageslicht kam: Er hatte während seiner Forschungsaufenthalte 56 (!) Kinder aus Neuguinea und Mikronesien adoptiert und sexuell missbraucht (und wurde 1997 verurteilt).

Vielleicht muss man besonders schnell, weit und ungewöhnlich denken, um die Grenzen des Lebens zu erfassen und vielleicht sogar zu verschieben! Man gerät dabei auch an die eigenen Grenzen, die hinderlich sein können. Wie so oft liegen damit Kreativität und Krankheit nicht weit voneinander entfernt, auch und vielleicht gerade dann, wenn es um das Leben selbst geht.

Literatur

1. Agapakis C. Publikation eingereicht.
2. Anonymus. Curb your enthusiasm for aliens, NASA Editorial. New Scientist 8.12.2010.
3. Blum D. The Poisoner's Handbook. Murder and the Birth of Forensic Medicine in Jazz Age. New York: Penguin Press 2010.
4. Collins F. The Language of God. New York: Free Press 2006.
5. Coglan A. Nobel insights into ageing and cancer. New Scientist 5.10.2009.
6. Ferbeyre G, Lowe SW. The price of tumor suppression? Nature 2002; 415: 26–27.
7. Gibson DG et al. Creation of a bacterial cell controlled by a chemically synthesized genome. Science 2010; 329: 52–56.

8. Jaskelioff M et al. Telomerase reactivation reverses tissue degeneration in aged telomerase-deficient mice. Nature 2011; 469: 102–106 (doi:10.1038/nature09603).

9. Katsnelson A. Microbe gets toxic response. Nature 2010; 468: 741.

10. Mead S et al. A novel protective prion protein variant that colocalizes with Kuru exposure. N Engl J Med 2009; 361: 2056–2065.

11. MacKenzie D, Le Page M. Light diet: Animals that eat sunshine. New Scientist 8.12.2010.

12. Rahbari R, Sheahan T, Modes V, Collier P, Macfarlane C, Badge RM. A novel L1 retrotransposon marker for HeLa cell line identification. Biotechniques 2009; 46: 277–284.

13. Sagan C. The cosmic connection. New York: Anchor Books Doubleday 1973.

14. Spitzer M. Neurotheologie? In: Vom Sinn des Lebens. Stuttgart: Schattauer 2007; 206–217.

15. Synthetic Genomics. www.syntheticgenomics.com/what/ (abgerufen am 27.12.2010).

16. Tyner SD et al. p53 mutant mice that display early ageing-associated phenotypes. Nature 2002; 415: 45–53.

17. Wolfe-Simon F et al. A bacterium that can grow by using arsenic instead of phosphorus. Science; doi: 10.1126/science.1197258

Sachverzeichnis